Dieter Schweiger
**Der
Altenheim-Leiter**

Der Altenheim-Leiter

2. erweiterte Auflage

von Dieter Schweiger

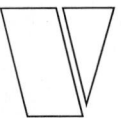

Curt R. Vincentz Verlag, Hannover

CIP-Titelaufnahme der Deutschen Bibliothek
Schweiger, Dieter:
Der Altenheim-Leiter / von Dieter Schweiger. – 2., erw. Aufl. –
Hannover: Vincentz, 1989
 ISBN 3-87870-232-9

© 1989, Curt R. Vincentz Verlag, Hannover,
Druck Th. Schäfer GmbH, Hannover
Printed in Germany

ISBN 3 87870 232-9

Inhaltsverzeichnis

	Seite
Vorwort zur 2. Auflage	IX
Einleitung	XI

1. Kapitel: Der Heimleiter 1
  Das Berufsbild des Heimleiters 1
  Der Aufgabenbereich des Heimleiters 3
  Stellenbeschreibung für die Heimleitung 12
  Der Altenheimleiter – eine Momentaufnahme von 1987 18
  Wie wird man Heimleiter 21
  Heimleiter: Leistung und Streß 21
  Der Tagesplan 24
  Führungsmodelle 25
  Methoden der Heimführung 29
  Heimleiter im Rahmen bestehender Gesetze 32
  Der Heimleiter und seine Versicherungen 51
  Fürsorgepflicht für Leben und Gesundheit der Mitarbeiter 52
  Heimleiter als Kaufmann 55
  Informationsquellen für den Heimleiter 57

2. Kapitel: Der Heimleiter und seine Mitarbeiter 59
  Entwicklung der Altenpflege 59
  Qualifikation der Mitarbeiter 64
  Motivation der Mitarbeiter 65
  Mitarbeiterführung 67
  Das Mitarbeitergespräch 69
  Sprechstunden für Mitarbeiter 71
  Dienstgespräch 72
  Dienstanweisung 75
  Mitarbeiterwerbung 77
  Vorstellungsgespräch 79
  Einstellung des Mitarbeiters 81
  Einführung neuer Mitarbeiter 83
  Kündigung eines Mitarbeiters 84
  Arbeitsvertrag 86
  Tarif- oder Dienstvertrag 87
  Arbeitsplatzbeschreibung 88
  Funktionstragende Mitarbeiter 108
  Der ältere Mitarbeiter 110
  Teilzeitbeschäftigung 111
  Zeitpersonal 112

Altenpflegerin oder Krankenschwester 114
Ausländische Mitarbeiter 115
Zivildienstleistende im Alten- und Pflegeheim 116
Mitarbeitervertretungen 119
Personalbeurteilungen 121
Bewertungskriterien und Gesichtspunkte einer Beurteilung 122
Zeugniskriterien 127
Personalakten 132
Fortbildung für Mitarbeiter 134
Informationen und Fortbildungsmöglichkeiten für Mitarbeiter ... 137

3. Kapitel: Heimleiter, Heimträger und Verbände 139
Heimleiter aus der Sicht des Trägers 139
Heimträger – Arten und Rechtsformen 140
Die Wohlfahrtsverbände 140
Heimträger – Aufgabenbereich und Zuständigkeiten 148
Zusammenarbeit mit dem Träger 149
Dienstanweisung für den Heimleiter 151
Eingruppierungen für Heimleiter 155
Heimleiter-Verbände 157

4. Kapitel: Heimleiter und Heimbewohner 161
Alte Menschen zum „alten Eisen"? 161
Vor der Heimaufnahme 163
Probewohnen und Gästebetten 165
Bei der Heimaufnahme 166
Heiminformation 168
Der Heimvertrag 169
Spezielle Probleme der Heimbewohner 171
Gespräche mit Heimbewohnern 174
Gespräche mit Angehörigen 176
Seelsorge im Alten- und Pflegeheim 178
Beschäftigungstherapie 179
Bewegungstherapie 180
Veranstaltungen 182
Verlegungen im Heimbereich 184
Psychisch kranke alte Menschen 185
Depressive Hausbewohner 185
Suizidgefährdete Heimbewohner 186
Geistig behinderte Heimbewohner 187
Suchtkranke Heimbewohner 187
Sterbehilfe 188
Sexualität im Altenheim 191
Vermögensvorteile und Schenkungen 194
Testament 196
Nachlaß 199

5. Kapitel: Heimleiter und Heimbeirat 201

Mitwirkung der Heimbewohner 201
Zusammenarbeit mit dem Heimbeirat 203
Vorschläge des Heimbeirates 205
Probleme und Grenzen 206
Mithilfe des Heimbeirates 208
Heimbeiratssitzungen 210
Mitwirkung über den Beirat hinaus 213

6. Kapitel: Heimleiter und Arzt 215

Zusammenarbeit mit dem Arzt 215
Arztbericht zur Aufnahme 216
Freie Arztwahl 220
Beratungen durch den Arzt 222
Verlegung ins Pflegeheim 224
Einweisung ins Krankenhaus 225

7. Kapitel: Altenheime und andere Alteneinrichtungen 227

Pflegeeinrichtungen 227
Hilfsorganisationen 231
Exkurs: Altenheime in der Statistik 234

8. Kapitel: Heimleiter und Behörden 237

Heimaufsicht 237
Bundessozialhilfegesetz (BSHG) 239
Abteilung Sozialhilfe 241
Altenhilfe 243
Aufstellung eines Selbstkostenblattes 245
Einstufung in den richtigen Pflegesatz 247
Wohngeld 249
Gebührenbefreiungen 251
Benachrichtigung von Behörden bei Todesfällen 253
Anmeldungen und Abmeldungen 256
Hilfe bei Suchaktionen 259

9. Kapitel: Spezielle Hilfen für Heimbewohner 261

Die Sozialversicherung 261
Generationenvertrag 265
Die Kostenerstattung im Pflegeheim 266
Taschengeld (Barbetrag) 268
Geldinstitute 270

Stichwortverzeichnis 273

Vorwort zur 2. Auflage

Diese Neuauflage des 1978 erstmals erschienenen Buches ist im Grunde ein neues Buch geworden und enthält neben vielen kleineren Veränderungen eine Reihe umfangreicher Verbesserungen, die sich bei der Aufarbeitung des Stoffes als erforderlich erwiesen. Neue kritische Ansätze sowie zahlreiche neuere Veröffentlichungen wurden hierbei berücksichtigt.

Der Neufassung liegt eine Neubesinnung darauf zugrunde, welche Fakten aus den mannigfachen Bereichen der Betriebsführung einschließlich der Menschenführung für den in der Altenarbeit Tätigen wirklich wissenswert und unmittelbar oder mittelbar von Nutzen sind, und wie sie sinnvoll miteinander verknüpft werden können. Daraus ergab sich eine völlig neue Textfassung, eine veränderte Verteilung des Stoffes und die Herausarbeitung bestimmter Leitlinien und Leitbegriffe.

Da Fachausdrücke im Text nicht zu umgehen waren, wurde das Stichwortverzeichnis im Anhang gleichzeitig zur Fachworterklärung mitgenutzt. Ferner wurde ein Literaturverzeichnis hinzugefügt, um die Vertiefung der Information auf diesem Gebiet zu erleichtern.

Frühjahr 1989   Dieter Schweiger

> Ein Leitfaden für alle, die ein Alten- und Pflegeheim leiten – für alle, die Heimleiter werden wollen.

Einleitung

Dieses Buch will den verantwortlichen Leitungen in den Alten- und Pflegeheimen und damit schließlich auch den Betreuten eine praktische Hilfe sein. Sehr lange wurde der Bedeutung der Heimführung in den Altenheimen und Altenpflegeheimen kaum Beachtung gezollt. Die folgenden Ausführungen gelten für Heimleiterinnnen und Heimleiter gleichermaßen. Aus rein technischen Gründen wird jedoch nur der „Heimleiter" erwähnt.

"Von der Pike auf gelernt" – "Vom Diakon zum Heimleiter" – "Vom Krankenpfleger/Krankenschwester zum Heimleiter/Heimleiterin", das könnte man fortsetzen! In der Mehrzahl waren es Ordensschwestern und Frauen (Stiftsdamen), die früher die Leitung eines Heimes übernommen hatten.

Ein Alten- und Pflegeheim leiten „konnte jeder". Zwar ist zu den bisherigen traditionellen Berufssparten der Herkunft des Heimleiters die des Altenpflegers hinzugekommen, aber die Zukunft wird immer mehr verdeutlichen, wie sehr Alten- und Pflegeheime vielseitig ausgebildete Heimleiter benötigen.

Mein Wunsch: der Leser soll erkennen, daß es nicht meine Absicht ist, ihn nur mit irgendwelchen neuen Praktiken bekanntzumachen, sondern Vorschläge und Hinweise zu vermitteln, die die Arbeit der Heimleitung erleichtern.

Leider sind eine Reihe der hier behandelten Themen noch nicht bundeseinheitlich geregelt; so gibt es teilweise erhebliche Unterschiede, die sich nicht nur auf den unterschiedlichen Ausbildungsweg erstrecken, sondern auch auf die von verschiedenen Trägerorganisationen und den in den einzelnen Bundesländern praktizierten Vorschriften zurückzuführen sind. Es wäre wünschenswert, wenn hier die Zusammenarbeit aller in der Altenarbeit Verantwortlichen zu einheitlichen Richtlinien führen würde.

Aber nicht nur in den einzelnen Bundesländern gibt es erhebliche Unterschiede. Noch ganz anders sehen die Verhältnisse in den deutschsprachigen Nachbarländern aus! Ein gegenseitiger Erfahrungsaustausch der Heimträger und der Heimleiter mit den Nachbarländern würde sich auf die Altenarbeit sicherlich positiv auswirken.

Denn diese Tätigkeit ist schwer, verantwortungsvoll und verlangt besonderen Mut. Wissen und Erfahrung können das Rüstzeug für diese Arbeit vermehren und die Schwere der Tätigkeit mildern. Da es noch keine eigene Ausbildung für diesen Beruf gibt, ist es nach meiner Auffassung um so wertvoller, praktische Hinweise zu bekommen.

Das ständig zunehmende und sich verändernde Wissen verlangt ebenso wie die wechselnden Lebensverhältnisse gerade vom Heimleiter eine enorme Mobilität und Umstellungsfähigkeit. Wer heute noch im Bilde ist, kann morgen schon hoffnungslos weit zurück sein, wenn er sich nicht ständig weiter informiert und bildet.
Auch auf dem beruflichen Gebiet genügt heute nur eine abgeschlossene Berufsausbildung allein nicht mehr für den weiteren Berufsweg. Dies gilt gerade in der stationären Altenarbeit. Für den Heimleiter ist es wichtig, sich durch ständige Fortbildung die Anpassungsfähigkeit zu erhalten.
Das Buch wurde für Fachleute geschrieben; doch sollen es auch die Mitarbeiter in der Altenarbeit ohne große Mühe lesen und verstehen können.

1. Kapitel

Der Heimleiter

Das Berufsbild des Heimleiters
An der Spitze jedes Betriebes (auch das Alten- und Pflegeheim muß als Betrieb angesehen werden), steht eine Person, die die direkte Verantwortung für die Heimbewohner, die Mitarbeiter und das Management trägt.
Nicht nur im Bereich der Technik hat sich in den vergangenen Jahrzehnten ein einschneidender Wandel vollzogen; auch die Arbeit im Altenbereich hat sich geändert.
Keinesfalls läßt sich das alleinige Postulat aufrechterhalten, Heimleitung verlange „Humanität, Dienmut und Caritas". Die Anforderungen an den Heimleiter haben sich geändert und sind im Anspruch gestiegen. Damit ist die Übernahme von höheren Kompetenzen verbunden. Ihm obliegt die Aufgabe, die Ansprüche des Alten- und Pflegeheims mit allen Konsequenzen zu tragen.
Die Aufgabenstellung hat eine lange geschichtliche Entwicklung durchgemacht und war immer wieder starken Veränderungen unterworfen.
Das Berufsbild des Heimleiters ist in Bewegung. Noch vor einigen Jahren hatte sich ein Bild des Heimleiters im Bewußtsein der Öffentlichkeit festgesetzt: das des „Dienenden" oder nimmermüden Hausvaters.
Noch aber ruhen Einfluß und Bedeutung mehr auf der jeweiligen Persönlichkeit, als auf dem Status unserer Berufsgruppe. Noch ist der Verantwortungsbereich nicht klar umschrieben und entbehrt normierter Eindeutigkeit. Das führt leicht zu Statusunsicherheit.
Der heutige Heimleiter muß überkommene Vorstellungen der Menschen- und Betriebsführungen hinter sich lassen. Die Führung von Alten- und Pflegeheimen erfordert einen neuen Stil. Hierbei sind die Kenntnis moderner Methoden der Mitarbeiter- und Betriebsführung nicht deshalb notwendig, weil in der Vergangenheit falsch geführt worden wäre, sondern weil sich die Verhältnisse und auch die Menschen infolge der kontinuierlichen Entwicklung in allen Bereichen geändert haben. Die bisherige Entwicklung des Dienstes als Heimleiter erstreckte sich auf berufliche Tüchtigkeit und technische Geschicklichkeit.
Wie alle wissen: der Heimleiter kann und darf nicht alles selbst tun. Er braucht Mitarbeiter, die nach Maßgabe ihrer Zuständigkeit und fachlichen Kenntnis tätig sind. Zur Erfüllung der Führungsaufgaben gehört es, die Fähigkeiten der Mitarbeiter zu entwickeln.
Ein gut geführtes Heim stellt den Heimleiter vor verschiedene grundlegende Anforderungen:

▷ der Kontakt mit den Bewohnern und Angehörigen
▷ Personalangelegenheiten
▷ wirtschaftliche Betriebsführung,
▷ technische Betriebsführung

So ziemlich alles in einem Alten- und Pflegeheim hängt vom Erfolg oder Mißerfolg der Menschen- und Betriebsführung ab. Dadurch geraten viele in Versuchung, den Begriff Heimleitung mehr dem metaphysischen als dem betriebswirtschaftlichen Bereich zuzuordnen.
Nun interessant aber die Frage: Was ist eigentlich Heimleitung? Es wäre einfach zu antworten, das Alten- und Pflegeheim würde durch den Heimleiter repräsentiert. Das ist zwar wichtig, aber nicht umfassend genug.
Heimleiter ist mehr als nur ein Mensch an der Spitze, der mehr oder weniger richtige Entscheidungen trifft oder delegiert.
Heimleitung umfaßt außer der Menschenführung, der betriebswirtschaftlichen und technischen Leitung eines Heimes das gesamte Image desselben gegenüber Bewohnern und der Bevölkerung – also nach außen.
Hierdurch haben sich die Aufgaben des Heimleiters gewandelt; wenn früher erwartet wurde, daß der Heimleiter fast alles selbst ausführt und er dadurch hoffnungslos überfordert war, so muß er heute neben seiner fachlichen Eignung folgende Führungseigenschaften besitzen:

▷ die Bereitschaft zu manchmal harter Arbeit, ohne Blick auf die Uhr oder den Kalender,
▷ die Verantwortungsbereitschaft zum Treffen von Entscheidungen und zur umfassenden Information der Mitarbeiter,
▷ einen Teamgeist zu schaffen, ein echtes Vertrauensverhältnis herzustellen, ohne daß dies zu einer Vertraulichkeit führt,
▷ die Fähigkeit, Aufgaben und Kompetenzen zu delegieren,
▷ eine entsprechende und menschlich erträgliche Kontrolle auszuüben,
▷ das Vertrauen der Heimbewohner und der Angehörigen haben bzw. gewinnen.

Die Bedeutung der Menschlichkeit und Selbstdisziplin für den Heimleiter ergibt sich aus der Zielverwirklichung des Heimes. Der Heimleiter arbeitet stets für oder mit Menschen. Aus dieser Sicht ergeben sich noch folgende Punkte, die sich als wichtig erweisen: – Geduld – Anpassung – Verständnis – Frohsinn sowie persönliche Sachlichkeit – Konsequenz – Loyalität – Pflichttreue – Fairneß – Offenheit – Diskretion – Solidarität – Wohlwollen.
Die ständige Auseinandersetzung mit den Problemen, Ängsten, Freuden und Sorgen der Heimbewohner und Mitarbeiter strapazieren oft seine menschlichen Qualitäten.
Jedem Heimleiter muß es Ziel sein, einen tadellos und reibungslos ablaufenden Betrieb zu führen und dazu eine familiäre, harmonische Atmo-

sphäre zu schaffen, die genügend Raum und Freiheit für jeden garantiert.
Über das Berufsbild des Heimleiters hat man sich in den letzten Jahren viel Gedanken gemacht und ist zu neuen Erkenntnissen gekommen. Der folgende Beitrag zu diesem Thema soll der Verdeutlichung von unterschiedlichen Auffassungen dienen.

Der Aufgabenbereich des Heimleiters*

Wie sieht sich ein Heimleiter, und wie wird er in dieser Position gesehen? Das sind Fragen, die in der letzten Zeit sehr häufig gestellt werden.

I. Was ist ein Berufsbild?

Ein Berufsbild ist eine Darstellung charakteristischer Merkmale und Vorstellungen zu einem bestimmten Beruf. Dabei muß man sich allerdings fragen: Von wem kommen diese Vorstellungen? Man unterscheidet zwischen Selbstbild und Fremdbild.
Das *Selbstbild* enthält Vorstellungen, die die Person von sich selbst hat. Diese können ganz individuell gestaltet sein (d.h., wie sieht sich der einzelne Heimleiter in seinem Heim?) oder kollektiv geprägt sein (d.h., wie sieht sich die Gruppe der Heimleiter z.B. im Verhältnis zu anderen Berufen?).
Daneben existieren Vorstellungen, die nicht vom oder von den Heimleitern artikuliert werden, sondern über den Heimleiter ausgedrückt werden. Man spricht in diesem Zusammenhang von einem *Fremdbild*. So haben beispielsweise Trägerverbände, Öffentlichkeit, Mitarbeiter, die alten Menschen und die Angehörigen ein Bild vom Heimleiter. Diese Bilder sind zum Teil widersprüchlich, so daß der Heimleiter unterschiedlichen Erwartungen gegenübersteht. Ebenso gerät er in eine Konfliktsituation, wenn sein Selbstbild nicht mit dem Fremdbild übereinstimmt.
Bei der Abklärung des Begriffes „Berufsbild" stellt sich eine weitere Frage: Welche Vorstellungen gehen in das Berufsbild ein? Am bekanntesten sind die Berufsbilder der Bundesanstalt für Arbeit, die diese in ihren „Blättern zur Berufskunde" für einzelne Berufe herausgibt.
Eine Analyse zeigt, daß hier festgelegte Kriterien zu Hilfe genommen werden, die dann für die einzelnen Berufe konkretisiert werden. Folgende Kriterien sind das:

① Aufgaben und Tätigkeiten, Ausübungsformen (Einsatzgebiete) und Aufstiegsformen
② Ausbildung und Weiterbildung (Ausbildungsvoraussetzungen, Ausbildungsziele, Ausbildungsinhalte)

---

* Gekürzte Fassung eines Referates von Marianne Thummert, Köln, anläßlich einer Tagung des „Verbandes der Leiter von Altenheimen" (VLA).

③ Entwicklung und Situation (Berufslage-, -aussichten, Einkommensverhältnisse).

Hier werden jeweils allgemeine Berufsbilder unter dem Gesichtspunkt der Ausbildung vorgestellt. Im Gegensatz dazu ist der Heimleiter von Alteneinrichtungen in einem ganz konkreten Tätigkeitsgebiet eingesetzt. Damit sind für ihn bestimmte Funktionen und Aufgaben verbunden.

II. Der Heimleiter früher und heute

Noch zu Anfang dieses Jahrhunderts sah das Tätigkeitsgebiet des Heimleiters (= das Heim) ganz anders aus. Die Alten- und Pflegeheime hatten sich aus den Armen- und Siechenhäusern der vorigen Jahrhunderte entwickelt. Sie waren rein auf die materielle Versorgung der Bewohner ausgerichtet. Sekundäre Bedürfnisse wie kulturelle, ästhetische und kommunikative Ansprüche wurden nicht befriedigt. Auf die finanzielle Unterstützung, die der Staat zahlte und die nur das Existenzminimum der Menschen abdeckte, hatten die Bewohner keinen Rechtsanspruch. Diese Situation wirkte sich natürlich prägend auf das Berufsbild des Heimleiters aus. Folgende charakteristische Merkmale sind festzustellen:

▷ Der Heimleiter war für ein enges Leistungsangebot verantwortlich (Pflege, Speisenversorgung). Die fachliche Kenntnisse, die von ihm gefordert wurden, waren nicht besonders hoch, und organisatorisch war das Heim leicht zu überschauen.

▷ Dadurch, daß die Bewohner keinerlei Rechte besaßen, waren sie auf das Wohlwollen des Heimleiters angewiesen. Sie mußten ihm dankbar sein und hatten sich ihm unterzuordnen. Der Heimleiter war gleichsam Hausvater.

Die heutigen Alteneinrichtungen sehen anders aus. Die Heime sind moderne Dienstleistungsbetriebe mit einem differenzierten, breiten Leistungsangebot. Die Bewohner besitzen erheblich mehr Rechte und stellen höhere Ansprüche. Das hat zur Folge, daß sich das Tätigkeitsgebiet des Heimleiters verändert hat.

▷ Neue und moderne Technologien sind in das Heimleben eingedrungen. Wo früher noch vieles in Handarbeit gemacht wurde und mit haushaltsüblichen Methoden, da trägt der Heimleiter heute Verantwortung für große und technisch komplizierte Maschinenparks (z.B. Küche, EDV-Anlagen, Waschküchen).

▷ Bei den Mitarbeitern im Heim hat eine zunehmende Arbeitsteilung und Spezialisierung stattgefunden. Nicht jeder macht alles, sondern jeder hat sein ganz konkretes Aufgabengebiet, was große Koordinierungsaufgaben erfordert. Früher noch unbekannte Berufe sind hinzugekommen (z.B. Diätassistentin, Therapeutin).

▷ Das Leistungsangebot der Heime hat sich erweitert. Es sind nicht nur die einzelnen Leistungen erweitert worden, sondern es sind zusätzliche Aufgaben in das Arbeitsgebiet der Heimleiter gefallen. An Therapieangebote, selbständigen Sozialdienst hatte früher niemand gedacht; Altentagesstätten und Essen auf Rädern sind erst in den letzten Jahren eingeführt worden.

▷ Die Entscheidungsaufgaben sind komplexer geworden. Die Art der Aufgabenerfüllung ist nicht konkret vorgegeben, sondern der Heimleiter muß entscheiden, was am sinnvollsten ist. Man denke nur an die Möglichkeit der Vergabe von Dienstleistungen.

▷ Verstärktes Demokratieverständnis und neue gerontologische Forschungsergebnisse sprechen dem alten Menschen mehr Rechte zu. Der Heimleiter muß sie als eigenverantwortliche Menschen anerkennen und ihren berechtigten Wünschen und Ansprüchen nachkommen.

▷ Alteneinrichtungen haben in der Gesellschaft eine größere Bedeutung gewonnen, da immer mehr alte Menschen im Heim leben. Gesetzgeber und Öffentlichkeit sind aufmerksam geworden, und der Heimleiter ist dadurch mehr und mehr ihren unterschiedlichen Erwartungshaltungen und ihren Kontrollen ausgesetzt.

Heute ist der Heimleiter mit breiterem und detaillierterem Fachwissen und größeren organisatorischen Erfordernissen konfrontiert. Hier stellt sich zwangsläufig die Frage, ob er auf allen Gebieten Fachmann und damit Allroundman sein muß, oder ob er sich auch auf ein bestimmtes Gebiet spezialisieren kann, z.B. Sozialarbeiter, Manager oder Personalchef.

Darauf gibt es heute noch keine allgemeinverbindliche Antwort, denn mit den Veränderungen im Heim und in der Gesellschaft hat sich nicht gleichzeitig ein neues Rollenverständnis entwickelt.

III. Die Rolle des Heimleiters

Ein für alle Heimleiter zutreffendes umfassendes Bild gibt es nicht; denn jedes Aufgabenfeld sieht anders aus. Das liegt zum einen in der Person des einzelnen Heimleiters und zum anderen an seinem jeweiligen Aufgabenumfeld (z.B. an der Aufgabenstellung, an den Mitarbeitern, an den Bewohnern).

Zum Teil hat er neben seinen Leitungsaufgaben Ausführungsaufgaben wahrzunehmen, d.h., er hat einen speziellen Aufgabenbereich zu bearbeiten, z.B. als Verwaltungsleiter oder Pflegedienstleiter.

Ein anderer Heimleiter ist dagegen ausschließlich für die Gesamtleitung des Hauses zuständig und setzt hier seine Schwerpunkte, z.B. bei der Mitarbeiterbetreuung oder beim Erstellen von Organisationshilfsmitteln.

Wenn ich im folgenden auf das Berufsbild des Heimleiters eingehe, so möchte ich die charakteristischen und allen gemeinsamen Merkmale näher beschreiben. Jeder Heimleiter hat

▷ das Heim zu leiten
▷ das Heimleben zu gestalten
▷ die Mitarbeiter zu führen.

1. Die Leitungsfunktion
Mit der Leitungsfunktion verbunden ist die Gesamtverantwortung für das Heim, d.h., der Heimleiter hat sowohl die Leistungen im Heim hinsichtlich Qualität und Wirtschaftlichkeit als auch die Bewohner und Mitarbeiter nach außen und innen zu vertreten. Daraus ergeben sich zwei Seiten der Leitungsfunktion. Auf der einen Seite hat er die Interessen und Rechte der Mitarbeiter und Bewohner – soweit diese es nicht selbst können – zu vertreten und dafür zu sorgen, daß ihre berechtigten Forderungen persönlicher oder beruflicher Art – im Rahmen des wirtschaftlich Möglichen durchgesetzt werden.
Dazu gehört ferner, daß er getroffene Entscheidungen erklärt und ggfs. rechtfertigt und notwendige Verbesserungen für das Heim anregt und begründet. Durch seinen direkten Kontakt zum Heim hat er die Möglichkeit, anstehende Probleme aus der Sicht des Heimes darzustellen.
Diese Funktion hat er in erster Linie gegenüber dem Träger wahrzunehmen, aber auch gegenüber Heimaufsichtsbehörde, Angehörigen, Zeitungen, Parteien etc. Ich meine, daß ihm aufgrund dieser Funktion in allen Angelegenheiten, die das Heim betreffen, ein Teilnahme- bzw. Mitspracherecht und häufig auch ein Mitentscheidungs- oder Entscheidungsrecht zugesprochen werden muß.
Auf der anderen Seite hat er die Interessen und Forderungen des Trägers und der sonstigen Öffentlichkeit (z.B. Angehörige, Gesetzgeber etc.) gegenüber Bewohnern und Mitarbeitern zu vertreten. Es gehört zu seinem Aufgabenbereich, dafür zu sorgen, daß sie über bestimmte Entscheidungen und deren Gründe informiert werden und daß nötige Anweisungen, die von außen kommen, beachtet werden.
Für Mitarbeiter und Bewohner ist aber nicht nur die externe Situation interessant, sondern sie möchten auch die internen Gegebenheiten kennen.
Es ist wichtig für sie zu wissen, was in den einzelnen Aufgabenbereichen geschieht und welche Auswirkungen das evtl. für sie haben könnte.
Voraussetzung für die Wahrnehmung dieser Leitungsfunktion ist ein ständiger Informationsaustausch zwischen Träger und Heimleiter und ebenso zwischen Heimleiter und Bewohnern und Mitarbeitern.
Der Heimleiter hat den Träger über das Heimleben auf dem laufenden zu halten und ihm besondere Gegebenheiten mitzuteilen. Umgekehrt sollte der Träger es als seine Pflicht ansehen, den Heimleiter mit Informationen zu versorgen, die über das notwendige Mindestmaß hinausgehen. Darunter fallen beispielsweise Fragen zum derzeitigen Stand der Altenhilfe und der Altenhilfepolitik.
Dieses Wissen wiederum kann der Heimleiter zur Erklärung bestimmter Sachverhalte im Heim selbst heranziehen.

Die Interessen und Rechte von Mitarbeitern und Bewohnern kann er nur nach außen und innen vertreten, wenn er laufend Informationen über Einzelheiten des Heimlebens erhält. Mitarbeiter und Bewohner müssen deshalb die Möglichkeit erhalten, ihre Wünsche und Forderungen zu stellen. Notwendig werden Dienstbesprechungen, Bewohnerversammlungen, Kummerkasten o.ä.
Im Einzelfall kann die Wahrnehmung der Leitungsfunktion sehr unterschiedlich aussehen. In einem Heim nimmt der Heimleiter selbst die Vertretung des Hauses nach außen wahr, er leitet die Heimbeiratssitzungen, um selbst an Ort und Stelle von den Sorgen und Nöten der Bewohner zu erfahren, er führt selbst die Dienstbesprechungen in den einzelnen Aufgabenbereichen durch. In einem anderen Fall dagegen läßt er sich über die Vorstellungen der Mitarbeiter und Bewohner durch leitende Mitarbeiter informieren, und nicht er, sondern der Träger vertritt das Heim in der Öffentlichkeit.

2. Die Gestaltungsfunktion
Will sich ein Heimleiter der Gesamtverantwortung für das Heim nicht entziehen, so hat er auch eine gestalterische Funktion im Heim zu übernehmen. Sie beinhaltet sein Bemühen, seinem Heim eine besondere Prägung zu geben, wodurch sich die Heimatmosphäre und Heimqualität seiner Einrichtung auszeichnen.
Das bedeutet, daß sich bei der Heimarbeit und im Heimleben selbst Schwerpunkte herauskristallisieren können und sollen, die entsprechend den im Heim anzutreffenden Vorstellungen und Fähigkeiten gestaltet werden. Ich denke in diesem Zusammenhang beispielsweise an den Aspekt der Wohnlichkeit, der sich in jedem Heim anders darstellt, oder an die soziale Betreuung der Bewohner, die unterschiedliche Ansatzpunkte haben kann und stark von den Beteiligten abhängt.
Der Heimleiter kann weder die besondere Note des Heimes allein bestimmen, noch kann er sie dem Heim aufzwingen. Die Heimatmosphäre muß sich entwickeln und von allen getragen werden.
Bewohner, Mitarbeiter und er selbst bestimmen Heimatmosphäre und Heimqualität. Sie alle sind selbständige Persönlichkeiten, die individuelle Vorstellungen und Fähigkeiten mitbringen – und das sollte jeder Heimleiter positiv für das Heim nutzen. Hier sollte er den nötigen Freiraum schaffen, damit sich Eigeninitiativen entwickeln und realisieren können. Indem Bewohner und Mitarbeiter angeregt werden, ihre Vorstellungen auszudrücken, Hilfestellung bei der praktischen Durchführung und Anerkennung für ihre Meinungen, als Anreiz weitere eigene Ideen in das Heim einzubringen, zu erhalten, werden wesentliche Schritte in diese Richtung getan.
Verbunden mit dieser Gestaltungsfunktion ist eine Initiativfunktion des Heimleiters. Die Arbeit im Heim und auch das Heim selbst sollten nie als etwas Statisches gesehen werden, sondern immer eine Entwicklung aufzeigen und etwas Neues in sich tragen.

Ein Heimleiter sollte für derartige Anregungen offen und grundsätzlich bereit sein, die eigene Heimsituation in Frage zu stellen, bei der Arbeit neue Wege zu suchen und auszuprobieren.

3. Die Führungsfunktion
Ein weiteres wichtiges charakteristisches Merkmal des Heimleiters ist seine Führungsfunktion. Führung wird verstanden als das zielgerichtete Einflußnehmen auf materielle Werte und auf Menschen über eine längere Zeit und in einer Vielzahl von Situationen. Diese Definition enthält für den Heimleiter zwei wesentliche Komponenten:

▶ Der Heimleiter nimmt Einfluß auf die Mitarbeit im Heim, d.h., er wirkt planend, koordinierend und kontrollierend.
▶ Seine Einflußnahme muß zielgerichtet sein, d.h., er hat die Mitarbeiter für die Zielsetzung des Heimes zu gewinnen, sie in diese Richtung zu lenken und ihre Leistungen darauf abzustimmen.

Die Ziele einer zeitgemäßen Altenhilfe bestimmen die Richtung seiner Führungsfunktion. Hierbei stehen drei Inhalte im Vordergrund:
① Die physischen Grundbedürfnisse der Bewohner sollen sichergestellt, ihre Individualität, Selbständigkeit und gesellschaftliche Integration erhalten und gefördert und ihr bisher praktizierter Lebensrhythmus soweit wie möglich garantiert werden.
② Die Mitarbeiter sollen im Rahmen der Heimziele geführt und motiviert und zu Eigeninitiativen angeregt werden.
③ Der Betrieb muß nach wirtschaftlichen Gesichtspunkten geleitet werden.

Bei der Wahrnehmung dieser Führungsfunktion hat der Heimleiter zwei Aspekte zu beachten, die jedes Führungsverhalten in sich trägt. Es enthält eine sozio-emotionale Komponente und eine aufgabenorientierte Komponente.
Die sozio-emotionale Komponente zielt ab auf die Schaffung eines guten Betriebsklimas. Jeder Mitarbeiter bringt beim Eintritt ins Heim individuelle Wünsche und Vorstellungen mit und will seine eigenen Zielvorstellungen verwirklichen.
Gleichzeitig hat er bei seiner Arbeit die Zielvorstellungen des Heimes zu berücksichtigen. Eine Garantie, daß die Heimziele auch erfüllt werden, ist eigentlich nur dann gegeben, wenn sie sich mit den individuellen Vorstellungen decken bzw. wenn der Mitarbeiter eine Möglichkeit sieht, seine eigenen Vorstellungen mit der Erfüllung der Heimziele zu verwirklichen.
Hier ist es Aufgabe des Heimleiters, eine Identifikation der Mitarbeiter mit den Heimzielen zu erreichen. Hierfür ist es notwendig, ihnen die Heimziele klar und verständlich zu machen und gleichzeitig auch Freiraum zu lassen, wo sie ihre individuellen Vorstellungen einbringen können.

Eine wichtige Voraussetzung, daß diese individuellen Ziele realisiert werden können, ist, daß jeder Mitarbeiter seinen eigenen Aufgabenbereich erhält, den er eigenverantwortlich ausfüllen kann. Er erhält damit die Möglichkeit, seiner Arbeit die individuelle Prägung zu geben. Gleichzeitig kann er aus dieser Eigenständigkeit das Bedürfnis nach Anerkennung und Sicherheit befriedigen.

Gute Leistungen oder guter Wille werden belohnt, sei es z.B. durch ein anerkennendes Wort, durch finanzielle Belohnung oder durch eine Beförderung. Der Heimleiter ist dafür verantwortlich, daß diese Anerkennung in seinem Heim ausgesprochen wird und die Mitarbeiter das Gefühl erhalten, im Heim gebraucht zu werden.

Das erfordert vom Heimleiter, daß er Toleranz für die individuellen Vorstellungen und Eigenarten der Mitarbeiter und Verständnis für menschliche Schwächen persönlicher und fachlicher Art aufbringt.

Gegebenenfalls sollte er sich darum bemühen, praktische Hilfe anzubieten, um fachliche Fehler weitgehend auszuschließen oder um seinen Mitarbeitern die Erlangung zusätzlicher Qualifikationen zu ermöglichen Die Mitarbeiter benötigen aber auch die direkte Hilfe ihres Heimleiters.

Die Arbeit ist oft körperlich anstrengend (Pflege, Wäscherei, Küche) trostlos, wenig erfolgversprechend und nach außen mit einem geringen Sozialprestige verbunden. Hier sollte der Mitarbeiter ernstgenommen werden, ihm Verständnis entgegengebracht und wenn möglich Mut gemacht und Unterstützung angeboten werden, dort, wo es notwendig und sinnvoll erscheint. Nicht nur eine berufliche, sondern auch eine private Betreuung – soweit die Mitarbeiter es wollen – sollte vom Heimleiter geleistet werden.

Fragen, ob der Mann wieder gesund ist, die Tochter das Abitur bestanden hat, der Umzug überstanden ist etc., zeigen dem Mitarbeiter, daß man sich im Haus für ihn interessiert und Anteil nimmt. Bei speziellen Schwierigkeiten (z.B. Ehescheidung) kann das Angebot zum Gespräch oder können praktische Hilfen für ihn sehr nützlich sein.

Die aufgabenorientierte Komponente der Führungsfunktion richtet sich auf eine zielgerichtete Aufgabenerfüllung. Der Heimleiter muß sicherstellen, daß die Ziele des Heimes erfüllt werden. Das erfordert zunächst, daß die Ziele des Heimes festgelegt und für die einzelnen Bereiche genau operationalisiert werden, z.B.: Was bedeutet es konkret für den Pflegebereich, daß die Individualität der Bewohner gewahrt werden soll, daß eine optimale Versorgung der Bewohner anzustreben ist? Bei der Zielformulierung müssen die Rahmenbedingungen des Heimes beachtet werden. Heimqualität ist ein dehnbarer Begriff, der sehr unterschiedlich verstanden werden kann. Um zu verhindern, daß Ansprüche gestellt werden, die den wirtschaftlichen Rahmen sprengen, gilt es, sie in der Heimkonzeption festzulegen, d.h. die Standards, die Methoden und die Systeme der einzelnen Aufgabenbereiche sind hinsichtlich der zur Verfügung stehenden Mittel (z.B. Finanzen, Personalzahlen, Betriebsmittel) zu benennen

Innerhalb dieses Rahmens kann die Zielformulierung für die einzelnen Bereiche vorgenommen werden. Für jeden Bereich sind bewohner-, mitarbeiter- und betriebsbezogene Ziele zu nennen. Soweit möglich, sollten sie quantitative Vorgaben enthalten, da rein beschreibende Ziele meist unterschiedliche Interpretationen zulassen.
Jeder Heimleiter sollte die Mitarbeiter an dieser Zielformulierung beteiligen. Damit wird eine größere Identifikation der Mitarbeiter mit diesen Zielen und zum anderen auch eine stärkere praxisbezogene Formulierung erreicht.
Die Arbeitsteilung im Heim erfordert die Wahrnehmung von Koordinierungsaufgaben. Der Heimleiter hat dafür zu sorgen, daß die einzelnen Arbeitsabläufe zeitlich und personell aufeinander abgestimmt werden und im gesamten Heim ein weitgehend reibungsloser Betriebsablauf gewährleistet ist. In einigen Heimen wird er selbst die dafür notwendigen Organisationshilfsmittel erstellen, während er in anderen Heimen sie anregt, anordnet und die notwendigen Voraussetzungen für ihre Erstellung schafft. Koordinierung bedeutet auch, daß die einzelnen Aufgabenbereiche in den finanziellen Rahmen des Heimes einzuordnen sind.
Eine weitere wichtige Aufgabe ist die Kontrolle des Heimbetriebes. Auf der einen Seite hat der Heimleiter die gesetzten Ziele zu überprüfen: Inwieweit sind sie erreicht worden? Wo sind Abweichungen festzustellen? Müssen sie eventuell korrigiert und der Realität angepaßt werden? Zum anderen hat er laufend das Heim auf Schwachstellen und Fehler zu überprüfen: Wo wird nicht rationell und qualitativ gut gearbeitet? Wo treten Mitarbeiterkonflikte auf? Wo drückt sich eine Unzufriedenheit der Bewohner aus? etc.
Mit dieser Kontrollaufgabe ist die Suche nach Lösungsmöglichkeiten verbunden. Um Schwachstellen auszuschalten, muß nach neuen Lösungen gesucht und die praktikabelste Lösung im Heim durchgesetzt werden.

IV. Die Persönlichkeit des Heimleiters

Leitungs-, Gestaltungs- und Führungsfunktion bilden m.E. den Kern der Heimleiterrolle. Sie sind, wie schon erwähnt, in jedem Heim unterschiedlich ausgestaltet. Einen sehr wichtigen Einfluß auf diese Gestaltung bringt der Heimleiter selbst ein.
Jeder Heimleiter kommt mit einem spezifischen „Vorleben" ins Heim. Er ist von Beruf Diakon, Verwaltungsmann, Krankenpfleger o.ä. Er bringt aufgrund seiner Erziehung individuelle Interessen und Wertvorstellungen mit. Dies alles bestimmt seine Sichtweise im Heim und prägt seine Berufswelt. Ich meine, das ist durchaus legitim und von Vorteil für das Heim. Er soll sich mit dem Aufgabenbereich befassen, der ihn besonders interessiert und auf dem er gute Fähigkeiten besitzt. Man denke z.B. an den Sozialarbeiter, der besonders dafür geeignet ist, sich der Betreuung der Bewohner zu widmen, oder an den Heimleiter, der für die Mitarbeiterführung eine besondere Begabung besitzt.

Das hat zur Folge, daß der Heimleiter selbst ein befriedigendes Aufgabengebiet besitzt und dem Heim damit ein besonderes Gepräge geben kann. Natürlich muß er auch für die anderen Bereiche ein gewisses Basiswissen und eine Basisbegabung besitzen und die Bedeutung dieser Leistungsbereiche für das Heim kennen. Eine Krankenschwester, die ausschließlich die Pflege kennt, sollte nie Heimleiterin werden. Das gleiche gilt für einen Verwaltungsmann, für den die Buchhaltung und die finanzielle Seite der Einrichtung die wesentliche Rolle spielen.

Diese Schwerpunktbildung seitens des Heimleiters setzt gleichzeitig voraus, daß er für die anderen Leistungsbereiche fachlich versiertes und verantwortliches Personal sucht oder heranbildet.

Aber nur dann, wenn diese Personen ihre Aufgaben eigenverantwortlich und im Rahmen der Zielsetzung erfüllen, ist er von den Aufgaben in diesen Bereichen entlastet. Es verbleibt ihm weiterhin, sie bei ihrer Arbeit zu unterstützen und ihre Bereiche zu kontrollieren.

V. Die persönlichen und fachlichen Anforderungen an den Heimleiter

Um seiner Rolle gerecht werden zu können, muß der Heimleiter einige Grundvoraussetzungen erfüllen.

Neben dem Wunsch, mit Menschen umzugehen, sollte ein Heimleiter folgende persönliche Voraussetzungen mitbringen:

▷ Der Umgang mit Mitarbeitern und Bewohnern erfordert ihnen gegenüber eine positive Grundeinstellung. Dazu zählt, daß ihre Individualität und Selbständigkeit geachtet wird und ihnen Eigenverantwortung, individuelle Fähigkeiten und Fertigkeiten zugestanden werden. Verbunden ist damit ein bestimmtes Maß an Menschenkenntnis und die Fähigkeit, Menschen anzusprechen und ihnen gegenüber freundlich gesinnt zu sein.

▷ Ein Heimleiter sollte Verantwortungsbereitschaft und Entscheidungsbereitschaft zeigen. Ohne den Willen, Verantwortung zu tragen, ist die Ausübung der Heimleiterrolle nicht denkbar. Dabei darf nicht vergessen werden, daß das mit erheblichen physischen Belastungen für den Heimleiter selbst verbunden sein kann. Verantwortung tragen umschließt die Bereitschaft, Entscheidungen zu treffen. Das heißt, daß bei der Arbeit Lösungen gesucht und durchgesetzt werden, deren Auswirkungen nicht schon von vornherein abzusehen sind. Für die getroffenen Entscheidungen hat der Heimleiter in jedem Fall geradezustehen.

▷ Der Heimleiter sollte kooperations-, kompromiß- und konfliktfähig sein.

Auf der einen Seite ist es notwendig, bei auftretenden Konflikten Lösungen zu suchen und durchzusetzen, die beide Seiten eines Problems berücksichtigen. Auf der anderen Seite muß der Heimleiter auch Entscheidungen treffen können, die eventuell Konflikte nach sich ziehen und sich gegebenenfalls für ihn selbst nachteilig auswirken können.

An fachlichem Wissen und Können erfordert die Rolle des Heimleiters folgendes:
- ▷ Neben Kenntnissen auf einem speziellen Gebiet sollte er Basiswissen für die übrigen Aufgabenbereiche des Heimes mitbringen. Damit ist nicht gemeint, daß Pflegetechniken und -systeme oder einzelne Pflegeabläufe vom Heimleiter beherrscht werden sollen. Er muß allerdings wissen, daß Pflege nicht nur auf Versorgung der Bewohner ausgerichtet sein darf, sondern daß soziale Betreuung, aktivierende Pflege, Wohnqualität etc. hinzukommen, daß Hygienebestimmungen, Arzneimittelgesetz und andere gesetzliche Bestimmungen beachtet werden müssen und daß Dienstpläne, Dienstbesprechungen, Dienstübergabe etc. notwendige organisatorische Hilfsmittel sind, die einen möglichst störungsfreien Ablauf gewährleisten sollen.
- ▷ Es ist für den Heimleiter erforderlich, daß er Kenntnisse auf dem Gebiet der Organisationslehre besitzt. Damit soll sichergestellt werden, daß er von der Notwendigkeit, seinen Betrieb zu strukturieren, weiß, Organisationshilfsmittel kennt und ihre Vor- und Nachteile im Einzelfall gegeneinander abwägen kann, und daß er für die Praxis die Organisationstechniken beherrscht.

Ich meine: je mehr Kenntnisse der Heimleiter auf diesem Gebiet besitzt, desto mehr Unterstützung kann er seinen Mitarbeitern bieten, ihre Aufgaben optimal zu erfüllen.
- ▷ Im Umgang mit Bewohnern und Mitarbeitern wären dem Heimleiter Grundkenntnisse auf dem Gebiet der Psychologie und Soziologie eine Hilfe.

Im Zusammenhang mit der Führungsfunktion würde es ihm leichter fallen, die Situation der Mitarbeiter besser abzuschätzen, mehr Verständnis dafür aufzubringen und sich in seinem Führungsverhalten darauf einzustellen.
Kenntnisse auf dem Gebiet der Alterspsychologie und -soziologie sowie der Gerontologie könnten ihm zu einem besseren Verständnis der gesamten Lebenssituation der alten Menschen verhelfen.

Stellenbeschreibung für die Heimleitung

Wie im vorangegangenen Kapitel dargestellt, ist das Berufsbild des Heimleiters trotz vieler Klärungsversuche noch immer recht diffus und schwer zu konkretisieren. Sicherlich liegt das auch daran, daß eben sehr viele unterschiedliche Arbeitsbereiche hier zusammengefaßt werden müssen, die teilweise sogar unvereinbar miteinander sind.
Da wäre es aber für jede Heimleitung von ganz besonderer Wichtigkeit, wenn eine konkrete Stellenbeschreibung zur Verfügung stünde, für deren Abfassung wohl in erster Linie der Träger der Einrichtung in Frage kommt. Aber auch hier liegen die Dinge noch sehr im argen. Aufgrund zahlreicher Befragungen und Gespräche ergibt sich immer wieder, daß

nicht einmal die Hälfte aller Heime eine derartige Stellenbeschreibung aufgestellt hat. Damit wird es für den Stelleninhaber natürlich auch recht schwierig, die Grenzen seiner Kompetenzen zu erkennen. Eine Stellenbeschreibung kann sich auch nicht darin erschöpfen, daß z.B. (schriftlich oder meistens sogar mündlich!) festgelegt wird, daß der Heimleiter ohne Rückfrage keine finanziellen Verpflichtungen eingehen darf, die eine bestimmte Grenze überschreiten, oder daß für Personalentscheidungen ausschließlich der Träger oder evtl. eine Behördendienststelle verantwortlich sei.
Natürlich kann es keine einheitliche Stellenbeschreibung für den „Altenheimleiter" generell geben. Aber anhand von drei praktischen Beispielen soll nachstehend gezeigt werden, wie eine solche Stellenbeschreibung in etwa aussehen könnte.
Es wäre wünschenswert, wenn eine solche Stellenbeschreibung grundsätzlich für jeden Heimleiter erarbeitet und schriftlich niedergelegt würde. Das gilt keinesfalls nur für Einrichtungen, die einen Wohlfahrtsverband oder eine Stadtverwaltung als Träger haben, sondern auch durchaus für selbständige Häuser einschließlich privater Heime. Jeder Heimleiter wird im Laufe eines Jahres für einige Zeit mit seiner Arbeit aussetzen, sei es wegen Urlaub, wegen Krankheit, wegen Dienstreisen und dann eine Vertretung mit der Ausfüllung seines Arbeitsplatzes betrauen müssen. Für deren Arbeit wird es aber eine wesentliche Hilfe sein, wenn die Kompetenzen der Heimleitung und die angestrebten Ziele klar vor Augen liegen. Das gilt ganz besonders, wenn die Heimleitung langfristig wechselt. Eine Stellenbeschreibung sollte weniger auf die einzelne Persönlichkeit abgestellt sein als vielmehr auf die Position!

Stellenbeschreibung 1

1. Leiter des Alten- und Pflegeheimes „Abendfrieden" Salzburger-Str. 20 8000 München 1 (Namen fiktiv)
2. Träger der Einrichtung ist die Gemeinnützige Stiftung „Lebensabend", 8000 München 1
3. Führung des gesamten Altenheimbetriebes nach den Richtlinien der Stiftung
4. Ziel der Stiftung ist es, Einrichtungen der Altenhilfe bereitzustellen und zu betreiben, um Münchner Bürgern zu ermöglichen, ihren Lebensabend in ihrer Stadt zu verbringen. Dabei sollen sie alle notwendigen Hilfen erhalten, die sie zur Bewältigung der körperlichen und geistigen Behinderung benötigen. Die Erhaltung der Selbständigkeit und größtmöglichen Freiheit ist zu beachten. Einzelheiten sind aus der Satzung der Stiftung zu entnehmen.
5. Der Vorsitzende der Stiftung ist unmittelbarer Vorgesetzter der Heimleitung. Mit ihm sind alle wichtigen Fragen außerhalb des Delegationsbereiches zu klären.
6. Bei vorübergehender Abwesenheit des Heimleiters vertritt ihn die Hauswirtschaftsleiterin.

7. Aufgaben des Heimleiters.
   Planung, Organisation und Kontrolle des gesamten Heimbetriebes in enger Zusammenarbeit mit den Leitern der einzelnen Dienste.
8. Er ist Dienstvorgesetzter aller Mitarbeiter der Einrichtung.
   Direkt unterstellt sind ihm die Verwaltung und der Hausmeister. Es muß das Bestreben sein, die eigenverantwortliche Mitarbeit der Bediensteten zu fördern und die Aufgaben sinnvoll zu delegieren. Innerhalb der Gruppen und zwischen den einzelnen Diensten muß ein ständiger Erfahrungsaustausch gewährleistet sein.
9. Einstellungen und Entlassungen erfolgen im Einvernehmen mit dem Vorsitzenden der Stiftung und der Mitarbeitervertretung.
10. Der Vorsitzende ist monatlich über alle wichtigen Vorfälle schriftlich zu informieren (Formular Monatsbericht). Ebenso sind die Mitarbeiter zu informieren über wichtige Fragen des Heimbetriebes.
    Gleichzeitig ist auf die laufende Information der einzelnen Dienste aus deren Bereich zu achten.
11. Die Belegung der Heimplätze ist Aufgabe der Heimleitung. Dabei sind die Richtlinien der Satzung für die Heimaufnahme zu beachten. Der Heimleiter als Beauftragter der Stiftung ist ermächtigt, Heimverträge im Namen der Stiftung zu unterschreiben.
12. Zur Erfüllung der laufenden Geschäfte des Heimbetriebes ist Bankvollmacht und Dispositionsvollmacht für das Konto Nr. ... bei der Deutschen Bank erteilt. Entscheidungen über einen Höchstbetrag von DM 5000 bedürfen der Zustimmung des Vorsitzenden.
13. Der Heimleiter ist zur wirtschaftlichen Haushaltsführung verpflichtet. Richtlinie ist der jährlich durch ihn zu erstellende und vom Stiftungsrat zu genehmigende Wirtschaftsplan. Halbjährlich ist eine Übersicht über den Stand der Einnahmen und Ausgaben zu erstellen und dem Vorsitzenden vorzulegen. Bei der Überwachung der Kosten sind auch die Leiter der einzelnen Gruppen zu beteiligen.
14. Für die ordnungsgemäße Aufbewahrung der Geschäfts- und Verwaltungsunterlagen ist Sorge zu tragen. Ebenso für die Einhaltung der gesetzlichen Bestimmungen hinsichtlich des Heimbetriebes.
15. Ferner ist es seine Aufgabe, die anvertrauten Sachen der Heimbewohner sicher aufzubewahren und die Bewohner selbst vor Schaden zu schützen.
16. Die Verbindung zur Öffentlichkeit ist vom Heim aus zu halten und auszubauen, mit dem Ziel, eine enge Zusammenarbeit zwischen Vereinen, Pfarreien, Behörden und Heimbewohnern zu schaffen.
17. Zum Jahresende ist dem Stiftungsrat über den Vorsitzenden ein Bericht über die Arbeit vorzulegen mit Anregungen und Vorschlägen für die weitere Arbeit.

18. Wir legen Wert darauf, daß die Heimbewohner und insbesondere der Heimbeirat so weit wie möglich und sinnvoll am Geschehen im Heim tätigen Anteil nimmt.

Stellenbeschreibung 2
1. Der Stelleninhaber hat im Rahmen der bestehenden Geschäftsanweisung, der Dienstanweisung sowie der Richtlinien und Entscheidungen der Vorgesetzten eine sinnvolle gesamtbetriebliche Organisation innerhalb des Alten- und Pflegeheimes zu gewährleisten. Die innerhalb des Haushaltsplanes zur Verfügung stehenden Mittel hat er so zu verwalten, daß diese wirtschaftlich effektiv genutzt werden. Er hat Weisungsbefugnis gegenüber allen im Heim tätigen Mitarbeitern unter Mitwirkung des jeweiligen Funktionsträgers, z.B. im Pflegebereich in Absprache mit der Pflegedienstleitung, im hauswirtschaftlichen Bereich in Absprache mit der hauswirtschaftlichen Betriebsleiterin. Ihm obliegt die Rahmenorganisation der einzelnen Betriebsbereiche.
Der Stelleninhaber ist unmittelbar dem Leiter des Sozialamtes unterstellt.
Die Vertretung im Verhinderungsfall übernimmt: a) für den hauswirtschaftlichen Bereich: die hauswirtschaftliche Betriebsleiterin, b) für den Pflegebereich: die leitende Pflegekraft.
2. Planung, Organisation und Kontrolle des gesamten Heimbetriebes in Zusammenarbeit mit den Leitern der einzelnen Dienste in sinnvoller Arbeitsteilung und Koordination.
Gestaltung, Koordination, Überwachung und Verbesserung der Arbeitsabläufe zur Erzielung einer reibungslosen wirtschaftlichen Aufgabenlösung.
3. Überwachung des wirtschaftlichen Einsatzes von Sachgütern und Betriebsmitteln.
4. Information der Vorgesetzten über wichtige Ereignisse, der nachgeordneten Mitarbeiter durch Dienstbesprechungen und Einzelgespräche.
5. Besprechungen mit Heimbeirat, persönliche Kontaktpflege mit den Heimbewohnern und deren Angehörigen. Belegung der Heimplätze nach internen Bestimmungen. Verlegung in Absprache mit dem Heimbeirat.
6. Der Stelleninhaber hat durch persönliche Gespräche mit den Heimbewohnern auch in schwierigen Situationen dafür zu sorgen, daß sich jeder Heimbewohner im Alten- und Pflegeheim wohlfühlt.
7. Anordnen von Rehabilitationsmaßnahmen, Beschäftigungen, kulturelles und geselliges Leben im Heim.
8. Erarbeitung von Vorschlägen für Maßnahmen der Personalplanung, Personalbeschaffung, Personaleinsatz, Personalentwicklung, Personalförderung, Leistungsbeurteilung und Zeugnisentwürfe.

9. Teilnahme an Einstellungsgesprächen, vorschlagsberechtigt bei Einstellungen, Versetzungen und Entlassungen in Absprache mit der Pflegedienst- bzw. Hauswirtschaftsleitung.
10. Einweisung neuer Mitarbeiter in ihre Aufgabengebiete, weitere und wiederholte Anleitungen in Zusammenarbeit mit dem Pflege-, Verwaltungs- und Versorgungsbereich.
11. Anordnung von Überstunden in Zusammenarbeit mit den zuständigen Sachgebietsleitern. In Notfällen ist der Heimleiter berechtigt, allein Überstunden in anderen Sachgebieten anzuordnen.
12. Dienstaufsicht und Leitung sowie Arbeitseinsatz der zugewiesenen Zivildienstleistenden.
13. Verantwortlich für allgemeine Verwaltung, Schriftverkehr zur Vorlage, Bedarfsmeldungen, Prüfung der Rechnungen nach sachlicher und rechnerischer Richtigkeit, Berichte, Jahresbericht, Statistiken, Meldungen, Vorschläge zum Haushaltsplanentwurf, Kostenermittlungen in den verschiedenen Bereichen, Durchführen von Kalkulationen, Prüfung und Bearbeitung von Angeboten, Vorbereitung von Submissionen, rationelle Materialwirtschaft, Überwachung der Einnahme- und Ausgabensätze.
14. Inventar- und Nachlaßverwaltung.
15. Führen der Heimbibliothek.
16. Vermittlung von Fertigkeiten und Erkenntnissen im Rahmen des Ausbildungsplanes an zugewiesene Auszubildende für den Verwaltungsbereich.
17. Repräsentation des Heimes.
18. Überwachung der Bestimmungen über Arbeits- und Unfallschutz, Beachtung der Kleiderordnung.
19. Überwachung der erforderlichen Hygienemaßnahmen.
20. Durchführen von weiteren Aufgaben, die dem Wesen nach zu seiner Tätigkeit gehören bzw. sich aus der Notwendigkeit ergeben.

Stellenbeschreibung 3

1. Stellenbezeichnung: Heimleiter
2. Position:
2.1 Der Heimleiter ist dem Dezernenten ... unterstellt, wobei der Amtsleiter ... die Dienstaufsicht und Leistungskontrolle ausübt.
2.2 Gesamte Leitung des Alten- und Pflegeheimes ...
3. Mitarbeiter:
Dem Heimleiter sind unmittelbar unterstellt:
die Pflegedienstleiterin,
die Küchenleiterin,
die Wirtschaftsleiterin,
die Verwaltung,
die Handwerker.
Mittelbar sind alle im Heim tätigen Personen unterstellt.
4. Vertretung:

4.1 Ständiger Vertreter in Führungsaufgaben ist der Amtsleiter ...
4.2 Ständiger Vertreter zur Regelung des Heimbetriebes ist die Pflegedienstleiterin.
5. Zielsetzung:
5.1 Sicherstellung eines reibungslosen Betriebsablaufes
5.2 Wirtschaftliche Verwaltung des Hauses nach betriebswirtschaftlichen Grundsätzen und Erkenntnissen
5.3 Befriedigung der seelisch-geistigen Bedürfnisse der Heimbewohner
5.4 Mitarbeiterführung nach dem Prinzip der Delegation von Aufgaben und Mitverantwortung unter Anwendung eines kooperativen Führungsstiles.
6. Aufgabenbeschreibung:
a) Mitarbeiter
6.1 Einsatz und Motivation der Mitarbeiter
6.2 Regelung und Überwachung des Informationsflusses
6.3 Herbeiführung von Zielvereinbarungen und deren Erfolgskontrolle
6.4 Dienstaufsicht und Leistungskontrolle über die Mitarbeiter
6.5 Beurteilung von Mitarbeitern
6.6 Erarbeitung von rationellen, wirtschaftlichen Arbeitsmethoden
6.7 Koordinierung der Tätigkeit in allen Fachbereichen des Hauses
6.8 Planung und Überwachung der Aus- und Fortbildung sowie gegebenenfalls deren Durchführung
6.9 Bearbeitung aller Personalangelegenheiten von grundsätzlicher Bedeutung bzw. personalrechtlicher Folge.
b) Heimbewohner
6.10 Persönliche Gespräche mit den Heimbewohnern
6.11 Gesellige und kulturelle Veranstaltungen
6.12 Geistige Anregung
6.13 Bildungsveranstaltungen
6.14 Beschäftigungstherapie-Maßnahmen
6.15 Förderung von sozialen Kontakten
6.16 Kontaktpflege mit Angehörigen
6.17 Persönliche Hilfen, Auskunft und Beratung bei der Regelung persönlicher Angelegenheiten, Vermittlung sozialer Hilfen
6.18 Heimaufnahmen und damit verbundene Aufgaben
6.19 Ehrendienst im Sterbefall
6.20 Zusammenarbeit mit dem Heimbeirat und Unterstützung bei der Bewältigung der damit verbundenen Aufgaben
6.21 Aufnahme der Nachlässe und deren Abwicklung im Zusammenwirken mit der Verwaltung
6.22 Regelung bei der Einrichtung von Pflegschaften und Entmündigungen sowie bei ordnungspolizeilichen Maßnahmen für Heimbewohner
c) Wirtschaftsführung
6.23 Laufende Haushaltsüberwachung und Erarbeitung des Haushaltsvoranschlages, der Wirtschafts- und Stellenpläne

6.24 Zwischen- und Jahresabschlüsse
6.25 Planung und Projektion in allen Bereichen des Hauses
6.26 Beschaffung und Ausschreibungen
6.27 Sorge für die Vollbelegung des Hauses
6.28 Überwachung der baulichen Substanz und der betrieblichen Einrichtungen
d) Sonstiges
6.29 Laufende Überwachung der Sicherheit des Hauses im Zusammenwirken mit dem Sicherheitsbeauftragten
6.30 Öffentlichkeitsarbeit und Imagepflege
7. Befugnisse Der Heimleiter ist allein unterschriftsberechtigt. Er unterzeichnet die Korrespondenz des Heimes mit der Bezeichnung Heimleiter, mit Ausnahme der Zuständigkeit des Amtsleiters und des Dezernenten.
Feststellung der sachlichen Richtigkeit: Auftragserteilung bis 20.000 DM pro Auftrag. Im Personalbereich ist allein der Heimleiter befugt, im Rahmen der ihm übertragenen Aufgaben Personalangelegenheiten zu bearbeiten.
Der Heimleiter ist gegenüber allen Mitarbeitern des Hauses weisungsbefugt unter Einhaltung des Dienstweges.
Im Investitionsbereich ist der Heimleiter berechtigt, im Rahmen des Wirtschaftsplanes Einkäufe zu tätigen.
Er schließt Aufnahmeverträge mit den Heimbewohnern ab. Er kann Verlegungen der Heimbewohner in Übereinstimmung mit den Vorschriften des Heimvertrages vornehmen. Er übt das Hausrecht aus.

Der Altenheimleiter – eine Momentaufnahme von 1987

Auch für die vor uns liegenden Jahre ist nicht damit zu rechnen, daß eine bundeseinheitliche Ausbildungsvorschrift für die Leitungen von Alten- und Altenpflegeheimen erarbeitet wird, geschweige denn in Kraft tritt. Zu vielseitig sind die Interessen der unterschiedlichsten Gruppen, die unter einen Hut gebracht werden müßten. Eine wichtige Voraussetzung läge zweifellos darin, daß zunächst einmal ein anerkanntes Berufsbild geschaffen würde. Wo sollen die Schwerpunkte der Kenntnisse und Interessen einer Heimleitung liegen? Im Pflegebereich, bei der Verwaltung? Sind psychologische Erkenntnisse wichtiger als praktische Erfahrungen? Ist ein Jurist ein besserer Heimleiter als eine ausgebildete Hauswirtschaftsleiterin? Wann soll schließlich die spezielle Berufsausbildung beginnen? Nach den Vorstellungen des Heimgesetzes (bzw. der nicht in Kraft getretenen Heimmindestpersonalverordnung) sollte die Grundlage für die Übernahme einer Heimleitertätigkeit eine abgeschlossene Berufsausbildung sein, für die fünf verschiedene Einstiegswege möglich sind. Diese Regelung könnte durchaus auch in Zukunft verfolgt werden, und es wäre dann erforderlich, für die künftigen Heimleiter eine gezielte

Zusatzausbildung anzubieten, die sich überwiegend auf diejenigen Gebiete bezieht, die sie in ihrer bisherigen Laufbahn nicht kennengelernt haben. Solche Regelungen gibt es z.B. bereits in Dänemark.

Ein weiteres Problem ergibt sich aber auch dabei: Was soll mit den Personen geschehen, die bereits seit Jahren als Heimleiter erfolgreich tätig sind? Verlieren sie ihre Qualifikation, wenn sie nicht umgehend eine gezielte Zusatzausbildung anstreben? Um eine solche umfassende Nachqualifikation in die Wege zu leiten, ist ein erheblicher Zeitaufwand erforderlich, und außerdem entstehen Kosten. Hat der Träger seinen Heimleiter für diese Nachqualifizierung freizustellen und zu bezahlen? Das sind einige Probleme, die durchaus noch diskutiert und geklärt werden müssen.

Im Augenblick ist das Berufsbild des Heimleiters in jeder Beziehung als diffus zu bezeichnen, ohne daß ein Schwerpunkt zu erkennen ist. Sehr gute Aufschlüsse darüber gibt eine Untersuchung, welche im Frühjahr 1986 von *Alfred Hoffmann* und *Harald Illinger*, Gesamthochschule Kassel, durchgeführt wurde. In einer Stichprobenuntersuchung wurden rd. 200 Heimleiterinnen und Heimleiter mit einem sehr ausführlichen Fragebogen angesprochen und gaben Auskünfte, die man wohl als gemeingültig für die Gesamtheit der Heimleitungen ansehen kann.

So zeigte sich unter anderem, daß die Mehrzahl aller Heimleiter bereits zwei abgeschlossene Berufe vorweisen konnte, ehe die Heimleitung übernommen wurde. Bei diesen „Umsteigeberufen" überwiegen eindeutig die Pflegeberufe: rd. 50% der Befragten hatten hier ein oder zwei abgeschlossene Berufsbilder, z.B. als Altenpfleger und anschließend Sozialpädagoge. Etwa ein Viertel der Befragten kam aus kaufmännischen Berufen, je 10% kamen von der Pädagogik oder Theologie.

Aus diesen Untersuchungen ergibt sich aber auch die zunächst überraschende Tatsache, daß die Übernahme einer Heimleitung keineswegs unmittelbar im Anschluß an eine z.B. pflegerische Ausbildung erfolgt ist. So hat knapp die Hälfte aller Befragten mehr als 15 Jahre hindurch außerhalb des Heimbereiches gearbeitet. Dagegen haben nur 15% mit ihrer beruflichen Arbeit in Einrichtungen der stationären Altenhilfe begonnen.

Bei dieser beruflichen Vorbildung ist es auch nicht überraschend, daß im Heimleiterberuf kaum jüngere Einsteiger zu finden sind. 60% der Befragten sind zwischen 30 und 50 Jahren alt, 37% über 50 Jahre. Die schulische Vorbildung der Heimleiter verteilt sich ungefähr zu gleichen Teilen auf Hauptschule, Realschule und Abitur. Dazu kommt als Ergänzung häufig der Besuch einer Fachschule, selten dagegen ein Hochschulabschluß.

Es würde zu weit führen, an dieser Stelle allzu viele Punkte der Untersuchung herauszuheben. Was das geschlechtsspezifische Merkmal betrifft, so sind Heimleiter geringfügig stärker vertreten als Heimleiterinnen. Sehr bedeutsam erscheint dagegen die Tatsache, daß die Heimleiterinnen offensichtlich erheblich schlechter bezahlt werden als ihre männlichen

Kollegen. So überwiegen in den Gehaltsgruppen bis 3500 DM ganz deutlich die Frauen, während bei den Gehältern zwischen 3500 und 5000 DM die Männer stärker vertreten sind. Dabei muß allerdings auch berücksichtigt werden, daß die finanziellen Dispositionsmöglichkeiten bei den Heimleitungen sehr unterschiedlich verteilt sind. Weibliche Heimleitungen haben in der Mehrzahl wohl eine geringere Entscheidungsbefugnis im Vergleich zu den Männern. Das gleiche gilt auch im Hinblick auf die Einstellung von Mitarbeitern. Sicherlich spielt hierbei auch die Größe eines Heimes eine wesentliche Rolle.

Aber die Heimleiter selbst sind nur unzureichend darüber informiert, welche Qualifikationen und Ausbildungsschwerpunkte für ihren Beruf von besonderer Bedeutung sind. Wenn in dieser Untersuchung 81% der Befragten die Ansicht äußerten, daß Personalführung ein ganz besonders wichtiger Aspekt sei, so ist dem sicherlich zuzustimmen. Schon an zweiter Stelle dieser Skala steht mit 60% „Sterbebegleitung": Soll das tatsächlich eine Schwerpunktaufgabe für eine Heimleitung sein? Umfassende Kenntnisse in Pflege – Gerontologie – Geriatrie halten 50% der Befragten für erforderlich, fast genauso hoch ist der Anteil für betriebswirtschaftliche Fragen, für juristische Themen und für Psychologie.

Die Fragen nach der Gewichtung der Aus- und Fortbildungsschwerpunkte werden aber auch sehr stark nach der Organisationsform des Heimes selbst beeinflußt, und auf diese hat der Heimleiter (zumindest bei Beginn seiner Tätigkeit) kaum eine Möglichkeit der Einflußnahme.

Es gibt kleine wie auch große Häuser, in denen der Heimleiter mit Buchführung und Datenverarbeitung so gut wie überhaupt nichts zu tun hat, weil diese Dinge beim Träger zentral bearbeitet werden. Innerhalb eines Gesamtbudgets, sei es für Lebensmittel, für Neuanschaffungen, für technische Hilfsmittel, kann die Heimleitung weitgehend frei disponieren und die Dringlichkeit von Anschaffungen selbst festsetzen. In anderen Häusern dagegen laufen sämtliche Einnahmen und Ausgaben über den Schreibtisch der Heimleitung.

Es gibt Häuser mit einer krankenhausähnlichen Gliederung, d.h. neben der Heimleitung als Verwaltungsdirektor steht die Pflegedienstleitung gewissermaßen als Chefarzt; in anderen Häusern dagegen muß sich der Heimleiter sowohl um die kaufmännische Abwicklung kümmern als auch die Verantwortung für den Pflegedienst tragen. In diesem Zusammenhang seien nochmals Hoffmann/Illinger zitiert, die die an sich überraschende Feststellung machten, daß die wöchentliche Arbeitszeit der Befragten zwischen 30 und 70 Stunden lag, mit deutlichen Schwerpunkten bei 50 und 60 Stunden. Nach diesen Angaben haben zwar mehr als 50% der Heimleiter während der Arbeitszeit überhaupt nichts mit direkter Pflege der Heimbewohner zu tun; das bedeutet aber auch, daß mehr als 40% nicht nur für Beratung und Verwaltung zuständig sind, sondern auch in mehr oder minder großem Umfang im Pflegedienst!

Wie wird man Heimleiter?

Zur guten Führung eines Heimes gehören die hierfür erforderliche persönliche und fachliche Eignung sowie Einfühlungsvermögen in die Psyche alter Menschen, Kenntnisse der Altenhilfe und -pflege sowie Führungseigenschaften.
Der Heimleiter muß die Befähigung zu einer Koordination und Kooperation aller Dienste, die im Heimbereich relevant sind, haben und nutzen, die Zusammenarbeit mit dem Träger und den Mitarbeitern vertrauensvoll und partnerschaftlich gestalten sowie eine klare und sparsame Wirtschaftsführung im Heim gewährleisten.
Im Vordergrund sollte für ihn die Aufgabe stehen, für das leibliche, geistige und seelische Wohl der anvertrauten Bewohner zu sorgen.
Der ausgebildete Altenpfleger mit staatlicher Prüfung und Anerkennung sollte mehrere Jahre Praxiserfahrung in der Altenarbeit nachweisen können.
In dieser Zeit besteht die Möglichkeit, an Fortbildungskursen und Seminaren, die von den Wohlfahrtsverbänden, Akademien und verschiedenen anderen Organisationen durchgeführt werden, teilzunehmen. Aus dem Band 2 der Bundesanstalt für Arbeit „Blätter zur Berufskunde – Altenpfleger" ist unter 2.3 Weiterbildung für den Altenpfleger folgendes zu lesen: Weiterbildung zu Spezialtätigkeiten und leitenden Funktionen wird von den übergeordneten Dienststellen der Ausbildungseinrichtungen angeboten.
Sie erfolgt in geschlossenen Kursen bzw. in berufsbegleitender Form und qualifiziert zur Stationsleitung, zur Leitung von Einrichtungen der Altenhilfe, zur Mitarbeit in Spezialeinrichtungen der Geriatrie und der Alterspsychiatrie.
Man sollte sich die Teilnahme an solchen Kursen bescheinigen lassen, um bei der Übernahme einer leitenden Stellung diese Urkunden vorlegen zu können.
Gemäß 3.12 der Berufskundeblätter „Altenpfleger": „Vom zugeordneten pflegerischen Dienst kann der einzelne je nach Befähigung zur Stationsführung und Heimleitung nach entsprechender Weiterbildung aufsteigen." Daraus geht hervor, daß es an jedem einzelnen liegt, sich durch entsprechende Weiterbildung als Heimleiter zu qualifizieren. Nach einer solchen Qualifikation kann sich der Betreffende über Fachzeitschriften oder direkt bei Trägern um eine Heimleiterstelle bewerben, wenn er nicht ein Angebot von seinem Träger bekommt, bei dem er schon vorher gearbeitet hat.

Heimleiter: Leistung und Streß

Wir leben in einer Leistungsgesellschaft. Sehr viele Menschen leiden darunter, gerade auch der Heimleiter und seine Mitarbeiter. Oft kann zwischen objektiver Forderung und der subjektiven Fähigkeit nicht mehr unterschieden werden, und beide Tatbestände werden ständig verwechselt mit einer vermeintlichen Anforderung und einer empfundenen Verarbeitungsfähigkeit.

Die Voraussetzungen für menschliche Leistung sind, sehr grob gesagt, einmal die Fähigkeit und andererseits die Bereitschaft. Die leistungsbeeinflussenden Bestimmungsfaktoren sind jedem Heimleiter geläufig, wenn er sie auch zuweilen zu wenig beachtet. Für seine Mitarbeiter und die betriebliche Arbeit gibt es Vorschriften; warum nicht auch für ihn und seine individuelle Arbeit? Die Symptome bei bereits eingetretenen Streßsituationen lassen sich an der beeinträchtigten Aufmerksamkeit und Konzentration erkennen. Es kommt z.B. zu sogenannten Blockierungen, als zeitweiliger Ausfall der Möglichkeit, bei einer Aufgabe angemessen zu reagieren.

Bei Belastungen, die Angst oder Formen der Angst mitbeinhalten, kommen weitere Gesichtspunkte hinzu. Es kommt zu Denkstörungen. Die Reproduktion von Gedächtnisinhalten läßt nach, ebenso wie die Präzision und die Flüssigkeit von Assoziationsabläufen. Welchem Heimleiter ist es nicht schon bei Konferenzen oder Tagungen passiert, daß man abschaltet, nicht mehr mitdenken kann? Verhaltensunregelmäßigkeiten in Form von gestörten Antriebs- und Steuerungsfunktionen treten auf. Es kommt zu leichten manischen Erregungen, und das Sozialverhalten wird im allgemeinen durch die Kommunikationsstörungen belastet, d.h. es handelt sich um eine mangelnde Bereitschaft, Information weiterzugeben.

Streß ist ein Zustand, der sich als ein spezifisches Syndrom kundtut, das aus allen unspezifisch hervorgerufenen Veränderungen innerhalb eines biologischen Systems besteht. Immer aber ist der Streßsituation ein Versagensgefühl beigemengt.

Durch die Vielzahl an Arbeiten, die der Heimleiter durchführen muß, fühlt er sich oft in diese Streßsituation gedrängt. Der Heimleiter sollte überlegen, wie er die streßauslösende Situation strukturieren kann und daß man sich Anforderungen nur unter zumutbaren Bedingungen stellt. Das heißt ganz konkret, daß man sich angemessen auf eine Belastungssituation vorbereiten muß.

Man muß sich darüber klar werden, wie die Konsequenzen nach geglückter, wenig oder gar nicht gelungener Aktion aussehen und welche Bedeutung sie haben. Stellt man sich unter einen absoluten Leistungs- und Vergleichsdruck, so erhält die Aktion einen anderen Stellenwert für das eigene Streßerleben. Eine weitere Möglichkeit, Streß zu vermeiden, liegt darin, daß die Strukturierung so weit geht, daß man die Forderungen, Fähigkeiten oder Folgen subjektiv verändert.

Es muß das Ziel des Heimleiters und auch seines Trägers sein, unangemessenen Über- und Unterforderungen zu widerstehen. Die Anforderungen können sowohl quantitativer wie auch qualitativer Art sein.

Es kommt bei einseitiger Belastung im Beruf zu partiellen, örtlich gebundenen Überforderungen. Zugleich kann aber der Streß auch durch die Reizverarmung, z.B. durch stupide Arbeiten, hervorgerufen werden. Bedeutsam ist hier also auch, daß man seinen Arbeitsprozeß auf der Reaktionsseite so organisiert, daß Langeweile, Automation und mangelnder Einsatz der Fähigkeiten nicht zu einer Überforderung führen, die wiederum zum Streß werden kann. Deprivationen solcher Art sind Hindernisse für das Wohlbefinden; dies sollte der Heimleiter durchaus mit seinem Träger besprechen.

Es gehört heute, wohl besonders im Heimbereich, Mut dazu, sich selber und anderen einzugestehen, daß man durch die ständige Überforderung, die oft von allen Seiten gesehen und hingenommen wird, gestreßt ist.

Aus Angst vor Repressalien oder Unverständnis erträgt man dann lieber dieses Unlustempfinden in mehr oder weniger allen Bereichen und schweigt.

Dieses wird sich dann auf die Heimbewohner und Mitarbeiter übertragen.

Streß hängt mit Leistungsanforderungen von außen und innen zusammen. Diese Abhängigkeiten können für die Streßbewältigung deutlich gemacht werden, sie müssen darüber hinaus hilfreich sein, um Streß zu vermeiden.

Eine wesentliche Ursache für den Streß, dem ein Heimleiter ausgesetzt ist, liegt weniger in der Menge der zu erledigenden Aufgaben, als vielmehr daran, daß die berufliche Umgebung unterschiedliche Anforderungen stellt, die sich teilweise völlig widersprechen.

Der Träger will einen möglichst perfekt ablaufenden Heimbetrieb haben, im Rahmen der zur Verfügung stehenden finanziellen Mittel. Für die Heimbewohner steht die optimale Betreuung ganz oben; die meistens zu geringe Zahl von Mitarbeitern setzt hier Grenzen. Die Mitarbeiter selbst dürfen auch nicht überfordert werden, denn sonst verlieren sie schnell das Interesse am Arbeitsplatz. Die Angehörigen der Heimbewohner gehen davon aus, daß alle Probleme vom Heim gelöst werden, seien es finanzielle, medizinische oder persönliche. Die Behörden schließlich stellen auch Forderungen, da sie in sehr vielen Fällen die Kosten für den Heimaufenthalt tragen; daraus resultiert ein umfassender „Papierkrieg" und auch mancher Ärger in Verbindung mit der Heimaufsicht.

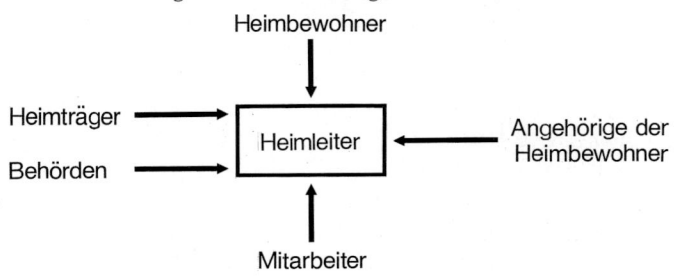

```
                    Heimbewohner
                         |
                         v
Heimträger  ----->  ┌──────────┐  <-----  Angehörige der
                    │Heimleiter│           Heimbewohner
Behörden    ----->  └──────────┘
                         ^
                         |
                    Mitarbeiter
```

Der Tagesplan

Um Streß vermeiden zu können, sollte sich der Heimleiter einen Tages- und Arbeitsplan aufstellen sowie auf eine gute und enge Zusammenarbeit mit seinem Träger und seinen Mitarbeitern Wert legen.
Mit der Aufstellung eines Tagesplanes lassen sich die Gesamtaufgaben in eine Anzahl von Hauptaufgaben einteilen, und diese lassen sich wieder zerlegen in Aufgaben, Teilaufgaben und Tätigkeiten.
Die Notwendigkeit der Arbeitseinteilung ergibt sich dort, wo die gestellte Aufgabe oder die zu verrichtende Arbeit das Leistungsvermögen des Heimleiters in mengenmäßiger oder in fachlicher Hinsicht übersteigt. Da der Heimleiter keine 24 Stunden arbeiten kann, bedeutet dies für ihn, daß er seine Arbeitszeit organisieren muß. Nur zu oft wird das Wort „Organisation" begriffsfremd und damit sinnlos angewandt. Der Begriffsinhalt wird dadurch verwässert, und was als Organisation bezeichnet wird, entpuppt sich dann als Improvisation. Im gut organisierten Heimbetrieb kann die Improvisation durchaus einmal die Rettung aus einer schwierigen Lage bedeuten. Sie ist aber als eine Beschränkung auf Notfälle, insbesondere in der Leitung des Heimbetriebes, anzustreben.
Der Heimleiter sollte für seine tägliche Arbeit einen Terminplan aufstellen und die anfallenden Arbeiten in „wesentliche" und „unwesentliche" Arbeiten einteilen. Zu beachten sind auch die Dinge, die delegiert werden können.
Ein einigermaßen fester Zeitplan ist ebenfalls aufzustellen und mit in den Tagesplan aufzunehmen.
Heimbewohner, Angehörige, Besucher und Mitarbeiter sind dankbar, wenn man ihnen einen Termin gibt, an dem man für sie Zeit hat und die angefallenen Probleme oder Dinge besprechen kann. Niemand erwartet vom Heimleiter, daß er sofort und immer für jeden gleich Zeit hat. Mit einem Tagesplan kann er seine Arbeit und Zeit einteilen!

Muster eines Tagesplanes:

7.30 Uhr bis 8.30 Uhr
> Dienstbeginn mit Informationsgesprächen, Kontrollgänge durch einzelne Abteilungen, besondere Vorkommnisse mit den zuständigen Mitarbeitern besprechen, Tagesablauf besprechen mit Hinweisen auf Veranstaltungen usw.; Verwaltungsarbeiten.

8.30 Uhr bis 9.00 Uhr
> Frühstückspause

9.00 Uhr bis 10.00 Uhr
> Krankenbesuche durchführen; Vertreterbesprechungen; Verwaltungsarbeiten (Post und Schriftwechsel).

10.00 Uhr bis 12.00 Uhr
Sprechstunden für Heimbewohner und Mitarbeiter (Termine festlegen für längere Gespräche), anfallende Verwaltungsarbeiten erledigen, wenn kein Besucher in der Sprechstunde ist!

12.00 Uhr bis 12.30 Uhr
Post durchsehen, anfallende Probleme durchdenken und Maßnahmen zur Lösung einleiten oder besprechen, sich auf Termine vorbereiten (Unterlagen usw. besorgen).

12.30 Uhr bis 13.30 Uhr
Mittagspause

13.30 Uhr bis 16.00 Uhr oder 16.00 bis 18.30 Uhr
Besuche durchführen, ausgemachte Termine wahrnehmen, Gespräche mit Heimbewohnern, Angehörigen und Besuchern führen, weitere Besprechungstermine vereinbaren.

Nicht alles, was in einem Heim zu geschehen hat, läßt sich einheitlich und langfristig festlegen. Aufgaben, die sich nach der Art der Ausführung wie auch hinsichtlich des Aufwandes nicht genügend vorausbestimmen lassen, entziehen sich einer langfristigen, einheitlichen Regelung.

Ohne grundsätzliche Einteilung wird der Heimleiter jedoch hoffnungslos überfordert sein und viele Dinge erledigen, die eigentlich seine Mitarbeiter erledigen könnten.

Eine Überforderung sollte auf jeden Fall vermieden werden, da man zu dieser Arbeit Freude und Frohsinn braucht.

Führungsmodelle

Aus der Funktion eines Heimleiters lassen sich die Anforderungen ableiten, die an ihn gestellt werden. Außerdem ergeben sich daraus die Qualifikationsmerkmale, die er besitzen muß, um für seinen Posten geeignet zu sein. Anforderungskatalog und Qualifikation des Heimleiters lassen sich in einem Profil festhalten. Ein solches besteht aus einem Leistungs- und Persönlichkeitsprofil.

Die Position des Heimleiters bringt es mit sich, daß seine Leistungswerte hinter seinen Persönlichkeitswerten rangieren. Man sagt zwar, daß sich Mängel im Fachlichen und deswegen auch im Leistungsmäßigen verhältnismäßig schnell und wirksam beheben lassen; Mängel aber, die aus der Persönlichkeit resultieren, sind weit schwieriger zu beheben! Wir dürfen nicht vergessen, in welch schwierigen Zeiten wir in unserem Beruf leben. Viele Wandlungen haben sich vollzogen und bereiten sich noch vor.

Alten- und Pflegeheime werden in späterer Zeit das sein, was die Heimleiter aus ihnen machen. Jeder muß sich seiner Pflicht bewußt werden und sie erfüllen.

Wie sieht nun aber diese Pflicht in der Heimführung aus? Können wir es eigentlich verantworten, ein Alten- und Pflegeheim autoritär zu führen, wie es noch weit verbreitet üblich ist? Der Begriff „Führung" setzt sich aus den Elementen Planung, Entscheidung, Anordnung und Kontrolle zusammen. Unter Führungsstil verstehen wir den Ausdruck der Haltung eines Heimleiters zum Menschen und die Art, wie der Heimleiter seine Mitarbeiter motiviert, wie er sie mitreißt und überzeugt.

Ich möchte hier auf drei Gruppen von Führungsstilen eingehen:
▷ den traditionellen autoritären Führungsstil,
▷ den kooperativen demokratischen Führungsstil
▷ und den Laissez-faire-Führungsstil.

Es erhebt sich zuerst die Frage: Was ist denn im Umbruch begriffen, die Heimleitung „an sich" oder ihre einseitigen bzw. falschen Auffassungen? Und auch: Gehört das „alte" Autoritätsbild bereits der Vergangenheit an oder lebt es in erheblichen Restbeständen noch weiter?

Traditionaler autoritärer Führungsstil

Die Auffassung, Autorität bedeute das Recht des Heimleiters, Macht über alle auszuüben: Macht, die verbunden ist mit Strenge, Unerbittlichkeit, oft mit Härte. Der Heimleiter ist das unbestrittene Oberhaupt des Heimes, der allein Verantwortliche. Ihm haben sich alle zu beugen, die Bewohner und die Mitarbeiter. Auf der einen Seite stand der Befehl des Heimleiters, auf der anderen Seite der Gehorsam derer, die „ihm untertan" waren. Man hatte „aufs Wort" zu gehorchen. Manchmal ging es auf „Biegen oder Brechen". Die Bewohner und Mitarbeiter hatten sich den Vorstellungen des Heimleiters unbedingt anzupassen.
Gehorsam war die „erste Bürgerpflicht". Man denke an die preußische Vergangenheit, an das Beamtentum, an die militärische Erziehung. Auch die kirchliche Hierarchie bestand aus einer sehr straffen Unterordnung. So konnte „alles wie am Schnürchen gehen". Aber so, daß manches nur äußerlich in Ordnung war. Die Autorität war oft hohl, die Diskrepanz zwischen der gebietenden Persönlichkeit und dem Befehl zu groß. In diesem System spielt die Frage nach einer besonderen führungsmäßigen Qualifikation des Heimleiters keine wesentliche Rolle. Die Nachteile einer autoritären Führung liegen klar auf der Hand und sollten nicht übersehen werden, nur um „angebliche Ruhe" zu haben. Das Eigenleben und die Eigenwerte der alten Menschen und der Mitarbeiter werden zu wenig gesehen. Sie können sich nicht genügend in Freiheit entfalten und entscheiden, da auch noch eine gewisse Abhängigkeit besteht. Es darf nie der Satz „Wenn es Ihnen nicht gefällt, können Sie ja woanders hingehen" fallen.

Wo die Furcht regiert, kann kein gesundes Leben wachsen. Nicht immer geschieht dies in schroffer Form. Aber aufs Ganze gesehen, sind die Nachteile dieser starren Autoritätshaltung unverkennbar. „Alles läuft über meinen Schreibtisch" kommt in dem kennzeichnenden Satz der abgewandelten autoritären Führung zum Ausdruck. Auf diese Weise kann jedoch nur solange mit Erfolg autoritär geführt werden, als zwei grundlegende Voraussetzungen erfüllt sind:

> Der Mann an der Spitze muß das, was über seinen Schreibtisch läuft, zunächst physisch bewältigen können.
> Darüber hinaus muß er in der Lage sein, alle auftauchenden Probleme geistig zu beherrschen und die entsprechenden Entscheidungen treffen.
> Entscheidungen in einem Alten- und Pflegeheim verlangen jedoch bei der Menschen- und Betriebsführung ein wachsendes Maß an Spezialwissen, das sich die Heimleiter nicht auf allen Gebieten aneignen können. Man braucht dazu die Hilfe von fachlichen Mitarbeitern. Sobald jedoch der erste fachliche Mitarbeiter – wie: Wirtschaftsleiterin, Pflegedienstleitung, Beschäftigungstherapeutin, Sozialarbeiterin – im Heim angestellt wird, ist der autoritäre Führungsstil in Frage gestellt.

Wir aber sollten wissen: Der Mensch ist nicht nur sich selbst, sondern als Glied einer Gemeinschaft auch anderen Menschen verantwortlich. Wir müssen den uns anvertrauten Heimbewohnern und Mitarbeitern die größtmögliche Bereitschaft zur Freiheit einräumen. Aus diesen Gründen ist der autoritäre Führungsstil in Alten- und Pflegeheimen nicht mehr aufrechtzuerhalten.

Kooperativer demokratischer Führungsstil

Von soziologischer und wissenschaftlicher Seite sind eingehende Untersuchungen über Führung, Organisation und Kommunikation durchgeführt worden. Der größte Teil dieser Arbeiten läßt sich so festlegen, daß die kooperative Führung der autoritären weit überlegen sei.
Wie sieht aber der kooperative, demokratische Führungsstil aus? Beispielsweise wird unter einem solchen Führungsstil verstanden, daß man sich mit seinen Mitarbeitern bespricht, und als Tatsache ansieht, daß jeder Mensch ein Ziel braucht.
Man sollte unter diesem Führungsstil eine weitestmögliche Delegation von Aufgaben, Kompetenzen und Verantwortung bei Beachtung gewisser Verhaltensregeln sehen. Dieser Führungsstil soll bewirken, daß durch eine Beteiligung der Mitarbeiter am Führungsprozeß allen Teilnehmern ein bestimmtes Maß an Freiheit der Meinungs- und Ideenäußerung zugesichert wird, ohne daß sie unangenehme Fragen zu befürchten haben

Das Ziel des gesamten Verfahrens ist, Erfahrungen von allen Seiten zu sammeln und Rat zu suchen, nicht zu erteilen. Von dieser Zielsetzung ergeben sich kollegiale Führungstechniken. Die Mitarbeiter werden kreativ, analytisch, selbständig und zielverbunden. Dieser Führungsstil ist weiter dadurch gekennzeichnet, daß mit den Aufgaben auch unbedingt Verantwortung und Kompetenzen delegiert werden. Die Mitarbeiter sollen mitdenken, mit Verantwortung tragen, mitentscheiden und selber koordinieren.

Heimführung ist mehr als nur ein Mann an der Spitze, der mehr oder weniger richtige Entscheidungen delegiert! Wir müssen uns endlich eingestehen, daß der Heimleiter nicht alles wissen kann und deshalb die Kenntnisse und Fähigkeiten seiner Fachmitarbeiter benötigt. Er erreicht damit außerdem, daß er von bestimmten Routinearbeiten befreit wird und nur im Notfall eingreifen muß.

Bei diesem Führungsstil werden Entscheidungen in Zusammenarbeit zwischen Heimleiter und Mitarbeitern getroffen. Im Rahmen des Führungsstils geht der Heimleiter auf die Bedürfnisse seiner Mitarbeiter und Bewohner ein, erklärt und bespricht mit ihnen die Zielsetzung des Alten- und Pflegeheims und schafft somit ein echtes Vertrauensverhältnis.

Der Heimleiter muß sich bei diesem Führungsstil immer die Frage stellen, ob die Mitarbeiter in der Lage und bereit sind, in einem solchen Team mitzuarbeiten.

Jeder Mitarbeiter muß sich im klaren sein, wie er dazu beitragen kann, durch seine Aufgabe diese Ziele zu erreichen. Es muß aber darauf geachtet werden, daß eine klare, deutliche Zielsetzung vorliegt. Der beabsichtigte Zweck soll so klar umrissen sein, daß er allen verständlich ist. Hierbei muß gesichert sein, daß die Wünsche und Bedürfnisse der Mitarbeiter und Heimbewohner berücksichtigt werden. Das Übertragen von Aufgaben mit Verantwortung ist ein wichtiger Gesichtspunkt in der erfolgreichen und den Mitarbeitern und Bewohnern gerecht werdenden Heimführung.

Jeder Heimleiter sollte wissen, daß er die Arbeit, die er zu organisieren hat, in allen Einzelheiten nicht selbst tun kann. Heimleiter, die sich der Dringlichkeit vorliegender Aufgaben bewußt sind, neigen dazu, sich um deren Lösung selbst zu kümmern: Man nimmt sich fest vor, die betreffenden Angelegenheiten nach Feierabend oder am Wochenende selbst zu erledigen.

Seien wir ehrlich: bleibt es nicht oft bei diesen frommen Wünschen, so daß Selbstvorwürfe und Anmahnungen die Folge sind? Es ist besser, wichtige, zusätzliche Aufgaben innerhalb der regulären Arbeitszeit durchzuführen, indem für überlegtes Delegieren jener Tätigkeiten gesorgt wird, die man nicht selbst erledigen muß. Viele Aufgaben könnten auch Mitarbeitern übertragen werden, wenn Heimleiter es besser verstünden, ihre Tätigkeit nach wichtigen oder weniger wichtigen Bereichen einzuteilen. Die eigene, wertvolle Arbeitszeit darf keinesfalls mit Arbeiten, die auch von Mitarbeitern ausgeführt werden können, vergeudet werden. Wir sollten Mitarbeitern mehr Verantwortungsbewußtsein und Fähigkeiten zutrauen! Der Heimleiter, dessen Aufgabe es ist, das gesteckte Ziel der optimalen Altenarbeit durch die Arbeitsführung anderer Personen zu erreichen, hat viel mit innerbetrieblichen menschlichen Beziehungen zu tun. Die gute Arbeitsmoral der Mitarbeiter ist wesentlich für den Erfolg der Heimführung. Es gehört das befriedigte Bewußtsein dazu, daß die Arbeit gut getan wird, und die Genugtuung, einem Heim anzugehören, auf das man stolz sein kann.

So wird der kooperative, demokratische Führungsstil im Mitarbeiterverhältnis mit der Delegation von Aufgaben und Verantwortung als Führungsprinzip der modernen Heimleitung am besten gerecht. Der Heimleiter von morgen wird die steigenden Anforderungen an seine Fachkenntnisse nur durch weitgehende Aufgabendelegationen an fähige Mitarbeiter und durch deren zielstrebige Mitarbeit erfüllen können.

Laissez-faire-Führungsstil

Dieser Führungsstil bedeutet, daß die Mitarbeiter weitestgehend sich selbst überlassen bleiben und somit der Heimleiter überhaupt nicht in die Arbeitsbereiche seiner Mitarbeiter eingreift.

Gerade im Alten- und Pflegeheim ist jedoch ein Mindestmaß an Organisation erforderlich, wodurch gewisse Anordnungen und Kontrollen notwendig sind.

Die konsequente Praktizierung des Laissez-Faire-Führungsstils würde den Verzicht jeder Führung oder Koordination der im Heim Tätigen und somit auch den Verzicht auf die Einflußnahme des Heimgeschehens bedeuten. Das ist eindeutig abzulehnen.

Aus dem vorher Gesagten ergibt sich meiner Meinung nur eine Konsequenz: Ablösung des autoritären Führungsstiles und Einführung des kooperativen, demokratischen Führungsstiles.

Methoden der Heimführung

Im Dienstablauf des Alten- und Pflegeheimes spielt die Heimführung eine bedeutende Rolle, da hier mit und an Menschen gearbeitet wird. Die Heimführung stellt die Mittel, durch welche von den Kenntnissen und Fähigkeiten all derer, die sich in diesen Dienst stellen, der beste Gebrauch gemacht werden kann. Heimführung bedeutet die Summe aller Maßnahmen, und das gesamte Verfahren, durch welches ein Vorhaben, ein Plan durchgeführt wird. Sie umfaßt also Führung, Planung und Anordnung. Zweck der Heimführung ist es, die Arbeiten mit dem Ziel in Einklang zu bringen.

Dazu kommt der Vorgang der Überwachung, womit das betriebsführende Prinzip seine Bestätigung erhält. Es muß jemand vorhanden sein, der für die Führung verantwortlich ist, damit sich alles im Einklang mit dem zugrundeliegenden Plan, den gegebenen Anordnungen und festgelegten Linien vollzieht. Dies ist und bleibt die Verantwortung des Heimleiters.

Dazu gehört der oberste Grundsatz der Heimführung, die Befriedigung des Grundstrebens der Menschen nach Selbstverwaltung und Selbstentfaltung sowie die Sicherung und Erreichung eines optimalen Betreuungs- und Versorgungszieles. Es gehen die Erwartungen, die der Heimleiter mit der Ausführung seiner Führungsmethode verbindet, nur in Erfüllung, wenn auch auf seiten der Geführten die Überzeugung besteht, daß die gemeinsame Aufgabe nicht nur die Bedürfnisse des Heimträgers und Heimleiters, sondern die der Bewohner und schließlich auch die eigenen Interessen befriedigt.

Ein solches Grundverständnis setzt voraus, daß Leistung als Sachziel der Organisation akzeptiert wird. Die Konzeption kooperativer Führung sieht den Menschen als ein Wesen, der sein fachliches Können bei sinnvoller Arbeit unter Beweis stellen will.

Der Heimleiter darf aber nicht nur das Sachziel allein im Auge haben, wenn er Erfolg erreichen will. Das Sachziel wird nur dann erreicht, wenn sich das Führungsverhalten an der Sachaufgabe und an den Mitarbeitern orientiert. So kann man sagen, daß in der Heimführung zu dem „menschen-orientierten Führungskonzept" das „aufgaben-orientierte Führungskonzept" hinzutritt. Die Berücksichtigung beider Konzepte macht die kooperative, demokratische Führungsmethode aus.
Mit der Sicherstellung ausreichender Ernährung, Bekleidung und menschenwürdiger Wohnverhältnisse allein ist es nicht getan. Geistige, seelische und soziale Bedürfnisse müssen gleichermaßen berücksichtigt werden. Der Mitarbeiter und die Bewohner dürfen nicht das Empfinden haben, nur ein Automat oder ein Rad in einem großen Getriebe zu sein. Jeder will anerkannt und geachtet sein, auch wenn ihm das selbst nicht immer so zu Bewußtsein kommt oder er es gar zum Ausdruck bringt. Unsere ganze Führungsmethode muß sich darauf einstellen, daß dieses Bedürfnis durchaus real ist wie etwa das Bedürfnis nach Vitaminen und Mineralien, die für die menschliche Ernährung unerläßlich sind. Wenn wir noch so gut essen: wenn diese Stoffe fehlen, leiden Gesundheit und Spannkraft. Wir fühlen uns unwohl und unzufrieden, obwohl wir die Ursache hierfür nicht kennen. In ähnlicher Weise leidet der Heimfrieden, wenn diese weniger offensichtlichen Bedürfnisse unberücksichtigt bleiben.
Jeder weiß, daß verdrängte Wünsche sich völlig verschieden äußern können, d.h. das äußere Erscheinungsbild braucht mit der eigentlichen Ursache nicht identisch zu sein. Könnte dies nicht manche befremdlich scheinende Situation erklären? Mitunter hat man so das Gefühl, wird die Auffassung vertreten, es sei letztlich unmöglich, die Mitarbeiter und Heimbewohner je zufriedenzustellen, ganz gleich, was für sie getan wird. Das Grundproblem aber umschließt, daß wir dafür sorgen, einwandfreie, den geistigen und körperlichen Gegebenheiten Rechnung tragende Arbeitsplätze, eine umsichtige Personalführung und dauerhafte Beschäftigung zu schaffen.

Echtes Vertrauen und soziales Verantwortungsgefühl beider Seiten, sowohl des Heimleiters als der Mitarbeiter, würden innerhalb unserer Heimgemeinschaft ausgleichend wirken. Es gäbe mehr Zusammmenarbeit bei der Erreichung gemeinsamer Ziele anstelle gegenseitigen Kampfes. Der Arbeitsplatz stellte dann eher eine Gemeinschaft als einen nur oberflächlich beruhigten Kampfplatz dar. Ein solches gegenseitiges Verantwortungsgefühl würde zugleich gewisse Formen des Konkurrenzkampfes ausschalten bzw. mildern. Ein echtes Vertrauensverhältnis zwischen Heimleitern und Mitarbeitern würde vor allem die Gemeinsamkeit der Interessen und nicht der Gegensätze herauskehren.

Von welcher Seite man es auch sehen mag, die Schlußfolgerung ist und bleibt die gleiche; alle einsichtigen Menschen sind überzeugt, daß der Dienst in einem Alten- und Pflegeheim mehr ist, als eine Angelegenheit des Wettbewerbs oder des Strebens nach Macht. Das Alten- und Pflegeheim mit allen seinen Mitarbeitern übt einen gewissen Einfluß auf das Leben des einzelnen Bürgers aus und wird umgekehrt von der Natur des Menschen mit allen seinen Bestrebungen und Erwartungen beeinflußt. Menschen als gesellschaftliche Wesen sind empfänglich für Lob, Anerkennung ihrer Leistungen; sie wünschen verstanden und geachtet zu werden und nicht nur wirtschaftlich gewertet zu sein. Außerdem haben die Menschen ein Gewissen und Gefühl für Gerechtigkeit. In diesem Sinne ist es die Aufgabe des Heimleiters, für das leibliche, geistige und seelische Wohl der Mitarbeiter und Heimbewohner zu sorgen.

Es muß bei allen Beteiligten die Aktivität so lange wie möglich erhalten bleiben und noch gestärkt werden, ohne Einschränkung der persönlichen Freiheit. Jeder Heimleiter sollte versuchen, alles einzusetzen, um die Mitarbeiter und die Bewohner nicht nur gut zu betreuen, sondern ihnen bei ihrer freien Entfaltung ihrer Persönlichkeit zu helfen.

Hierzu gehört auch, daß der Heimleiter seine Arbeitsweise durchdenkt, plant und ausführt. Ein fester Terminkalender im Heimbereich ist für ihn ebenso wichtig, wie das Einteilen seiner Arbeit, damit er nicht hoffnungslos überfordert ist.

Altenpflege und Altenarbeit stellen in den Mittelpunkt den ganzen Menschen. Unter Berücksichtigung aller persönlichen Bedürfnisse, der körperlichen, geistigen und seelischen Verfassung, umfaßt sie Betreuung und pflegerische Versorgung. Dem Heimleiter obliegt die Organisation des gesamten Dienstes. Dazu gehört die regelmäßige Durchführung von Mitarbeiterbesprechungen, wobei neben häufigen Besprechungen mit den leitenden Mitarbeitern mindestens zweimal jährlich eine allgemeine Besprechung mit sämtlichen Mitarbeitern abgehalten werden sollte.

Koordination der einzelnen Dienstbereiche gehört zu den wesentlichsten Aufgaben des Heimleiters. Er ist derjenige im Heim, der den besten Überblick über den gesamten Betriebsablauf hat. Es gehört daher zu den vornehmsten Aufgaben, die einzelnen Dienste zu koordinieren. Gerade durch diese Tätigkeit wirkt sich in großem Umfang aus, daß die Betreuung und Versorgung von allen mitgetragen wird und reibungslos abläuft.

Es ist aber erforderlich, daß Gespräche zwischen den leitenden Mitarbeitern aller Abteilungen regelmäßig durchgeführt werden. Ungenügende Zusammenarbeit führt nicht nur zur Verschlechterung des Betriebsklimas durch Fehlorganisation, sondern hierbei spielen auch wirtschaftliche Belange eine Rolle.
Zusammenfassend: Der Heimleiter macht die Ziele der Altenarbeit und seine Ziele den Mitarbeitern transparent.
Er muß die Entscheidungen durchsichtig und für jeden verständlich darstellen. Es ist entscheidend für ihn, daß er seine Mitarbeiter systematisch, laufend und umfassend informiert. Aus der Mitwirkung der Mitarbeiter bei der Zielsetzung, Planung und Entscheidung entsteht eine Teamarbeit.

Heimleiter im Rahmen bestehender Gesetze

Mit diesem Kapitel soll versucht werden, wesentliche gesetzliche Vorschriften für den Heimleiter verständlich und übersichtlich darzustellen.
Es ist nicht leicht, aus deren Vielzahl gerade im rechtlichen Arbeitsbereich die auszuwählen, die von besonderer Wichtigkeit sind. So kann hier zu den einzelnen Gesetzen jeweils nur das Wesentliche gesagt werden und es ist keine Vollständigkeit aller betroffenen Gebiete beabsichtigt.
Aus grundsätzlichen Überlegungen wurde davon abgesehen, in diesem Buch komplette Gesetzes-Texte zu zitieren, wie z.B. das Heimgesetz, die Mitwirkungsverordnung, Vorschriften zur Ausbildung von Altenpflegern, das BSHG, Hygienegesetze oder größere Passagen aus dem Bürgerlichen Gesetzbuch (BGB).
Die Beschaffung der entsprechenden Texte – die oft sehr umfangreich sind – macht keine große Mühe; sie sind fast alle in preiswerter Taschenbuchausgabe erhältlich. Oft ist der Gesetzestext für den Laien auch kaum verständlich, so daß die Anschaffung kommentierter Ausgaben empfehlenswert ist.
Von wesentlicher Bedeutung für die Umgrenzung der Pflichten und Aufgaben eines Heimleiters sind wahrscheinlich das Grundgesetz der Bundesrepublik sowie das Heimgesetz einschließlich seiner Durchführungsverordnungen. Aber für den Heimbetrieb gelten auch viele Vorschriften aus dem Bürgerlichen bzw. dem Strafgesetzbuch, der Zivilprozeßordnung, das Betriebsverfassungsgesetz und das Kündigungsgesetz, das Bundessozialhilfegesetz und das Sozialgesetzbuch.
Auch Ländervorschriften sind zu beachten, wie z.B. das Bayerische Unterbringungsgesetz, das Gesetz über Hilfen und Schutzmaßnahmen bei psychischen Krankheiten Nordrhein-Westfalen; auch die Ausbildungsordnung für Altenpfleger ist noch keinesfalls bundeseinheitlich geregelt, wenngleich das schon lange angestrebt wird.

Heimleiter und das Heimgesetz

Das Gesetz über Altenheime, Altenwohnheime und Pflegeheime für Volljährige (Heimgesetz) von 7. August 1974 ist am 1. Januar 1975 in Kraft getreten.
Im Altenhilfebereich umfaßt die Geltung des Gesetzes Altenheime, Altenwohnheime, Altenpflegeheime und alle gleichartigen Einrichtungen, mögen sie auch andere Bezeichnungen tragen (§ 1 Heimgesetz). Wichtig dabei ist, daß diese Einrichtungen die alten Menschen nicht nur vorübergehend aufnehmen und betreuen. Nicht von diesem Gesetz erfaßt sind z.B. Tageseinrichtungen und Krankenhäuser.
Das Heimgesetz ist in den zurückliegenden Jahren nur an wenigen Stellen verändert worden, obwohl immer stärker darauf gedrängt wird, zusätzliche Bereiche zu erfassen und andere aus dem Gesetz fortzulassen. Aber bereits im Gesetz selbst wurden bei einer ganzen Reihe von Paragraphen Durchführungsverordnungen erwähnt, die detailliert einzelne wesentliche Bereiche des Heimgesetzes erläutern und klären sollen. Das sind die
▷ Heim-Mindest-Bau-Verordnung (vom 1. August 1978, 1982 teilweise erheblich geändert)
▷ Heim-Mindest-Personal-Verordnung – die allerdings niemals in Kraft gesetzt worden ist
▷ Heim-Mitwirkungsverordnung (vom 19. Juli 1976)
▷ Heim-Sicherungs-Verordnung (vom 24. April 1978).

Vom Heimgesetz zwar gefordert, bislang aber nicht erlassen, sind die Buchführungs-Verordnung (nach § 8 HG) sowie die Festlegung von Heimverträgen.
Diese Mindestvoraussetzungen sind von allen Trägern von Einrichtungen zu beachten. Ihre Einhaltung wird von der Heimaufsichtsbehörde zunächst überprüft, wenn private Heimträger eine Erlaubnis zum Betreiben einer Einrichtung beantragen bzw. freigemeinnützige oder öffentliche Träger die Aufnahme eines Betriebes einer Einrichtung anzeigen. Der Träger einer Einrichtung ist verpflichtet, Bücher zu führen.
Wenn die Aufsichtsbehörden die Erfordernisse an Ort und Stelle überprüfen wollen, so ist ihnen das Recht eingeräumt worden, in den für die Einrichtung benutzten Grundstücken und Räumen Prüfungen und Besichtigungen vorzunehmen. Die Mitarbeiter der Behörde dürfen zu diesem Zweck auch in die geschäftlichen Unterlagen des Trägers und des Leiters der Einrichtung Einsicht nehmen, sich mit den Bewohnern in Verbindung setzen und die Beschäftigten befragen. Abgeschlossene Räume der Bewohner dürfen die Aufsichtsbehörden allerdings nur mit deren Genehmigung betreten.
Sollten bei einer solchen Besichtigung und Befragung Mängel festgestellt werden, sollen die Behörden den Träger beraten und, wenn dies nicht genügt, ihm Auflagen und Anordnungen erteilen. Falls Mitarbeiter nicht die erforderliche Eignung besitzen, kann ihre Weiterbeschäftigung ver-

boten werden. Wenn die Mängel nicht abgestellt werden, kann die Erlaubnis widerrufen, bzw. der Betrieb untersagt werden. Bei ordnungswidrigem Verhalten von Trägern und Leitern können in Einzelfällen Geldbußen bis zu 10.000 DM verhängt werden.

Das Heimgesetz sagt weiter, daß zwischen Träger und dem (zukünftigen) Heimbewohner ein schriftlicher Heimvertrag abzuschließen ist. Hierbei ist zu beachten, daß vor Abschluß dieses Vertrages der Bewerber schriftlich über die zur Beurteilung erforderlichen Angaben, insbesondere die Leistungen und die Ausstattung der Einrichtung sowie die Rechte und Pflichten der Bewohner, zu informieren ist. Verträge sind in jedem Fall abzuschließen; sollte der Heimbewohner wegen fehlender Geschäftsfähigkeit dazu nicht in der Lage sein, muß ihm hierfür vom Vormundschaftsgericht ein Pfleger oder Vormund bestellt werden.

Im Heimvertrag müssen die Entgelte für Unterbringung, Beköstigung und Pflege der Bewohner abschließend vereinbart sein; dem Träger einer Einrichtung ist es untersagt, sich darüber hinaus Vermögensvorteile versprechen oder gewähren zu lassen. Ausnahmen kann die zuständige Behörde nur dann zulassen, wenn der Vermögensvorteil ausschließlich für gemeinnützige Zwecke oder in Erfüllung einer sittlichen Verpflichtung versprochen oder gewährt wird. Gleiches gilt für die Beschäftigten, den Heimleiter oder sonstigen Mitarbeiter der Einrichtung; auch ihnen ist untersagt sich für Leistungen, zu deren Erbringung sie verpflichtet sind, Vermögensvorteile versprechen oder gewähren zu lassen.

Vertragspartner beim Abschluß des Heimvertrages ist für den künftigen Heimbewohner grundsätzlich der Heimträger. Es besteht jedoch die Möglichkeit, daß sich der Heimträger von seinem Heimleiter vertreten lassen kann und diesen befugt, Heimverträge zu unterschreiben.

Weiter sollte der Heimleiter in Zusammenarbeit mit seinem Träger den Dienst so gestalten, daß es überhaupt nichts zu verbergen gibt und der Heimbetrieb jederzeit einer „Kontrolle" standhalten kann.

Grundgesetz der Bundesrepublik Deutschland

Der Heimleiter und seine Mitarbeiter dürfen bei ihrer täglichen Arbeit einige Artikel des Grundgesetzes nicht außer acht lassen:

> Die Würde des Menschen ist unantastbar. Sie zu achten und zu schützen ist Verpflichtung aller staatlichen Gewalt (Art. 1.1).

> Das deutsche Volk bekennt sich darum zu unverletzlichen und unveräußerlichen Menschenrechten als Grundlage jeder menschlichen Gemeinschaft, des Friedens und der Gerechtigkeit in der Welt (Art. 2.1).

> Jeder hat das Recht auf die freie Entfaltung seiner Persönlichkeit, soweit er nicht die Rechte anderer verletzt und nicht gegen die verfassungsmäßige Ordnung oder das Sittengesetz verstößt (Art.2.1).

> Jeder hat das Recht auf Leben und körperliche Unversehrtheit. Die Freiheit der Person ist unverletzlich. In diese Rechte darf nur aufgrund eines Gesetzes eingegriffen werden (Art. 2.2).

Es ist hierbei die Frage zu stellen, ob es nicht gegen die Würde des alten Menschen verstößt, wenn er mehr oder weniger gezwungen wird, gegen seinen Wunsch in einem Mehrbettzimmer zu leben.

> Alle Menschen sind vor dem Gesetz gleich (Art. 3.1).

> Niemand darf wegen seines Geschlechtes, seiner Abstammung, seiner Rasse, seiner Sprache, seiner Heimat und Herkunft, seines Glaubens, seiner religiösen oder politischen Anschauungen benachteiligt oder bevorzugt werden (Art. 3.3).

> Die Freiheit des Glaubens, des Gewissens und die Freiheit des religiösen und weltanschaulichen Bekenntnisses sind unverletzlich (Art. 4.1).

> Jeder hat das Recht, seine Meinung in Wort, Schrift und Bild frei zu äußern und zu verbreiten und sich aus allgemein zugänglichen Quellen ungehindert zu unterrichten. Die Pressefreiheit und die Freiheit der Berichterstattung durch Rundfunk und Film werden gewährleistet. Eine Zensur findet nicht statt (Art. 5.1).

> Diese Rechte finden ihre Schranken in den Vorschriften der allgemeinen Gesetze, den gesetzlichen Bestimmungen zum Schutze der Jugend und in dem Recht der persönlichen Ehre (Art. 5.2).

> Alle Deutschen haben das Recht, sich ohne Anmeldung oder Erlaubnis friedlich und ohne Waffen zu versammeln (Art. 8.1).

Es sind hier die Heimversammlungen durchaus mit einzureihen sowie die Versammlungen, die vom Heimbeirat einberufen werden.

> Das Briefgeheimnis sowie das Post- und Fernmeldegeheimnis sind unverletzlich (Art. 10.1).

Das heißt, daß die Post, wenn sie im Büro abgegeben wird, den Heimbewohnern möglichst schnell zugestellt werden muß und keine Post geöffnet oder zurückgehalten werden darf. Es stellt sich die Frage, ob der Postbote die Sendungen nicht direkt in die Briefkästen der Heimbewohner verteilen sollte.

> Beschränkungen dürfen nur aufgrund eines Gesetzes angeordnet werden. Dient die Beschränkung dem Schutze der freiheitlichen demokratischen Grundordnung oder des Bestandes oder der Sicherung des Bundes oder eines Landes, so kann das Gesetz bestimmen, daß sie dem Betroffenen nicht mitgeteilt wird und daß an die Stelle des Rechtsweges die Nachprüfung durch von der Volksvertretung bestimmte Organe und Hilfsorgane tritt (Art. 10.2).

> Alle Deutschen genießen Freizügigkeit im ganzen Bundesgebiet (Art. 11.1).

Dieses Recht auf Freizügigkeit besagt auch, daß ein Heimbewohner, wenn er es wünscht, das Heim wieder verlassen kann, in aller Freiheit und ohne daß Gegendruck erfolgen darf.

> Die Wohnung ist unverletzlich (Art. 13.1).

> Durchsuchungen dürfen nur durch den Richter, bei Gefahr im Verzuge auch durch die in den Gesetzen vorgesehenen anderen Organe angeordnet und nur in der dort vorgeschriebenen Form durchgeführt werden (Art. 13.2).

> Eingriffe und Beschränkungen dürfen im übrigen nur zur Abwehr einer gemeinen Gefahr oder einer Lebensgefahr für einzelne Personen, aufgrund eines Gesetzes auch zur Verhütung dringender Gefahren für die öffentliche Sicherheit und Ordnung, insbesondere zur Behebung der Raumnot, zur Bekämpfung von Seuchengefahren oder zum Schutze gefährdeter Jugendlicher vorgenommen werden (Art. 13.3).

> Das Eigentum und das Erbrecht werden gewährleistet. Inhalt und Schranken werden durch die Gesetze bestimmt (Art. 14.1).

Einschränkung des Grundrechtes der Unverletzlichkeit der Wohnung im Heim durch § 9 Abs.2 des Heimgesetzes. Danach dürfen im Rahmen der Heimaufsicht die von der zuständigen Behörde beauftragten Personen während der üblichen Geschäftszeit alle Grundstücke und Räume betreten, die für das Heim benutzt werden. Einer besonderen Erlaubnis der Heimleitung bedarf es dazu nicht. Ausgenommen sind jedoch nach Satz 2 die Räume, die einem Hausrecht der Bewohner unterliegen.
Das sind die Zimmer der Heimbewohner von Alten-Wohnheimen, Altenheimen, Pflegeheimen sowie die vom Heimleiter und vom sonstigen Personal im Heim bewohnten Räume.
Diese Räume dürfen jedoch nach § 9 Absatz 2 Satz 2 zu jeder Zeit dann von den Beauftragten der Aufsichtsbehörde betreten werden, wenn dies zur Verhütung dringender Gefahren für die öffentliche Sicherheit und Ordnung erforderlich ist. In diesen Fällen können die Beauftragten der Aufsichtsbehörde gegebenenfalls sogar zur Durchsetzung des Zutrittsrechts im Rahmen der landesüblichen Polizeigesetze polizeiliche Hilfe anfordern.
Das Betretungsrecht nach § 9 Absatz 2 Satz 2 setzt aber voraus, daß die Aufsichtsbehörde tatsächlich begründeten Anlaß zu der Annahme hat, daß eine dringende Gefahr für die öffentliche Sicherheit und Ordnung besteht, die einen zeitlichen Aufschub nicht duldet und bei der eine Beschränkung der Überprüfung auf die sonstigen Räume, die nicht einem Hausrecht der Bewohner unterliegen, nicht ausreichend ist.
Darf aber in der Hausordnung ein grundsätzliches Recht für das Heimpersonal zum jederzeitigen Betreten des Zimmers ohne wichtigen Grund festgelegt werden? Wenn die Hausordnung Bestandteil des Heimvertrages ist, dann akzeptiert der Heimbewohner gleichzeitig auch den Inhalt der Hausordnung und stimmt gegebenenfalls auch dem dort festgelegten Zutrittsrecht zu, wenn er den Vertrag unterschreibt. Der Heimbewohner sollte zuvor ausdrücklich auf die einzelnen Regelungen der Heimordnung hingewiesen werden.

Sollte die Hausordnung nicht Bestandteil des Vertrages sein und wird im Heimvertrag selbst nicht ausdrücklich vereinbart, daß das Heimpersonal jederzeit in Abwesenheit des Heimbewohners sein Zimmer betreten darf, so ist der Zutritt nur dann gestattet, wenn ein wichtiger Grund vorliegt.

Dies würde z.B. eindeutig bei einem Zimmerbrand, Rohrbruch, defekter elektrischer Leitung zutreffen und stets auch dann, wenn das Wohl des Heimbewohners zur vertraglich übernommenen Fürsorgepflicht des Heimes gehört. Dies wäre z.B. der Fall, wenn der Heimbewohner die Reinigung seines Zimmers ständig vereitelt, so daß die Verwahrlosung des Raumes zur gesundheitlichen Gefährdung wird. Dagegen besteht kein wichtiger Grund, wenn nur Medikamente oder Wäsche hineingebracht werden sollen.

Darf die Heimleitung nun die privaten Räume von Heim-Mitarbeitern in deren Abwesenheit öffnen und betreten? Das Betreten ohne ausdrückliche Vereinbarung ist nur bei Vorliegen eines wichtigen Grundes gestattet. Dies trifft dann zu, wenn in dem betreffenden Raum ein Gefahrenherd für den Mitarbeiter und für die gesamte Bewohnerschaft entstanden ist und beseitigt werden muß.

Natürlich hat der Heimträger als Arbeitgeber im Rahmen seiner Fürsorgepflicht für den einzelnen Mitarbeiter dafür zu sorgen, daß dessen persönliches Wohl nicht gefährdet wird. Läßt also ein Heim-Mitarbeiter den von ihm im Heim bewohnten Raum verwahrlosen, so daß dadurch seine Gesundheit gefährdet wird (und indirekt auch das Wohl der Heimbewohner), so hat die Heimleitung auch entgegen dem Willen des Mitarbeiters und in dessen Abwesenheit ein Zutrittsrecht, um die Mißstände zu beseitigen.

Dieses Verfahren setzt voraus, daß der betreffende Heim-Mitarbeiter wiederholt erfolglos gemahnt worden ist.

Jedermann hat das Recht, sich einzeln oder in Gemeinschaft mit anderen schriftlich mit Bitten oder Beschwerden an die zuständigen Stellen und an die Volksvertretung zu wenden (Art. 17).

Soweit nach diesem Grundgesetz ein Grundrecht durch ein Gesetz oder aufgrund eines Gesetzes eingeschränkt werden kann, muß das Gesetz allgemein und nicht nur für den Einzelfall gelten. Außerdem muß das Gesetz das Grundrecht unter Angabe des Artikels nennen (Art. 19.1).

> In keinem Falle darf ein Grundrecht in seinem Wesensgehalt angetastet werden (Art. 19.2).

> Wird jemand durch die öffentliche Gewalt in seinen Rechten verletzt, so steht ihm der Rechtsweg offen. Soweit eine andere Zuständigkeit nicht begründet ist, ist der ordentliche Rechtsweg gegeben.
> Die Freiheit der Person kann nur aufgrund eines förmlichen Gesetzes und nur unter Beachtung der darin vorgeschriebenen Formen beschränkt werden.
> Festgehaltenen Personen dürfen weder seelisch noch körperlich mißhandelt werden (Art. 104.1).

> Über die Zulässigkeit und Fortdauer einer Freiheitsentziehung hat nur der Richter zu entscheiden. Bei jeder nicht auf richterlicher Anordnung beruhenden Freiheitsentziehung ist unverzüglich eine richterliche Entscheidung herbeizuführen ... (Art. 104.2).

Damit hat der Heimbewohner auch das Recht, das Heim zu verlassen und zurückzukehren, wann er will, wenn er bei seiner Rückkehr den Heimbetrieb nicht stört. Eine Störung kann vorliegen, wenn er bei seinem späten Kommen Mitbewohner ständig im Schlaf stört oder durch Alkoholgenuß den Heimbetrieb erheblich stört. Im Rahmen der vom Heim festgesetzten Termine hat der Heimbewohner das Recht, seine Zeit selbst einzuteilen und sie so zu gestalten, wie er es möchte. Man kann keinen Heimbewohner zur Teilnahme am Gottesdienst, zu irgendwelchen Veranstaltungen oder zu Tätigkeiten zwingen.
Jeder Heimleiter und Mitarbeiter sollte bei seinem Dienst diese Verfassungsbestimmungen beachten und anwenden, denn die Heimbewohner sind nicht auf das ihnen entgegengebrachte Wohlwollen angewiesen, sondern haben auf die im Grundgesetz verankerten Rechte Anspruch.
"Du bist mitberufen, die Ordnung unserer Grundgesetze zu durchdenken und aus ihrem Geiste, dem Geiste der Mitverantwortung, zu leben und zu handeln; Du bist mitberufen, über die Freiheit, welche die Grundgesetze geben, zu wachen; Du bist mitberufen, die Pflichten, die gerade die Freiheit auferlegt, als Staatsbürger zu erfüllen." Uns allen, alt wie jung, ist aufgegeben, das auszubauen, was die Grundgesetze für unser deutsches Volk und jeden Bürger unserer staatlichen Gemeinschaft, also auch für Dich, begründet haben: Ein Leben in Freiheit, Frieden und Gerechtigkeit (Prof. Dr. Paul Luchtenberg).
Sollte dies nicht auch in unseren Heimen oberster Grundsatz sein?

Datenschutz und Heimvertrag

Rechtliche Grundlage für die Datenverarbeitung im nichtöffentlichen (privaten) Bereich ist das BDSG vom 27.1.1977 (BGBl.IS.201), das in seinen wesentlichen Bestimmungen am 1.1.1978 in Kraft getreten ist.
Das BDSG schützt nur personenbezogene Daten. Das sind – nach den Begriffsbestimmungen des Gesetzes – Einzelangaben über persönliche oder sachliche Verhältnisse einer bestimmten natürlichen Person (§ 2 Abs. 1 BDSG). Eine weitere sachliche Voraussetzung für den Anwendungsbereich des BDSG ist die dateimäßige Verarbeitung personenbezogener Daten. Das BDSG versteht unter Datenverarbeitung

▷ die Speicherung: das Erfassen, Aufnehmen oder Aufbewahren von Daten auf einem Datenträger zum Zwecke ihrer weiteren Verwendung (§ 2 Abs. 2 Nr. 1 BDSG)
▷ übermitteln: das Bekanntgeben gespeicherter oder durch Datenverarbeitung unmittelbar gewonnener Daten an Dritte in der Weise, daß die Daten durch die speichernde Stelle weitergegeben oder zur Einsichtnahme namentlich zum Abruf bereitgehalten werden (§ 2 Abs. 2 Nr. 2 BDSG).

Die grundlegende Vorschrift der Zulässigkeitsvoraussetzungen zur Datenverarbeitung enthält § 3 BDSG.
Danach ist die Verarbeitung personenbezogener Daten, die von diesem Gesetz geschützt werden, in jeder ihrer in § 1 Abs. 1 genannten Phasen zulässig, wenn

▷ dieses Gesetz oder eine andere Rechtsvorschrift sie erlaubt oder
▷ der Betroffene eingewilligt hat.

Die Einwilligung bedarf der Schriftform, soweit nicht wegen besonderer Umstände eine andere Form angemessen ist; wird die Einwilligung zusammen mit einer anderen Erklärung schriftlich erteilt, ist der Betroffene hierauf schriftlich besonders hinzuweisen.
Im nicht-öffentlichen Bereich unterscheidet das BDSG, ob Daten für eigene oder geschäftsmäßig für fremde Zwecke verarbeitet werden.
Datenverarbeitung für Eigenzwecke liegt vor, wenn die Datenverarbeitung lediglich als Hilfsmittel zur Erreichung bestimmter eigener Geschäftszwecke betrieben wird, wenn z.B. ein Alten- und Pflegeheim die Daten seiner Heimbewohner festhält.
Eine besondere Regelung über die Datenspeicherung enthält § 23. Danach ist das Speichern personenbezogener Daten zulässig im Rahmen der Zweckbestimmung eines Vertragsverhältnisses oder vertragsähnlichen Vertrauensverhältnisses mit dem Betroffenen.
Das Heimgesetz schreibt einen Heimvertrag zwischen Heim und Heimbewohner vor. Soweit nicht durch das Heimgesetz oder andere Rechtsvorschriften die Rechte und Pflichten der Beteiligten geregelt sind, gilt das allgemeine Vertragsrecht. Es sollte in den Vertragsformularen die Einwilligung mit bestätigt werden.

Das Heim darf daher die Daten speichern, die zur Erfüllung des Vertrages erforderlich sind – § 23 Abs. 1 Satz 11 Alternative BDSG. Welche Daten im einzelnen gespeichert werden dürfen, hängt von der Vertragsgestaltung ab. Werden neben der Unterkunft auch Verpflegung, Betreuung und Pflege erbracht, dürfen auch die notwendigen Medikamente und Therapien gespeichert werden.

Auf jeden Fall dürfen die Daten gespeichert werden, deren Verarbeitung eine andere Rechtsvorschrift im Sinne von § 3 Nr. 1 BDSG zuläßt oder vorschreibt.

Die Weitergabe von Daten an Dritte kann geregelt sein durch eine Rechtsvorschrift, die dies ausdrücklich erlaubt, sowie das Bundesdatenschutzgesetz (vgl. § 3 BDSG).

Im Rahmen der Heimaufsicht dürfen die Daten der Heimbewohner an die zuständige Heimaufsichtsbehörde übermittelt werden. Rechtliche Grundlage für diese Übermittlung – eine Übermittlung liegt datenschutzrechtlich dann bereits vor, wenn die Daten von einem Dritten eingesehen werden – ist § 9 des Heimgesetzes, der als andere Rechtsvorschrift im Sinne des § 3 BDSG anzusehen ist.

Im Hinblick auf die umfassende Zweckbestimmung des Heimgesetzes (vgl. § 2 Abs. 1 Heimgesetz) haben die Heimaufsichtsbehörden bei der Auskunft und Nachschau im Sinne von § 9 ein vollständiges Einsichtsrecht in die geschäftlichen Unterlagen des Heimes. Zu diesen Unterlagen zählen insbesondere die jeweiligen Heimverträge über das im Heim beschäftigte Personal.

Die Heimaufsichtsbehörde darf daher auch die zum Gesundheitszustand gespeicherten Daten einsehen. Daten über den Gesundheitszustand, die zu verabreichenden Medikamente oder sonst notwendige Behandlungsmaßnahmen sind regelmäßig personenbezogene Daten, die einem Berufs- oder besonderen Amtsgeheimnis unterliegen. Solche Daten dürfen nach § 24 Abs. 1 Satz 2 BDSG nicht weitergegeben werden.

Dieses Verbot gilt jedoch nicht gegenüber der Heimaufsichtsbehörde, da § 9 des Heimgesetzes als besondere bundesrechtliche Rechtsvorschrift anzusehen ist, die gemäß § 45 BDSG vorgeht. Welche Daten im einzelnen an den Kostenträger übermittelt werden dürfen, hängt von den jeweiligen, die Kostentragung regelnden Gesetzen ab. Bei Zuschüssen von Dritten ist rechtliche Grundlage § 24 Abs. 11, oder 3. Alternative. Soweit es um Daten der Heimbewohner geht, darf das Heim gemäß § 3 BDSG i.V.m. § 60 Abs. 1 Nr. 1 SGBl Nr. 1 die notwendigen Daten dem Träger der Sozialhilfeleistungen übermitteln, soweit der Sozialhilfeempfänger der Übermittlung zugestimmt hat. Verweigert der Empfänger der Sozialhilfeleistung diese Zustimmung, ist eine Übermittlung regelmäßig nicht möglich. Zwar könnte das Heim auf der Grundlage von § 24 Abs. 1 Satz 1.3. Alternative übermitteln. Die dabei vom Heim vorzunehmende Abwägung zwischen den berechtigten Interessen des Kostenträgers und den schutzwürdigen Belangen des Sozialhilfeempfängers = Heimbewoh-

ner, wird jedoch in der Regel zur Unzulässigkeit der Übermittlung führen.
Der Heimleiter oder eine von ihm beauftragte Person, die die Bewerbungsunterlagen, Heimverträge und Aufnahmeanträge bearbeitet, sollte den Heimbewohner oder Mitarbeiter in die wesentlichen Grundzüge des BDSG einweisen und sehr vorsichtig handhaben. Schon das Bekanntgeben von Geburtstagen bedarf der Zustimmung des jeweils Betroffenen!

Haftpflicht und Schadenersatz (§ 823 BGB)

Nach § 823 BGB ist derjenige, der vorsätzlich oder fahrlässig das Leben, den Körper, die Gesundheit, die Freiheit, das Eigentum oder ein sonstiges Recht eines anderen widerrechtlich verletzt, dem anderen zum Ersatz des daraus entstandenen Schadens verpflichtet.
Vorsatz bedeutet Willen zum Handeln oder Unterlassen mit dem Bewußtsein eines für den anderen schädlichen Erfolges. Eine fahrlässige Handlung liegt vor, wenn die zum Verkehr erforderliche Sorgfalt außer acht gelassen wird, z.B. Verabfolgung von Arzneimitteln ohne ärztliche Anweisung, unsorgfältige Arzneimittelverwahrung, falsche Dosierung von Arzneimitteln, fehlerhafte Anwendung von Heizkissen, Wärmflaschen, elektrischen Geräten, Injektionsspritzen.
Widerrechtlich ist jedes Eingreifen in fremde Rechte ohne Befugnis oder Überschreiten der Grenzen der Befugnis.
Der Schadenersatz besteht in Heilbehandlung, Ersatz der durch dem erlittenen Schaden entstandenen Kosten sowie Zahlung von Schmerzensgeld (§ 847 BGB). Zusätzlich ist eine Bestrafung nach den Bestimmungen des StGB wegen Körperverletzung und unterlassener Hilfeleistung möglich. Haftung für Schäden, die dem Heimbewohner durch Heimpersonal bei der Erfüllung vertraglicher Leistungen zugefügt werden.
Hier ist an Fälle zu denken, in denen das Personal die vom Heimträger vertraglich übernommenen Pflichten gegenüber dem Heimbewohner nicht oder unzureichend oder in falscher Weise erfüllt, so daß der Heimbewohner dadurch Schaden erleidet. (z.B. Nichtbeachtung einer bestimmten Diät oder falscher Medikamente, Sturz des gebrechlichen Heimbewohners beim Aufstehen oder beim Baden wegen Unachtsamkeit des Personals).
Hier gilt folgendes: Der Heimträger bedient sich bei der Erfüllung des Heimvertrages des Personals als sogenannter Erfüllungsgehilfen. Er hat für deren Verschulden in gleichem Umfang zu haften, wie wenn er den dem Heimbewohner zugefügten Schaden selbst verschuldet hätte.
Verletzung der Aufsichtspflicht – Haftung für Desorientierte, die dritten Personen oder sich einen Schaden zufügen.
Zunächst ist festzustellen, ob und inwieweit einem Heimträger eine Aufsichtspflicht gegenüber Heimbewohnern obliegt, die nicht entmündigt sind und auch nicht in einer geschlossenen Abteilung des Heims untergebracht sind, die aber infolge Altersabbaus und psychischer Veränderungen zu einem Verhalten neigen, durch das sie sich und andere immer

wieder gefährden (z.B. ein Heimbewohner läuft wiederholt planlos aus dem Heim und über die Straße, wobei er Verkehrsunfälle verursacht).
Der Heimträger haftet hier nur dann für den Schaden, den der Heimbewohner dabei anrichtet, wenn er seine Aufsichtspflicht gegenüber dem Heimbewohner verletzt hat. Diese Aufsichtspflicht kann entweder aus dem Heimvertrag oder aber auch aus der allgemeinen Rechtspflicht, Schädigungen Dritter zu vermeiden, abgeleitet werden. Nach § 832 Abs. 2 BGB haftet, wer die Führung der Aufsicht für eine Person, die wegen ihres geistigen und körperlichen Zustandes einer Beaufsichtigung bedarf, vertraglich übernommen hat.
Der zur Aufsicht Verpflichtete ist dann für den Schaden verantwortlich, den der Heimbewohner einem Dritten widerrechtlich zufügt.
Hat der Aufsichtspflichtige dagegen seiner Aufsichtsführung genügt oder wäre der Schaden ohnedies, also auch bei sorgfältiger Aufsichtsführung entstanden, so ist der Heimträger nicht zum Schadensersatz verpflichtet.
Es muß also jeweils im Einzelfall geprüft werden, ob aus dem Heimvertrag und den sonstigen Lebensumständen des Heimbewohners (z.B. Schweregrad des Altersabbaus und der Gebrechlichkeit, altersbedingte psychische Veränderungen und Auffälligkeiten) eine Aufsichtspflicht abzuleiten ist.
Enthält der Heimvertrag einen ausdrücklichen Hinweis, daß eine derartige Obhutspflicht übernommen wird, so haftet der Heimträger entsprechend.
Enthält aber der Heimvertrag keine Klausel über Aufsichtpflichten und Haftung, so muß festgestellt werden, ob dem Heimträger der Grad der Pflegebedürftigkeit, des Altersabbaus, die altersbedingten psychischen Veränderungen des Heimbewohners bekannt waren (z.B. aufgrund bestimmter medizinischer Behandlungsmethoden).
Sind deutlich erkennbare konkrete Anhaltspunkte für einen erheblichen Abbau gegeben, so kann sich auch bei Fehlen einer entsprechenden Klausel im Heimvertrag eine Aufsichtspflicht als stillschweigend übernommene vertragliche Nebenverpflichtung ergeben. Weiß der Heimträger oder mußte er infolge bestimmter Anzeichen oder Umstände wissen, daß ein Heimbewohner beispielsweise durch aggressives Verhalten andere Personen erheblich gefährden könnte, so ist das Heim aufgrund der allgemeinen Verkehrssicherungspflicht zu sorgfältiger Aufsicht verpflichtet, um einen möglichen Schaden anderer Personen zu verhindern. Hat das Heim jedoch die verkehrsübliche Sorgfalt im Rahmen des ihm Zumutbaren walten lassen, so ist es für den entstandenen Schaden nicht ersatzpflichtig.
Zu der Frage, was dem Aufsichtspflichtigen, also hier dem Heim zumutbar ist, hat die Rechtsprechung mehrmals festgestellt, daß eine Überwachung auf Schritt und Tritt nicht zumutbar ist.
Bei schwer gebrechlichen alten Menschen, die z.B. zur ärztlichen Untersuchung oder Behandlung in eine Praxis oder in die Klinik kommen

sollen und die infolge ihres Zustandes auf dem Weg offensichtlich selbst Schaden erleiden und voraussehbar auch anderen Menschen Schaden zufügen könnten, besteht auch über den Heimbereich hinaus eine zusätzliche Aufsichts- und Begleitpflicht des Heimträgers. Diese Pflicht findet dort ihre Grenze, wo die Aufsichtspflicht eines anderen, z.B. des Arztes, Pflegers, Laboranten, die sich aus dessen Tätigkeit für den Heimbewohner ergibt, beginnt. In diesen Fällen kann sich demnach eine ganze „Aufsichtskette" eines Heimträgers, Krankenhausträgers u.a. ergeben.

Verlassen des Kranken, fahrlässige Tötung (§§ 221, 222, StGB)

Es wird der mit Gefängnis nicht unter 3 Monaten bestraft, wer nach §§ 221, 222 StGB eine wegen jugendlichen Alters, Gebrechlichkeit oder Krankheit hilflose Person aussetzt oder wer eine solche Person, wenn dieselbe unter seiner Obhut steht oder wenn er für die Unterbringung, Fortschaffung oder Aufnahme derselben zu sorgen hat, in hilfloser Lage vorsätzlich verläßt. Ist durch die Handlung eine schwere Körperverletzung der ausgesetzten oder verlassenen Person verursacht worden, tritt Freiheitsstrafe bis zu 10 Jahren und wenn durch die Handlung der Tod verursacht worden ist, Gefängnis nicht unter 3 Jahren ein.
Bei Krankenpflegepersonen, die eine besondere Sorgfaltspflicht zu beachten haben, kann die Gefängnisstrafe bis auf 5 Jahre erhöht werden.

Körperverletzung (§§ 233 – 230 StGB)

Die §§ 223 – 230 StGB enthalten Bestimmungen über vorsätzliche, leichte, gefährliche, schwere, beabsichtigte schwere und fahrlässige Körperverletzung mit Todesfolge und Vergiftung. Die Verfolgung leichter, vorsätzlicher und der durch Fahrlässigkeit verursachten Körperverletzungen tritt nur auf Antrag ein, sofern nicht ein besonderes öffentliches Interesse an der Strafverfolgung vorliegt (§ 232 StGB). Durch vorsätzliche leichte Körperverletzung verursachte Schädigung der Gesundheit kann mit Gefängnis bis zu 3 Jahren oder Geldstrafe, schwere Körperverletzungen, die schwere Folgen haben, z. B. Gliedverlust, Siechtum usw. können mit noch höheren Strafen bestraft werden.

Unterlassen von Hilfeleistungen (§ 330 c StGB)

Nach § 330 c StGB wird mit Gefängnis bis zu 2 Jahren oder mit Geldbuße bestraft, der bei Unglücksfällen oder bei gemeiner Gefahr oder Not nicht Hilfe leistet, obwohl dies seine Pflicht ist, insbesondere, wer der polizeilichen Aufforderung ohne erhebliche eigene Gefahr und ohne Verletzung anderer wichtiger Pflichten genügen kann.
Ansteckungsgefahr befreit die Pflegepersonen nicht von der Hilfepflicht, weil sie in Ausübung ihres Berufes dergleichen Gefahren ausgesetzt sind.

Schweigepflicht (§ 203 StGB)

Nach den Bestimmungen des § 203 StGB müssen Krankenpflegepersonen einschließlich Altenpflegepersonen und Schüler zur Sicherung des Vertrauensverhältnisses zum Kranken über die bei Pflege und Hilfeleistungen vom Kranken oder seinen Angehörigen gemachten, d.h. offenbarten, Mitteilungen Stillschweigen bewahren (Berufsgeheimnis).
Unter die Schweigepflicht fallen: Alle Angelegenheiten, die den Kranken und seine Angehörigen betreffen, Angaben zur Vorgeschichte, Untersuchungsbefunde, Diagnosen, Operationsergebnisse, ärztliche Angelegenheiten, Angelegenheiten und Vorgänge des Dienstes usw.
Jede Bekanntgabe von Vorgängen und Angelegenheiten, die Pflegepersonen in Ausübung des Berufes in Erfahrung bringen oder die ohne besonderes Zutun bekannt werden, gilt als strafbare, unbefugte Offenbarung und verstößt gegen die Standespflichten und gegen die entsprechenden gesetzlichen Bestimmungen. Strafverfolgung erfolgt nur auf Antrag.

Eine unbefugte Offenbarung und Preisgabe eines anvertrauten fremden Geheimnisses über persönliche Angelegenheiten oder Krankheit eines Kranken oder seiner Angehörigen usw. liegt nicht vor und ist nicht unter Strafe gestellt:
▷ bei Ausführung von gesetzlich vorgeschriebenen Meldungen übertragbarer Krankheiten oder bei Anzeige von Geburt oder nach den Bestimmungen des Personenstandsgesetzes,
▷ bei Anzeige zur Verhinderung von Verbrechen (§ 139 StGB),
▷ bei Mitteilung des Wissens über Krankheiten an den behandelnden Arzt,
▷ bei Offenbarungen, bei pflichtgemäßem Ermessen zur Wahrung eines Interesses, das höher ist als das berechtigte Interesse des Betroffenen an der Wahrung der Schweigepflicht (z.B.: Verhütung der Ansteckung einer Person durch einen Geschlechtskranken),
▷ bei Wahrung berechtigter Interessen zwecks Selbstverteidigung vor Gericht, wenn die Pflegeperson durch den Kranken von der Schweigepflicht entbunden ist.

Dies alles gilt natürlich auch analog für den Heimleiter, der oft ein noch viel größeres Vertrauen der Heimbewohner genießt.

Verletzung von Privatgeheimnissen (§ 203 StGB)

(1) Wer unbefugt ein fremdes Geheimnis, namentlich ein zum persönlichen Lebensbereich gehörendes Geheimnis oder ein Betriebs- oder Geschäftsgeheimnis, offenbart, das ihm als
① Arzt, Zahnarzt, Tierarzt, Apotheker oder Angehörigen eines anderen Heilberufs, der für die Berufsausübung oder die Führung der Berufsbezeichnung eine staatlich geregelte Ausbildung erfordert,
② Berufspsychologen mit staatlich anerkannter wissenschaftlicher Abschlußprüfung,

③ Rechtsanwalt, Patentanwalt, Notar, Verteidiger in einem gesetzlich geordneten Verfahren, Wirtschaftsprüfer, vereidigtem Buchprüfer, Steuerberater, Steuerbevollmächtigten oder Organ oder Mitglied eines Organs einer Wirtschaftsprüfungs-, Buchprüfungs- oder Steuerberatungsgesellschaft,
④ Ehe-, Erziehungs- oder Jugendberater sowie Berater für Suchtfragen in einer Beratungsstelle, die von einer Behörde oder Körperschaft, Anstalt oder Stiftung des öffentlichen Rechts anerkannt ist,
▷ Mitglied oder Beauftragten einer ermächtigten Beratungsstelle nach § 218 c,
⑤ staatlich anerkannten Sozialarbeiter oder staatlich anerkanntem Sozialpädagogen oder
⑥ Angehörigen eines Unternehmens der privaten Kranken-, Unfall- oder Lebensversicherung oder einer privatärztlichen Verrechnungsstelle anvertraut worden oder sonst bekanntgeworden ist, wird mit Freiheitsstrafe bis zu einem Jahr oder mit Geldstrafe bestraft.

(2) Ebenso wird bestraft, wer unbefugt ein fremdes Geheimnis, namentlich ein zum persönlichen Lebensbereich gehörendes Geheimnis oder ein Betriebs- oder Geschäftsgeheimnis, offenbart, das ihm als
① Amtsträger,
② für den öffentlichen Dienst besonders Verpflichteten,
③ Person, die Aufgaben oder Befugnisse nach dem Personalvertretungsrecht wahrnimmt,
④ Mitglied eines für ein Gesetzgebungsorgan des Bundes oder eines Landes tätigen Untersuchungsausschusses, sonstigen Ausschusses oder Rates, das nicht selbst Mitglied des Gesetzgebungsorgans ist, oder als Hilfskraft eines solchen Ausschusses oder Rates oder
⑤ öffentlich bestelltem Sachverständigen, der auf die gewissenhafte Erfüllung seiner Obliegenheiten auf Grund eines Gesetzes förmlich verpflichtet worden ist,
anvertraut worden oder sonst bekanntgeworden ist. Einem Geheimnis im Sinne des Satzes 1 stehen Einzelangaben über persönliche oder sachliche Verhältnisse eines anderen gleich, die für Aufgaben der öffentlichen Verwaltung erfaßt worden sind; Satz 1 ist jedoch nicht anzuwenden, soweit solche Einzelangaben anderen Behörden oder sonstigen Stellen für Aufgaben der öffentlichen Verwaltung bekanntgegeben werden und das Gesetz dies nicht untersagt.

(3) Den in Absatz 1 Genannten stehen ihre berufsmäßig tätigen Gehilfen und die Personen gleich, die bei ihnen zur Vorbereitung auf den Beruf tätig sind. Den in Absatz 1 und den in Satz 1 Genannten steht nach dem Tode des zur Wahrung des Geheimnisses Verpflichteten ferner gleich, wer das Geheimnis von dem Verstorbenen oder aus dessen Nachlaß erlangt hat.

(4) Die Absätze 1 bis 3 sind auch anzuwenden, wenn der Täter das fremde Geheimnis nach dem Tode des Betroffenen unbefugt offenbart.

(5) Handelt der Täter gegen Entgelt oder in der Absicht, sich oder einen anderen zu bereichern oder einen anderen zu schädigen, so drohen Freiheitsstrafe bis zu zwei Jahren oder Geldstrafe.

Verwertung fremder Geheimnisse (§ 204 StGB)

(1) Wer unbefugt ein fremdes Geheimnis, namentlich ein Betriebs- oder Geschäftsgeheimnis, zu dessen Geheimhaltung er nach § 203 verpflichtet ist, verwertet, wird mit Freiheitsstrafe bis zu zwei Jahren oder mit Geldstrafe bestraft.

(2) § 203 Abs. 4 gilt entsprechend.

Vorteilsannahme (§ 331 StGB)

(1) Ein Amtsträger oder ein für den öffentlichen Dienst besonders Verpflichteter, der einen Vorteil als Gegenleistung dafür fordert, sich versprechen läßt oder annimmt, daß er eine Diensthandlung vorgenommen hat oder künftig vornehme, wird mit Freiheitsstrafe bis zu zwei Jahren oder mit Geldstrafe bestraft.

(2) Ein Richter oder Schiedsrichter, der einen Vorteil als Gegenleistung dafür fordert, sich versprechen läßt oder annimmt, daß er eine richterliche Handlung vorgenommen hat oder künftig vornehme, wird mit Freiheitsstrafe bis zu drei Jahren oder mit Geldstrafe bestraft. Der Versuch ist strafbar.

(3) Die Tat ist nicht nach Absatz 1 strafbar, wenn der Täter einen nicht von ihm geforderten Vorteil sich versprechen läßt oder annimmt und die zuständige Behörde im Rahmen ihrer Befugnisse entweder die Annahme vorher genehmigt hat oder der Täter unverzüglich bei ihr Anzeige erstattet und sie die Annahme genehmigt.

Verletzung des Dienstgeheimnisses (§ 353 b StGB)

(1) Wer ein Geheimnis, das ihm als
① Amtsträger,
② für den öffentlichen Dienst besonders Verpflichteten oder
③ Person, die Aufgaben oder Befugnisse nach dem Personalvertretungsrecht wahrnimmt,
anvertraut worden oder sonst bekanntgeworden ist, unbefugt offenbart und dadurch wichtige öffentliche Interessen gefährdet, wird mit Freiheitsstrafe bis zu fünf Jahren oder mit Geldstrafe bestraft. Hat der Täter durch die Tat fahrlässig wichtige öffentliche Interessen gefährdet, so wird er mit Freiheitsstrafe bis zu einem Jahr oder mit Geldstrafe bestraft.

(2) Der Versuch ist strafbar.

Bundesseuchengesetz – Verhütung und Bekämpfung übertragbarer Krankheiten (BSG)

Wenn Tatsachen festgestellt werden, die zum Auftreten einer übertragbaren Krankheit führen können, hat die zuständige Behörde das Recht, die notwendigen Maßnahmen zu ergreifen. § 5 BSG regelt die Behandlung, Ermittlung und Schutzmaßnahmen. Die Behandlung erfolgt nur durch Ärzte, Zahnärzte, nicht durch Heilpraktiker. Bei der Ermittlung ist festzustellen, wodurch die Übertragung entstanden ist, d.h. direkt, durch Nahrungsmittel, Wasser, Luft oder Gegenstände; weiter muß festgestellt werden, wo der Kranke sich aufgehalten und was er getan hat. Kranke und Verdächtige haben Untersuchungen zu dulden und über wesentliche Umstände Auskunft zu geben (Punktion des Rückenmarks und D.-Sonde nicht erzwingbar).

Unter die Anordnung fällt: waschbare, kochfeste Kleidung, Kühlkette einhalten, Vorkochen vor Ausgabe, kürzere Zeiten zwischen Herstellung und Ausgabe, Waschgelegenheiten, keine Küchenhandtücher zum Abtrocknen, Beobachtung Verdächtiger, Absonderung und Freistellung vom Dienst von Verdächtigen (Freiheitsentzug bei Uneinsichtigen nur über Gericht!), Tätigkeitsverbot.

Die Entseuchung wird nach der Erkrankung durch das Gesundheitsamt durchgeführt. Es finden einmal jährliche Kontrolluntersuchungen statt. Für sämtliche Mitarbeiter, die in Alten- und Pflegeheimen eine Tätigkeit nach § 17 BSG ausüben, sollte zusätzlich eine bakteriologische Stuhluntersuchung unabhängig von der regelmäßigen Wiederholungsuntersuchung gemäß § 18 Abs. 2 BSG durchgeführt werden. Von unbekannten Ausscheidern geht grundsätzlich eine besondere gesundheitliche Gefährdung aus, wenn diese Personen in bestimmten Betrieben mit Lebensmitteln in Berührung kommen – und in unseren Heimen kommen fast alle Mitarbeiter mit Lebensmitteln zusammen.

Durch eine zusätzliche bakteriologische Stuhluntersuchung soll der gesundheitlichen Gefährdung, die von unbekannt gebliebenen Bakterienausscheidern ausgeht, nach Möglichkeit begegnet werden.

Gebrechlichkeitspflegschaft für Heimbewohner (§ 1910 BGB)

Wenn Heimbewohner, für die kein Vormund bestellt ist, infolge geistiger oder körperlicher Gebrechen einzelne Angelegenheiten oder einen bestimmten Kreis von Angelegenheiten, insbesondere ihre Vermögensangelegenheiten, nicht mehr selbst erledigen können, kann ein Gebrechlichkeitspfleger eingesetzt werden. § 1910 BGB

(1) Ein Volljähriger, der nicht unter Vormundschaft steht, kann einen Pfleger für seine Person und sein Vermögen erhalten, wenn er infolge körperlicher Gebrechen, insbesondere, weil er taub, blind oder stumm ist, seine Angelegenheiten nicht zu besorgen vermag.

(2) Vermag ein Volljähriger, der nicht unter Vormundschaft steht, infolge geistiger oder körperlicher Gebrechen einzelne seiner Angelegenheiten

oder einen bestimmten Kreis seiner Angelegenheiten, insbesondere seine Vermögensangelegenheiten, nicht zu besorgen, so kann er für diese Angelegenheiten einen Pfleger erhalten.

(3) Die Pflegschaft darf nur mit Einwilligung des Gebrechlichen angeordnet werden, es sei denn, eine Verständigung mit ihm ist nicht möglich. Diese Pflegschaft setzt also die Einwilligung des alten Menschen voraus und berührt in keiner Weise seine Geschäftsfähigkeit, und zwar auch nicht im Hinblick auf den Bereich, für den der Pfleger bestellt ist. Das bedeutet, daß im Konfliktfall der Wille des Heimbewohners den Vorrang vor dem des Pflegers hat und jeweils den Ausschlag gibt.

Wichtig dabei ist, daß beim körperlich Gebrechlichen je nach Bedürfnis ein Pfleger für alle seine Angelegenheiten, also für die Angelegenheiten, die die Person und das Vermögen betreffen, oder nur für einzelne Bereiche seiner Angelegenheiten bestellt werden. Dagegen ist beim geistig Gebrechlichen die Pflegerbestellung nur für bestimmte Angelegenheiten oder auch nur für einen bestimmten Kreis, nicht aber für alle die Person und das Vermögen betreffenden Angelegenheiten, möglich. Ein Pfleger kann z.B. für die Aufenthaltsbestimmung bestellt werden, etwa mit dem Ziel der Unterbringung in einem psychiatrischen Landeskrankenhaus, einem Pflegeheim mit Sonderabteilung oder in Dauerwohnheimen für psychisch veränderte alte Menschen. Eine solche Entscheidung des Pflegers bedarf der vormundschaftsgerichtlichen Genehmigung (§ 1838 BGB).

Auf die Einwilligung einer Pflegschaft kann nur dann verzichtet werden, wenn mit dem alten Menschen eine Verständigung nicht möglich ist. Eine Verständigung ist nach herrschender Meinung nicht möglich, wenn der betreffende Heimbewohner die Bedeutung der Anordnung einer Pflegschaft nicht verstehen oder sich nicht verständlich äußern kann. Weigert er sich ganz einfach aus Altersstarrsinn, so ist eine Zwangspflegschaft nicht möglich. Es sollte in einem solchen Fall versucht werden, den Heimbewohner zur Erteilung einer Generalvollmacht zu bewegen. Gegebenenfalls sollte bei sehr weit fortgeschrittenem Altersabbau auch eine Entmündigung und die Bestellung eines Vormundes erwogen werden. Nach Möglichkeit sollte nicht der Heimleiter oder ein sonstiger Mitarbeiter sich zum Pfleger bestellen lassen (Interessen- bzw. Pflichtenkollision).

Hier könnte ein nahestehender Verwandter oder eine andere nahestehende Person, die guten Kontakt zu dem alten Menschen und zum Heim hat, in Frage kommen.

Da die Pflegschaft die Einwilligung des Heimbewohners in die Anordnung voraussetzt und an der Geschäftsfähigkeit nichts ändert, kann sie jederzeit auch widerrufen werden. Die Pflegschaft muß dann aufgehoben werden (§ 1920 BGB).

Die Pflegschaft zur Besorgung einzelner Angelegenheiten endigt mit deren Erledigung (§ 1918 Abs. 3 BGB).

Achtung: Zu Beginn der 90er Jahre ist ein wesentlich verändertes Pflegschafts- und Entmündigungsrecht zu erwarten.

Vormundschaft und Pflegschaft

Alle Personen, die nicht in der Lage sind, ihre persönlichen und rechtlichen Angelegenheiten selbst zu besorgen – also nicht handlungsfähig sind –, bedürfen des Schutzes unserer Gesellschaft – sprich des Staates.
Der Staat entledigt sich dieser Verpflichtung in der Regel dadurch, daß er durch seine zuständigen Verwaltungsbehörden einen Vormund bestellt, oder selbst den Schutz geben läßt.
Es gibt die Vormundschaft über Minderjährige, sowie die Vormundschaft über Volljährige, wenn der Volljährige wegen Geisteskrankheit, Geistesschwäche, Verschwendung, Trunksucht oder Rauschgiftsucht entmündigt ist. Das staatliche Organ, das die Vormundschaft anzuordnen und zu beaufsichtigen hat, ist das Vormundschaftsgericht (eine eigene Abteilung des Amtsgerichts).
Zur Übernahme einer Vormundschaft ist jeder verpflichtet, der nicht Befreiungsgründe (vor allem Vollendung des 60. Lebensjahrs, große Kinderzahl, Krankheit oder Gebrechen) geltend machen kann. Frauen können eine Vormundschaft nur ablehnen, wenn sie 2 oder mehr noch schulpflichtige Kinder haben oder glaubhaft machen, daß ihnen die Fürsorge für ihre Familie die Ausübung des Amtes dauernd besonders erschwert.
Während das materielle Vormundschaftsrecht im BGB geregelt ist, ist das Verfahren im Reichsgesetz über die Angelegenheiten der freiwilligen Gerichtsbarkeit festgelegt. Es bestimmt sich nach der Zivilprozeßordnung. Der Beschluß über die Entmündigung wird durch das Amtsgericht getroffen.
Für die Entscheidung des Gerichts sind erforderlich: ein ärztliches Gutachten, Zeugenaussagen und Sachverständigenaussagen. Außerdem muß der zu Entmündigende (falls möglich) gehört werden.
Im Gegensatz zur Vormundschaft ist die Pflegschaft keine allgemeine, sondern nur eine auf bestimmte Fälle begrenzte vormundschaftliche Fürsorge, die zur Besorgung einzelner Angelegenheiten eingerichtet ist.
Die Pflegschaft läßt die Geschäftsfähigkeit des Pfleglings unberührt.
Die Anordnung der Pflegschaft erfolgt durch den Vormundschaftsrichter (ordentliches Vormundschaftsgericht). Bei der selbständigen Pflegschaft für Gebrechliche ist der Betroffene auf jeden Fall anzuhören. Im Zweifel ist ein ärztliches Gutachten einzuholen.

Entmündigung (§ 6 BGB)

Entmündigt kann werden, wer geisteskrank ist, durch Verschwendung sich oder seine Familie dem Notstand aussetzt, oder infolge Trunksucht seine Angelegenheiten nicht zu besorgen vermag oder sich oder seine Familie der Gefahr des Notstandes aussetzt oder die Sicherheit anderer gefährdet. Die Entmündigung führt zur Geschäftsunfähigkeit.

Der Heimleiter und seine Versicherungen

Außer den Sachversicherungen (wie Brandversicherung für Gebäude und Inventar, Einbruchdiebstahl-, Haftpflicht-, Verkehrssicherheitshaftpflicht-, Gebäudeleitungswasser-, Glas- und Schwachstromversicherung für Telefon und Ruf- sowie Sprechanlage) soll hier auf einige Versicherungsarten, die den Heimleiter direkt betreffen, eingegangen werden.
Der Heimleiter benötigt u.a. eine Vermögensschaden-Haftpflichtversicherung, denn nach bestimmten gesetzlichen Bestimmungen besteht die Möglichkeit, den Heimleiter verantwortlich zu machen, wenn er in Ausübung seiner dienstlichen Verrichtungen und Aufgaben versehentlich seinem Dienstherrn oder einem Dritten Vermögensschäden zufügt.
Arbeitsüberlastung und besondere Schwierigkeiten können es mit sich bringen, daß trotz aller Sorgfalt Vermögensschäden verursacht werden, die zu Haftpflicht- oder Rückgriffsansprüchen gegen die Verantwortlichen führen.
Nach § 832 Abs. 2 BGB haftet, wer die Führung der Aufsicht für eine Person, die wegen ihres geistigen und körperlichen Zustandes einer Beaufsichtigung bedarf, vertraglich übernommen hat. Der zur Aufsicht Verpflichtete ist dann für den Schaden verantwortlich, den der Heimbewohner einem Dritten widerrechtlich zufügt.
Hat der Aufsichtspflichtige dagegen seiner Aufsichtsführung genügt oder wäre der Schaden ohnedies, also auch bei sorgfältiger Aufsichtsführung entstanden, so ist der Heimträger nicht zum Schadenersatz verpflichtet.
Es ist festzustellen, ob und inwieweit einem Heimträger eine Aufsichtspflicht gegenüber Heimbewohnern obliegt, die nicht entmündigt und auch nicht in einer geschlossenen Abteilung des Heims untergebracht sind, die aber infolge Altersabbaus und psychischer Veränderungen zu einem Verhalten neigen, durch das sie sich und andere immer wieder gefährden (z.B. ein Heimbewohner läuft wiederholt planlos aus dem Heim über die Straße, wobei er Verkehrsunfälle verursacht). Der Heimträger haftet hier nur dann für den Schaden, den der Heimbewohner dabei anrichtet, wenn er seine Aufsichtspflicht gegenüber dem Heimbewohner verletzt hat.
Eine solche Aufsichtspflicht kann entweder aus dem Heimvertrag oder aber aus der allgemeinen Rechtspflicht, Schädigungen Dritter zu vermeiden, abgeleitet werden.
Jeweils im Einzelfall muß geprüft werden, ob aus dem Heimvertrag und den sonstigen Lebensumständen des Heimbewohners (z.B. Schweregrad des Altersabbaus und der Gebrechlichkeit, altersbedingte psychische Veränderungen und Auffälligkeiten) eine Aufsichtspflicht abzuleiten ist.
Wird im Heimvertrag durch ausdrücklichen Hinweis eine solche Obhutspflicht übernommen, so haftet der Heimträger entsprechend. Enthält der Heimvertrag aber keine Klausel über Aufsichtspflichten und Haftung, so muß festgestellt werden, ob dem Heimträger der Grad der Pflegebedürftigkeit, des Altersabbaus, die altersbedingten psychischen

Veränderungen des Heimbewohners bekannt waren (z.B. aufgrund bestimmter offenkundiger Auffälligkeiten und Besonderheiten oder wegen bestimmter medizinischer Behandlungsmethoden).
Sind deutlich erkennbare konkrete Anhaltspunkte für einen erheblichen Abbau gegeben, so kann sich auch bei Fehlen einer entsprechenden Klausel im Heimvertrag eine Aufsichtspflicht als stillschweigend übernommene vertragliche Nebenverpflichtung ergeben.
Weiß der Heimträger oder muß er infolge bestimmter Anzeichen oder Umstände wissen, daß ein Heimbewohner beispielsweise durch aggressives Verhalten andere Personen erheblich gefährden könnte, so ist das Heim aufgrund der allgemeinen Verkehrssicherungspflicht zu sorgfältiger Aufsicht verpflichtet, um einen möglichen Schaden anderer Personen zu verhindern.
Hat das Heim jedoch die verkehrsübliche Sorgfalt im Rahmen des ihm Zumutbaren walten lassen, so ist es für den entstandenen Schaden nicht ersatzpflichtig.
Zu der Frage, was dem Aufsichtspflichtigen, also hier dem Heim, zumutbar ist, hat die Rechtssprechung mehrmals festgestellt, daß eine Überwachung auf Schritt und Tritt nicht zumutbar ist. Haftung für Schäden, die dem Heimbewohner durch Heimpersonal bei der Erfüllung vertraglicher Leistungen zugefügt werden. Hier ist an die Fälle zu denken, in denen das Heimpersonal die vom Heimträger vertraglich übernommenen Pflichten gegenüber dem Heimbewohner nicht oder nur unzureichend oder in falscher Weise erfüllt, so daß der Heimbewohner dadurch Schaden erleidet (z.B. Nichtbeachtung einer bestimmten Diät, Verabreichung falscher Medikamente, Sturz des gebrechlichen Heimbewohners beim Aufstehen oder beim Baden wegen Unachtsamkeit des Pflegepersonals).
Der Heimträger bedient sich bei der Erfüllung des Heimvertrages des Heimpersonals als sogenannter Erfüllungsgehilfen (§ 278 BGB).

Fürsorgepflicht für Leben und Gesundheit der Mitarbeiter

Haftung des Arbeitgebers

Nach § 618 BGB hat der Arbeitgeber die Arbeitsräume, Geräte und Werkzeuge, die er für die Arbeit beschaffen muß, so einzurichten, zu unterhalten und die Arbeit so zu regeln, daß der Arbeitnehmer gegen Gefahr für Leben und Gesundheit so weit geschützt ist, wie die Natur der Arbeit es gestattet. Für kaufmännische Angestellte findet sich eine spezielle Regelung in § 62 HGB, für gewerbliche Arbeiter in § 120 a GewO.
Die dem Arbeitgeber nach den vorgenannten Bestimmungen obliegende Schutzpflicht erstreckt sich nur auf Leben und Gesundheit. Der Gefahrenschutz ist dabei nicht absolut. Seine Grenzen ergeben sich vielmehr vor allem aus der Natur der Dienstleistung. Der Arbeitgeber muß die unter seiner Anordnung oder Leitung vorzunehmenden Dienstleistungen

so regeln, daß die Mitarbeiter so weit wie möglich gegen Gefahren für Leben und Gesundheit geschützt sind. Der Arbeitgeber muß also u.a. sachverständige Arbeitsanweisungen erteilen, die Dienstleistungen beaufsichtigen, vor Gefahren, die mit den Dienstleistungen verbunden sind, warnen, geeignete Belehrungen zur Gefahren- und Unfallverhütung erteilen u.U. eine geeignete Schutzkleidung zur Verfügung stellen.

Gesetzlicher Haftungsausschluß bei Arbeitsunfällen

Der Haftung des Arbeitgebers wegen Verletzung der ihm nach §§ 618 BGB, 62 HGB, 120 a GewO obliegenden Fürsorgepflicht für Leben und Gesundheit seiner Mitarbeiter kommt heute nur noch eine untergeordnete Bedeutung zu.

Für die Masse der Schadensfälle, in denen unfallversicherte Arbeitnehmer einen dem Arbeitgeber zurechenbaren Arbeitsunfall erleiden, ist die privatrechtliche Haftung des Arbeitgebers durch sozialversicherungsrechtliche Vorschriften weitgehend abgelöst bzw. aufgehoben worden. In der Reichsversicherungsordnung ist nämlich für Arbeitsunfälle zugunsten des Arbeitgebers eine Sonderregelung getroffen worden. Dazu kommen die privaten Versicherungen, wie die private Kranken- und Lebensversicherung. Soweit nicht überbetriebliche Zusatzversorgungen und betriebliche Versorgungswerke die Versorgungslücken schließen, sind zusätzlich eigene Aufwendungen zum Erwerb solcher Geldansprüche bei privaten Versicherungsunternehmen erforderlich. Die Prämien dafür können leichter aufgebracht werden, als die Löhne und Gehälter den lebensnotwendigen Bedarf überschreiten. Insbesondere daraus erklärt sich die Zunahme der Zahl der Versicherungsverträge und der Versicherungssummen, die das private Versicherungswesen in den letzten Jahrzehnten trotz der vorhergehenden Währungsreform mit der Abwertung der Anwartschaften genommen hat.

Gegen welche Schäden und Ansprüche sich der Heimleiter absichern sollte, ist durch ein Gespräch mit seinem Träger abzuklären, damit keine doppelten Versicherungen abgeschlossen werden.

Über den Abschluß einer privaten Lebens-, Kranken- und Tagegeldversicherung sollte sich der Heimleiter von entsprechenden Fachleuten ausreichend beraten und informieren lassen, um so die dritte Säule der Alters- und Hinterbliebenenvorsorge zu schaffen.

Berufshaftpflicht

Der Versicherungsschutz erstreckt sich in bedingungsgemäßem Umfang auf die gesamte dienstliche Betätigung. Er umfaßt sowohl Regreßansprüche des Fiskus aus Vermögensschäden, für die er als Dienstherr einem Dritten Ersatz leisten mußte, als auch Ansprüche des Dienstherrn wegen der Vermögensschäden, die ihm unmittelbar zugefügt werden.

Der Versicherungsschutz umfaßt ferner Haftpflichtansprüche aus Sachschäden besonderer Art, z.B. an Akten, Büchern, Bürogeräten, Schreib-

maschinen und anderen Gegenständen, mit denen der Versicherte dienstlich zu tun hat.
Regreßansprüche des Dienstherrn nach § 678 BGB sind Haftpflichtansprüche im Sinne der Versicherung.
Auch in Situationen, bei denen sich eine Inanspruchnahme nur als möglich abzeichnet, ist die Berufshaftpflichtversicherung von nicht zu unterschätzendem Wert. Sie erleichtert die oft unangenehmen Verhandlungen mit dem Dienstherrn und verhilft zu einer sachgemäßen Beratung.
Dadurch brauchen die oft nur durch ein kleines Versehen ausgelösten schwerwiegenden finanziellen Folgen nicht aus eigenen Ersparnissen oder durch Kürzung der Bezüge getragen werden.

Folgende Schadensmöglichkeiten sind zu berücksichtigen:
▷ Frist- und Terminversäumnisse z.B. bei Prozeßführung, Verjährenlassen von Forderungen, Nichtgeltendmachung von Ausgleichsansprüchen z.B. gegen andere Behörden, nicht rechtzeitige Erhebung von Mängelrügen;
▷ Bestellung unbrauchbaren z.B. falsch dimensionierten Materials;
▷ unterlassene Prüfung der Empfangsberechtigung bei Auszahlung von Geldern, Zahlung an Nichtberechtigte, Doppelüberweisung;
▷ verspätete Beantragung von Zuschüssen und Beihilfen;
▷ Bewilligung sachlich nicht gerechtfertigter Vorschüsse, Überzahlung von Bezügen z.B. durch Falschberechnung des Besoldungsdienstalters, der Wohnungs- und Kindergeldzulage, von Reise- und Umzugskosten;
▷ Beschädigung von Akten und Inventar, z.B. Schreibmaschine;
▷ verzögerte Bearbeitung oder ungerechtfertigte Ablehnung von Anträgen, unzulässige Versagung von Genehmigungen oder Erteilung von Bescheinigungen;
▷ unrichtige Auskunftserteilung;
▷ fehlerhafte Beglaubigung mit Überschreitung von Zuständigkeitsvorschriften;
▷ falsche Anwendung oder Auslegung von Vorschriften;
▷ Verletzung der Aufsichts- und Kontrollpflichten;
▷ fehlerhafte Wertberechnungen.

Jedes Versehen, mag es auf grober oder nur leichter Fahrlässigkeit beruhen, kann Haftpflichtansprüche auslösen. Bereits die kleinste Unachtsamkeit oder der geringste Fehler verursachen möglicherweise die größten Schäden, die Regreßansprüche nach sich ziehen können.
Der Heimleiter sollte prüfen und sich beraten lassen, ob er im Interesse der eigenen Sicherheit eine Berufshaftpflicht benötigt! (Einige Heimleiterverbände bieten ihren Mitgliedern eine Berufshaftpflicht-Versicherung zu besonders günstigen Bedingungen.)

Heimleiter als Kaufmann

Das Haushalten und das Wirtschaften umfaßt zwischenzeitlich einen großen Teilbereich einer ordentlichen Heimleitung. Das betriebliche Geschehen in Einrichtungen der Altenhilfe läuft weder mechanisch noch automatisch ab, sondern es beruht auf menschlichen Entscheidungen. Diese werden nach bestimmten Prinzipien getroffen.
Ein solches Prinzip ist das Rationalprinzip. Es beinhaltet, daß der Mensch bei allen Handlungen bemüht ist, das von ihm angestrebte Ziel unter Einsatz adäquater Mittel zu erreichen. Das Rationalprinzip sagt aus, daß mit gegebenen Mitteln die gesetzten Ziele in möglichst vollkommener Weise erreicht werden sollen oder daß der Zweck des Handelns mit dem kleinstmöglichen Mitteleinsatz erreicht werden soll.
Der Heimleiter handelt also dann wirtschaftlich, wenn er bemüht ist, die in der Zielsetzung festgelegten Leistungen mit einem möglichst geringen Aufwand an Einrichtung und Ausstattung, an Personal und Sachgütern zu erreichen.
Das Prinzip der Wirtschaftlichkeit kann und darf nicht auf dem Standpunkt der Produktivität gehoben und mit ihr gleichgesetzt werden. Produktivität ist ein technischer Begriff. Es muß in Alteneinrichtungen immer eine optimale Deckung des anstehenden Bedarfs angestrebt werden. Der Heimleiter sollte ein guter Kaufmann sein und aus dieser Sicht nach größerer Wirtschaftlichkeit streben, ohne daß die in der Wirtschaft üblichen Rentabilitätsbegriffe Anwendung finden.
Im bedarfswirtschaftlichen und pflegeorientierten Heimbetrieb läßt sich der Erfolg nicht als erzielter Gewinn darstellen. Die Pflegesätze bezwekken die Deckung der notwendigen Selbstkosten. Angestrebt werden niedrige Kosten bei hohem Leistungsniveau.
Wie aber wird das Leistungsniveau festgestellt? Was im Leistungsbereich schlechter, gut oder besser ist, kann kaum beantwortet werden, denn es fehlt ein objektiver Maßstab. Als Kriterium des Erfolges kann oder darf nicht die subjektive Zufriedenheit gewählt werden (zufriedene Heimbewohner, lobende Angehörige, dankbare Träger). Betriebsziele können im Heimbetrieb als Leistungsziele dargestellt werden. Neben den Dienstleistungen – z.B. Versorgung – zählen zu den betrieblichen Leistungen auch das Angebot an Räumen und Sachgütern. Alle diese Leistungen dienen zur Befriedigung der Bedürfnisse.
Der Heimleiter sollte sich die Möglichkeit offen lassen, zunächst die Kosten festzulegen, um dann erst das Betriebsziel und somit Leistungen den Kosten entsprechend zu verwirklichen. Soll ein Bedarf bestimmter Personengruppen durch das Anbieten von Dienstleistungen und Gütern gedeckt werden, dann müssen die notwendigen Produkte nach Art, Zahl und Güte dem Betrieb zugänglich sein. Der Heimleiter hat sich also Gedanken zu machen wie er haushalten will und kann.

Er muß in seine Überlegungen einbeziehen, daß ein pflegeorientierter Heimhaushalt sowohl funktional als auch typologisch Haushaltscharakter besitzt.

Der funktionale Charakter erstreckt sich in erster Linie auf den gesamten Komplex der pflegerischen Dienste, der für die verschiedenen Personenkreise geleistet werden kann. Dabei unterscheidet man die Haupt- und Nebenfunktionen, wobei die Hauptfunktion im pflegeorientierten Heimhaushalt mit der Funktion eines Familienhaushaltes fast identisch ist.

Die Nebenfunktion, die in die allgemeinen und in die Hilfsfunktionen eingeteilt werden können, beziehen sich zum einen auf betriebswirtschaftliche Koordinierungs- und Steuerfunktionen, technische Versorgungs- und Instandhaltungsfunktionen; zum anderen besitzen sie pflegerische und unternehmerische Orientierung; letzteres ist in der Praxis oft nicht exakt abzugrenzen, sondern geht ineinander über.

Die Heimleitung steht vor dem Problem, einerseits gute Betreuung zu gewährleisten und andererseits, unter dem ständigen Druck der Kostenträger, die Pflegekosten zu verringern oder auf dem Stand zu halten und dabei stets kostendeckend zu arbeiten.

Die Betreuung hängt vom sozialen Stand der Heimbewohner, von wissenschaftlichen Erkenntnissen und vom Interesse an der Wirtschaftlichkeit des Heimleiters ab.

Der Heimleiter will und darf keinen Gewinn erzielen, aber er braucht einen Deckungsbeitrag, mit dem er vollständig alle Kosten tilgen kann.

Im Gegensatz zu den erwerbswirtschaftlichen Betrieben, z.B. Produktionsbetrieben, rechnen Einrichtungen der Altenhilfe in der Regel mit einer fast gleichbleibenden Ausnutzung der Kapazität.

Dieses gilt nicht nur für den Gesamtbetrieb, sondern auch für die einzelnen Kostenstellen. Somit verliert das Hauptproblem der Plankostenrechnung, nämlich die Betrachtung der Kosten unter Berücksichtigung der Beschäftigungsschwankung an Bedeutung. Die Kosten werden dabei berechnet auf Grund der zu erwartenden Verbrauchsmengen und Preise.

Dem Heimleiter stehen hier zwischenzeitlich gute Beratungs- und Einkaufsmöglichkeiten z.B. auf Fachmessen zur Verfügung, wobei er sein kaufmännisches Wissen einsetzen muß. Auch gibt es Einkaufsverbände, die sich auf den Bedarf von Sozialeinrichtungen spezialisiert haben.

Er muß sich auch mit dem Zukauf von Dienstleistungen auseinandersetzen, die sich in den letzten Jahren sehr durchgesetzt haben, und die vom Reinigungsdienst bis hin zur gesamten Küchenversorgung recht preisgünstig anbieten.

Gerade bei dieser Problematik ist die kaufmännische Erfahrung für den Heimleiter von ganz besonderer Wichtigkeit. Nur bei einer kaufmännischen Denk- und Handlungsweise des Heimleiters wird sich ein positives Ergebnis und Ziel für das Heim und seine Heimbewohner erreichen lassen.

Informationsquellen für den Heimleiter

Lehrgänge, Tagungen, Fachmessen, Fachbücher, Fachzeitschriften: Mitdenkende und verantwortungsbewußte Heimleiter haben auch Anspruch auf entsprechende aktuelle Information! Diese allgemeinen Forderungen reichen nicht aus. Gerade bei der Heimführung ist die Information von großer Bedeutung. In allen Arbeitsbereichen des Heimes gibt es immer wieder mitunter ganz erhebliche Veränderungen und Verbesserungen, die letzten Endes dabei helfen können, noch qualifizierter und optimaler zu arbeiten. Beispiele dafür gibt es in Hülle und Fülle. Seit einigen Jahren gewinnt auch im Heimbereich die elektronische Datenverarbeitung (Computer) immer mehr an Bedeutung, sowohl in der Verwaltung als auch beim Pflegedienst. Für die Pflegeabteilung gibt es viele technische Hilfen, die die menschliche Arbeit erleichtern; erwähnt seien Such- und Rufanlagen, elektrisch verstellbare Pflegebetten, Lifter und Spezialbadewannen. Die Einrichtung einer Großküche erfolgt heute mit ganz anderen Geräten als vor 10 Jahren; die Heizungsanlagen wurden immer mehr von Kohle auf Gas oder elektrischen Strom umgestellt. Über alle diese Dinge muß sich ein Heimleiter ständig informieren und diese Erkenntnisse auch an seine Mitarbeiter weitergeben.

Seminare und Lehrgänge zur Fort- und Weiterbildung bieten die Verbände der freien Wohlfahrtspflege ebenso wie die Verbände der Heimleiter, Schwesternschulen, das Deutsche Krankenhausinstitut, der Deutsche Verein für öffentliche und private Fürsorge und auch viele private Organisationen, wie z.B. die Hamburger Arbeitsgemeinschaft für Fortbildung in der Altenhilfe an. An den technischen Akademien in Essen, Wuppertal oder Esslingen gibt es Seminare über Großkücheneinrichtung oder zum Thema Brandschutz in Altenheimen. Die Ev. Akademie in Bad Boll, die Diakonische Akademie in Stuttgart, die Diakonischen Fortbildungszentren in Hofgeismar, Rendsburg und Dornstadt: das Angebot ist außerordentlich vielseitig.

Krankenpflegeverbände haben ebenfalls Fortbildungsmaßnahmen und -tagungen für Heimleitungen in ihr Programm aufgenommen, und auch viele Altenpflegeschulen bieten solche Veranstaltungen an.

Während auf dem Krankenhaussektor seit eh und je ein schier unübersichtliches Angebot an Fachbüchern bereit stand, gab es für den speziellen Heimbereich bis vor wenigen Jahren so gut wie überhaupt keine gedruckte Information. Die Interessenten mußten auf die medizinische Literatur zurückgreifen und die dort vermittelten Erkenntnisse evtl. auf die eigenen Arbeitsbereiche umsetzen. Hier ist aber ein großer Wandel eingetreten. Zwei Spezialzeitschriften, „Das Altenheim" sowie „Altenpflege", wenden sich an die Heimleitungen wie an alle Mitarbeiter in der stationären und auch ambulanten Altenpflege. Das aktuelle Angebot an Fachbüchern speziell für Heimleitungen liegt zwischen 100 und 150.

Der Besuch von Fachmessen bietet in jedem Jahr mehrfach die Möglichkeit, neue Entwicklungen unmittelbar kennenzulernen. Da sind vor

allem die abwechselnd durchgeführten Fachausstellungen „Interhospital" bzw. „InterFAB". Speziell für den Lebensmittel- und Küchenbereich gibt es z.B. die Grüne Woche (Berlin), die Internorga (Hamburg), Ikofa (München), HOGATEC (Düsseldorf). Über Neuentwicklungen im Pflegebereich informieren u.a. die REHAB (Karlsruhe) oder die MEDICA (Düsseldorf).
Fachstudienreisen bieten Gelegenheiten, um moderne Möglichkeiten der Altenhilfe in anderen Ländern kennenzulernen.
Sehr große Bedeutung im Informationsbereich hat für die Heimleitungen allerdings auch das Gespräch mit Kolleginnen und Kollegen! Die Wohlfahrtsverbände sowie die Heimleiterverbände, aber auch die beruflichen Vereinigungen von qualifizierten Mitarbeitern führen regelmäßig Informationsveranstaltungen durch, in denen über wichtige Themen referiert wird und vor allen Dingen eben auch das persönliche Gespräch eine ganz große Rolle spielt.
Unterschiedlich wie die Themen sind auch Qualifikation und Zahl der Teilnehmer. So bestehen z.B. in manchen Bezirken kleine Arbeitsgemeinschaften von Heimleitern, die sich regelmäßig treffen und über die unterschiedlichen Einkaufsbedingungen sprechen. Dabei zeigt sich dann vielleicht, daß der eine sein Heizöl ganz erheblich günstiger einkaufen kann als alle anderen, weil er (zusammen mit einem Krankenhaus oder einer Schule) einen Gemeinschaftskauf mit höheren Rabatten realisieren kann.
Auf den nur alle zwei oder drei Jahre durchgeführten Bundestagungen des Diakonischen Werkes oder des Caritasverbandes treffen sich dagegen einige hundert Heimleiter.
Das Angebot an Fort- und Weiterbildungsmöglichkeiten ist jedenfalls groß und vielseitig. Leider bleibt neben der Tagesarbeit oftmals viel zu wenig Zeit, um in Ruhe ein Fachbuch zu lesen oder für einige Tage ein Fortbildungsseminar zu besuchen.
Das Deutsche Zentralinstitut für soziale Fragen, Berlin, bringt die monatliche Information „ah – altenhilfe" – Beispiele, Informationen, Meinungen – heraus.
Das Kuratorium Deutsche Altenhilfe, Köln, hat einen monatlichen Pressedienst.
„Ageing International" ist ein deutschsprachiger Informationsdienst, der vierteljährlich in Washington herauskommt. Hier sind Meldungen und Beiträge aus den verschiedensten Ländern zu finden.
Der Heimleiter sollte sich durch ständige Informationen laufend bilden. Nur so ist es möglich, sich allen Forderungen der Altenheimführung zu stellen und sich den ständigen Veränderungen einer modernen Altenarbeit anzupassen.
Der Heimleiter muß anpassungsfähig bleiben, um unvorhergesehenen oder veränderten Situationen Rechnung tragen zu können. Dies alles geht aber nicht ohne die ständige Weiterbildung und Information.

Seit 60 Jahren

Ege & Lang KG

Bettwaren

Bettwäsche

Inkontinentèn - Pflegeartikel

Frottierwäsche

Tischwäsche

Meterwaren

Geschenkartikel

EGE & LANG KG – Textilien für Alten- und Altenpflegeheime – D-7820 Titisee-Neustadt – Postfach 9 – Telefon (07651) 8333

zuverlässig · qualitätsbewußt · preiswert

Fachzeitschriften für Altenhilfe und Altenpflege

Das Altenheim

Organ der gemeinnützigen und privaten Alten- und Altenpflegeheime

Die Fachzeitschrift bietet regelmäßige Informationen und Fortbildung für die leitenden Mitarbeiter der Alten- und Altenpflegeheime in allen Arbeitsbereichen des Heimbetriebes. Schwerpunkt bilden die technischen Fragen und der Verwaltungsablauf.
A4, pro Jahr 12 Hefte
Abonnementspreise auf Anfrage

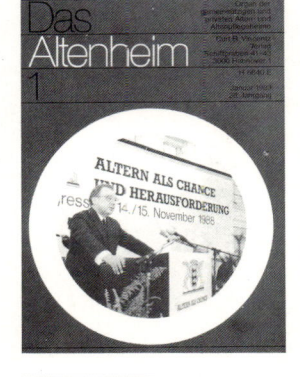

Altenpflege

Organ der Fachkräfte in ambulanter und stationärer Altenhilfe

Die Fachzeitschrift befaßt sich praxisnah mit allen Problemen der stationären und ambulanten Altenhilfe – ob es sich um soziale, medizinische, geronto-psychiatrische Betreuung geht oder berufskundliche Fragen.
A4, pro Jahr 12 Hefte
Abonnementspreise auf Anfrage

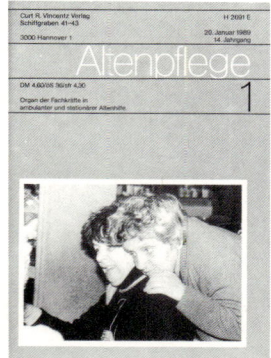

Zur Erleichterung der Verwaltungsarbeit: die praktischen Altenheim-Formulare.
Information bitte anfordern!

Curt R. Vincentz Verlag
Hannover

Postfach 62 47 · Schiffgraben 41–43 · 3000 Hannover 1
Telefon (0511) 34 999 24 · Telefax (0511) 34 999 99

2. Kapitel

Der Heimleiter und seine Mitarbeiter

Entwicklung der Altenpflege

Die Entwicklung und Geschichte der Altenpflege beruht wohl auf den Grundsätzen einer Gemeinschaftsaufgabe der Pflege und Betreuung von kranken, alten und verlassenen Menschen. Der eigentliche Beginn der Altenpflege als „Siechen- und Armenpflege" steht am Anfang der Geschichte der Krankenpflege. Um aber einen Überblick über die Entwicklung der Altenpflege zu bekommen, wollen wir mit der Pflege in der vorchristlichen Zeit beginnen.
Im Altertum lag es nahe, daß man Krankheiten, die die Menschen überfielen, für ein Werk böser Dämonen hielt. So entwickelte sich bei fast allen frühen Völkern eine Heilkunde mit religiösen Vorstellungen. Liebe und Mitleid beschränkten sich aber fast ohne Ausnahme auf die kranken Familienmitglieder und Mitglieder der Sippe. Von den Ägyptern ist bekannt, daß sie schon im 2. Jahrtausend vor Christus über erstaunliche medizinische Kenntnisse verfügten. Krankenhilfe gegenüber den Fremden ist praktisch nicht bekannt. Wie bei den Ägyptern ist auch von den Assyrern und Babyloniern nichts über die Krankenpflege zu berichten.
Das Wissen von der alten jüdischen Heilkunde stammt hauptsächlich aus dem Alten Testament. Die besondere Stellung unter den Völkern nahmen sie durch den hohen Stand ihrer hygienischen Erkenntnisse und praktischen Maßnahmen auf diesem Gebiet ein. Zu beachten ist hierbei besonders die Gastfreundschaft des jüdischen Volkes als eine von Gott gebotene Pflicht.
Es gab in den jüdischen Gemeinden überall Herbergen, die die durchziehenden Fremden aufnahmen und in denen diese auch, wenn sie unterwegs erkrankten, gepflegt wurden. Ob in diesen Herbergen auch reguläre Mitarbeiter in der Pflege tätig waren, wissen wir nicht. Es kann aber davon ausgegangen werden, daß diese jüdischen Herbergen als die Urform der heutigen Krankenhäuser angesehen werden können.
Im alten Indien wußte man ebenso um den Wert sorgfältig durchgeführter hygienischer Maßnahmen sowie einer hochentwickelten Medizin. Einzelheiten über Krankenhäuser und Krankenpflege lassen sich aus zwei Abhandlungen, die wahrscheinlich aus dem 4. Jahrhundert v. Chr. stammen, entnehmen. Daraus die folgende Beschreibung eines Krankenhauses und der darin Pflegenden.
„In erster Linie muß ein Gebäude errichtet werden … Es muß weit und geräumig sein … Wenigstens ein Teil muß dem Zug der Winde zugänglich sein. Es darf weder dem Rauch, noch der Sonne oder dem Staub,

noch störenden Geräuschen, üblem Gestank oder Geruch ausgesetzt sein.
Danach müssen Pfleger bestellt werden, von gutem Betragen, ausgezeichnet durch Aufrichtigkeit und Reinheit der Sitten, anhänglich der Person, der sie dienen sollen, voll Klugheit und Geschicklichkeit, ausgestattet mit Güte, geübt in jeder Art von Diensten, die ein Kranker erfordern kann; begabt mit gesundem Menschenverstand, befähigt, Speisen und Krankenkost zuzubereiten, geschickt im Baden und Waschen von Kranken, wohlerfahren in der Kunst der Massage, sicher im Bewegen und Heben der Kranken und im Unterstützen beim Gehen und Bewegen, wohlgeschult im Richten und Reinigen der Betten, imstande Heilmittel herzustellen, bereit, geduldig und geschickt zur Bedienung des Leidenden und niemals unwillig etwas zu tun, das ihm vom Arzt oder Kranken aufgetragen wird."
In Griechenland hatten die Ärzte schon in früher Zeit ein hohes Ansehen. Bei *Homer* erfährt man einiges über Wundbehandlung, aber nichts über die Pflege. Es bildeten sich in dieser Zeit Ärzteschulen, die Asklepiaden. Aus einer dieser Schulen auf der Insel Kos stammt *Hippokrates* (460 vor Chr. geboren), der wohl berühmteste Arzt der Antike. Seine Bedeutung für die Medizin reicht bis in die heutige Zeit. Ebenso hat er die Wichtigkeit der Pflege als Heilungsfaktor erkannt.
Es muß heute jeden Mitarbeiter in der Pflege nachdenklich machen, mit welcher Sorgfalt man über eine geeignete Lagerung, über das Krankenbett, über die Ernährung des Kranken und vieles andere nachdachte. Wie sehr sich Hippokrates in den Leidenden einzufühlen verstand, zeigt ein Hinweis, die Kranken bei Untersuchungen und Operationen niemals unnötig zu entblößen.
Bei seiner Entstehung übernahm das römische Weltreich die hochentwickelte Heilkunst der Griechen. Roms großer Verdienst liegt bei den Maßnahmen der öffentlichen Gesundheitspflege. Sümpfe wurden trockengelegt und dadurch Krankheitsursachen beseitigt. Es gab in den Städten gereinigtes Trinkwasser und Abwässerkanäle.
Im römischen Reich fand man auch Krankenhäuser, die allerdings nur bestimmten Gruppen offenstanden.
Die Krankenpflege in der frühchristlichen Zeit kann durch zahlreiche Berichte belegt werden. Worauf ist diese Wende zurückzuführen? Barmherzigkeit und Liebe waren das leuchtende Zeichen der Gemeinden der Urchristen. Damit war jeder Mensch kostbar geworden, auch die bis dahin meist als minderwertig angesehenen Kranken.
In dieser Zeit wurden auch Frauen in die Diakonie gerufen und es war wohl das erste Mal, daß die Frauen in einem öffentlichen Wirkungskreis, also außerhalb der Familie, in den Dienst einbezogen wurden.
Aufgabe der Diakonissen war zwar in erster Linie Mitwirkung beim Gottesdienst, aber auch das Aufsuchen und Betreuen kranker Frauen in der Gemeinde gehörte zu ihren Pflichten. Im 5. Kapitel des Briefes an Timotheus kann man lesen, daß die Witwen von der Gemeinde versorgt

wurden, sie aber gleichzeitig zu Dienstleistungen in der Armen- und Krankenpflege verpflichtet waren. Das rasche Wachsen der Gemeinden und damit die steigende Zahl der Elenden und Armen, die keine Zuflucht hatten, führte zur Gründung von Häusern und Anstalten für Hilfsbedürftige. Diese Anstalten nahmen nicht nur Kranke, sondern auch Durchreisende, aber auch Alte und Sieche auf. Sie hießen Xenodochien (Häuser für Fremde); das wohl berühmteste ist das Xenodochium, das *Basilius der Große* (329 – 379), Bischof von Cäsarea, gründete und das nach ihm Basilias genannt wurde.

In Alexandrien gab es die Parabolanen: Männer, die mit besonderen Privilegien ausgestattet waren und die Aufgabe hatten, Kranke und Elende aufzusuchen und wenn es erforderlich war, sie in ein Hospital zu bringen und dort auch zu pflegen.

Benedikt von Nursia (gest. um 550) gab für den von ihm gegründeten Orden die Regel, daß bei jedem Kloster ein Hospital sein sollte, um Kranke aufzunehmen und zu pflegen.

Es ist anzunehmen, daß in dieser Zeit die eigentliche Altenarbeit richtig begann, denn die meisten Klöster hatten neben einem Hospiz auch ein Armenspital. Darin waren auch Dauerbewohner untergebracht, die ständig versorgt wurden. Der Dienst an den Kranken und Bedürftigen wurde von den Klöstern an weltliche Angestellte übertragen und so kamen die Spitäler in Laienhände, allerdings oft unter Aufsicht des Klosters.

Etwa vom 11. Jahrhundert an gingen viele Impulse für die Krankenpflege von den Spitalorden aus. In diesen Anfängen entstand auch der Ritterorden, der uns als Johanniterorden bekannt ist und der für die damalige Zeit vorbildlich eingerichtete Spitäler für Arme und Heimatlose, die in der Familie nicht mehr gepflegt werden konnten, baute. Gerade die Ritterorden errichteten während der Kreuzzüge zahlreiche Kranken- und Pflegeheime, in denen verletzte oder geschwächte Kreuzfahrer versorgt wurden, wenn sie nicht mehr in der Lage waren, aus dem „Heiligen Land" in ihre Heimat zurückzukehren.

Diese Hospitäler sorgten für das leibliche Wohl, für eine Linderung der Leiden, soweit dies möglich war und bereiteten den Kranken auf das Ende vor. Bemerkenswert ist auch hier wieder die Reinlichkeit und die hygienischen Erkenntnisse solcher Häuser.

Es heißt z.B. „Die Leintücher der Krankenbetten werden ohne Ausnahme nach den Bedürfnissen der Kranken gewechselt, selbst wenn dies mehrmals am Tage erforderlich sein sollte." Mit dem Aufblühen der Städte und durch die Anregungen, die von den neu aufkommenden Betelorden ausgingen, entstanden bürgerliche Spitalorden; die Krankenpflege wurde deren Hauptaufgabe.

Etwa im 13. Jahrhundert begann man die Gründung städtischer Spitäler, im 14. und 15. Jahrhundert ging auch weitgehend die Verwaltung ehemaliger Klosterkrankenhäuser und Spitäler in die Hände der Städte über. Die Städte wollten auch für die Menschen, die wegen Krankheit, Alter oder aus anderen Gründen, nicht im Stande waren, ihren Lebensunterhalt zu verdienen und keine Angehörigen hatten, sorgen. Damit wurden viele Spitäler ihrer eigentlichen Aufgabe nicht mehr gerecht: sie entwickelten sich immer mehr zu Versorgungshäusern für alternde und alleinstehende Frauen und Männer. Wenn der Mensch die Lebensmitte überschritten hatte, sehnte er sich nach Ruhe, um sich auf sein Ende vorbereiten zu können. Diese sogenannte „Ruhestätte" fand er im Spital, indem er sich dort einkaufte. Arme wurden umsonst in das Spital aufgenommen, mit der Auflage, soweit es in ihren Kräften stand, im Spital mitzuarbeiten oder durch Betteln gewisse Einkünfte zu erzielen.

Mit dem Aufkommen der städtischen Spitäler gingen die Pflegegemeinschaften des Hochmittelalters zurück und dafür übernahmen angestellte Wärter und Wärterinnen die Pflege. Dieses Prinzip herrschte bis zum 19. Jahrhundert vor.

Im 17. Jahrhundert kam es zur Gründung einer Gemeinschaft, die einen großen Einfluß auf die Pflege nahm: die Barmherzigen Schwestern des *Vinzenz von Paul*. Sie waren auf dem Gebiet der Betreuung von Alten und Siechen tätig und bemühten sich auch um die Waisen und Findelkinder.

Vom Ende des 17. bis zur Mitte des 19. Jahrhunderts waren die Pflege und die hygienischen Verhältnisse auf einen Tiefstand gesunken, trotz der sich aufwärts entwickelnden medizinischen Wissenschaft. Dementsprechend war auch das Bild vom Pflegepersonal, das angefangen bei Unsittlichkeit, Diebereri und grenzenloser Habsucht, seine Arbeit verrichtete. Die nötigsten Arbeiten wurden nur gegen ein Trunkgeld ausgeführt, ohne den Willen, den Kranken zu helfen. Die Pflegenden waren dazu fast noch ohne jede ethische Grundlage und ohne Ausbildung und Anleitung.

Zu Anfang des 19. Jahrhunderts empfanden verantwortungsbewußte Christen die Not in der Versorgung der Kranken als Aufruf, eine Abhilfe zu schaffen. Die Erneuerung des altkirchlichen Diakonissenamtes, von dem kräftige Anstöße für die moderne Krankenpflege ausgingen, brachte *Theodor Fliedner*.

An der Not der schlecht versorgten Kranken konnte Fliedner nicht vorbeigehen und er schrieb darüber: „Die armen Kranken lagen uns längst am Herzen. Wie oft hatte ich sie verlassen gesehen, leiblich schlecht versorgt, geistlich ganz vergessen, in ihren oft ungesunden Kammern dahinwelkend wie die Blätter des Herbstes".

Aus diesen Überlegungen gründete Fliedner Frauengemeinschaften, die bereit waren, als Diakonissen zu dienen. Er kaufte 1836 das größte Haus in Kaiserswerth und richtete ein Krankenhaus ein, das er vorwiegend als Ausbildungsstätte für Diakonissen ansah. Wenn die Schwestern in die Hospitäler einzogen, zog mit ihnen auch Ordnung, Sauberkeit und eine gute Atmosphäre ein.

Gerade die Neuzeit wird geprägt durch den medizinisch-technischen Fortschritt. Die gesamte Ausweitung der therapeutischen Möglichkeiten erweiterte nicht nur das Aufgabengebiet der Pflege, sondern forderte

ausgebildete und praktisch erprobte Fachkräfte. Mit dieser Bedeutung der fachlichen Kenntnisse begann auch eine Teilung der pflegerischen Berufe. So gründete *Agnes Karll* (1868 - 1927) 1903 die „Berufsorganisation der Krankenpflegerinnen Deutschlands".
Von gewerkschaftlicher Seite wurde versucht, die Pfleger und Pflegerinnen zu organisieren und es entstand 1903 eine christliche Gewerkschaft, der „deutsche Verband der Krankenpfleger und Krankenpflegerinnen".
In dieser Zeit entfernte sich die Krankenpflege auch immer mehr von der sogenannten Pflege im Dienste der Alten, Vereinsamten, Armen und Siechen. Diese Pflege blieb weiterhin in den Händen christlich motivierter Gemeinschaften.
Da sich das Interesse der Wissenschaftler in der sogenannten Blütezeit entwicklungspolitischer Forschung, die zwischen 1920 und 1935 lag, fast ausschließlich auf das Kindes- und Jugendalter konzentrierte, ist seit den fünfziger Jahren das höhere Alter ein Schwerpunkt der Untersuchungsaktivität, wenngleich es dem Volksbewußtsein auch noch fremd war, daß in den alternden Menschen eine neue Gesellschaftsschicht heranwächst, die gleicherweise die Psychologen, Politiker und die Soziologen, sowie die Mediziner vor drängende Fragen stellt.
Weil der Mangel an pflegerischen Mitarbeitern in den Alteneinrichtungen immer größer wurde, haben die kirchlichen Organisationen in den Anfängen der 60er Jahre damit begonnen, eine Ausbildung für Altenpfleger und Altenpflegerinnen aufzubauen.
Das Tätigkeitsbild oder das Berufsbild sowie eine Vorlage der Ausbildungs- und Prüfungsordnung des Altenpflegers und der Altenpflegerin wurde im Jahre 1965 vom Deutschen Verein für öffentliche und private Fürsorge entworfen.
Seit der Entstehung der Altenpflegeausbildung, etwa Mitte der 60er Jahre, ist diese stark ausgebaut worden. Es wurden anfangs einzelne Altenpflegeschulen mit dem Ziel errichtet, Mitarbeiter in der Altenarbeit für den Bereich der sozialen und gesundheitlichen Betreuung alter Menschen zu qualifizieren. In den einzelnen Bundesländern wurde die Vorlage des Deutschen Vereins weiterentwickelt und den Gegebenheiten des jeweiligen Landesschulwesens angepaßt. So entstanden die Regelungen, auf deren Grundlage die heutige Altenpflegeausbildung, die Abschlußprüfung und staatliche Anerkennung stattfinden.
Die staatlichen Bestimmungen sind zwar für das jeweilige Bundesland verbindlich, aber die beträchtlichen Unterschiede der inhaltlichen Gestaltung, der Länge der Ausbildungsteile und der allgemeinen Zielsetzung sowie der Gesamtausrichtung der Ausbildungsgänge, machen nicht nur den Altenpflegern zu schaffen, sondern auch den „Arbeitgebern", d.h. den Heimleitern.
Zu begrüßen sind Bestrebungen nach einer bundesweiten Vereinheitlichung des Berufsbildes der Altenpfleger, verbunden mit einer umfassenden Ausbildung. Diese Bestrebungen werden von den Berufsverbänden (z.B. vom Deutschen Berufsverband staatlich anerkannter Altenpflege-

rinnen und Altenpfleger) und von den Arbeitsgemeinschaften der Altenpflegeschulen unterstützt.
Der Dienst am alten Menschen geht nicht ohne eine gediegene Berufsausbildung und Berufserfahrung. Und die Zahl derer, die Hilfe brauchten, wegen Krankheit oder Gebrechen, wegen Mittellosigkeit und anderer Probleme, steigt ständig.

Qualifikation der Mitarbeiter

Mit der Qualifikation meine ich hier nicht die gesetzlichen Bestimmungen und Richtlinien der Altenpflegeausbildung, denn das sind die nötigen Handwerkzeuge, der Grundstock zur Ausübung des Berufes. Hier sind vielmehr die innere Einstellung und Haltung eines jeden einzelnen angesprochen.
Wenn man den Dienst in der Altenpflege erfüllen will, so sollte man wissen, daß dieser Einsatz ein hohes Maß an psychologischer Einsicht und sehr viel Einfühlungsvermögen verlangt. Ohne Interesse am Mitmenschen, besonders dem älteren, ist diese Arbeit nicht durchzuführen. Das gilt für die gesamten Aufgabenbereiche im Heim. Die Mitarbeiter in der Verwaltung, in der Betreuung und Pflege, in der Beschäftigungs- und Bewegungstherapie, im Haus- und Küchenbereich sowie im technischen Bereich tragen alle zur Zufriedenheit der Heimbewohner bei.
Der in der Altenarbeit stehende Mitarbeiter muß gesund sein an Herz und Körper. Nur so ist es ihm möglich, die physische Fähigkeit zu auch harter Arbeit aufzubringen. Der Informationsvorsprung unserer Zeit ist nicht ein Besitz, der vom Augenblick des Abschlußexamens bis zur Stunde der Pensionierung automatisch besteht; vielmehr sind ständige Weiterinformation und Fortbildung einfach erforderlich. Außer dieser ständigen Information ist aber eine echte freundliche Zuwendung von großer Bedeutung, verbunden mit der Mitmenschlichkeit, die mit dem Begriff „Nächstenliebe" am einfachsten zu erfassen wäre. Wer heute aber wirkliche „Nächstenliebe" praktizieren will, bedarf eines großen Maßes an Fachwissen und eines noch größeren Maßes an Selbsterfahrung. Ein guter Charakter, verbunden mit der nötigen Zuverlässigkeit, ist ebenso erforderlich, wie die Bereitschaft zur Mitarbeit in schweren Zeiten und Notfällen.
Noch vor einigen Jahren glaubten einige Mitarbeiter, daß der berufliche Werdegang anderer größtenteils durch Glück oder Zufall, Falschheit, Schmeichelei oder durch den Gebrauch der Ellenbogen erreicht werde. Viele fühlten sich deshalb in ihren Fähigkeiten verkannt oder sahen sich als Opfer einer korrupten und rücksichtslosen Welt, gegen die fachliche Qualifikation nur selten ankommt. Heute hat sich diese Einstellung stark gewandelt. Die Mitarbeiter in den Heimen wissen, daß Weiterbildung, Einsatzbereitschaft in Verbindung mit Freundlichkeit, Sauberkeit, Fleiß und Ausdauer, aber auch Aufrichtigkeit und schöpferisches Mitdenken bei dieser Arbeit die Wege ebnen. Der Mitarbeiter sollte frei von Sorgen,

ohne Angst und Zweifel, völlig ruhig und in angenehmer Atmosphäre seinen Dienst ausführen können.
Nur so ist es möglich, daß der Mitarbeiter Vertrauen schaffen kann, denn er sollte den Bewohnern zeigen, daß man ihm vertrauen kann. Diese Vertrauensbasis ist erst vorhanden, wenn der Heimbewohner sich als Mensch angenommen weiß. Niemand kann über ihn urteilen. Es sollte ihm ein Gefühl der Sicherheit vermittelt werden. Als große Hilfe wird das „Zuhörenkönnen" angesehen. Das richtige Zuhören ist nur gegeben, wenn unsere Gedanken nicht fortlaufend um uns selber kreisen. Um dem alten Menschen ein Sicherheitsgefühl hinsichtlich zwischenmenschlicher Beziehungen zu vermitteln, muß sich der Mitarbeiter sehr für dessen Bedürfnisse einsetzen und der Einsamkeit des Menschen entgegenwirken. Es muß ein großes Bemühen der Mitarbeiter sein, den alten Menschen, der Hilfe sucht, ohne Einschränkung als Menschen anzunehmen. Er sollte in seiner Not ernstgenommen werden, um so das Gefühl der Sicherheit zu bekommen.

Motivation der Mitarbeiter

Die Erkenntnisse der Bedeutung der Motivation sind nicht neu. Während früher diese Frage weniger Bedeutung hatte, erfährt sie jetzt in steigendem Maß Aufmerksamkeit. Die Mehrzahl der Heimleiter sind sich im klaren, daß die zwischenmenschlichen Beziehungen im Heim ein wichtiges Faktum sind. Niemand wird sagen können, in seinem Heim gäbe es keine Probleme der Menschen- und Betriebsführung. Das zunehmende Interesse an den menschlichen Beziehungen im Heimbetrieb konnte nur einer inneren Notwendigkeit entsprechen. Es besteht die Gefahr, daß beträchtliche Fortschritte auf rein technischen Gebieten der Betriebsführung die menschlichen und die persönlichen Fragen der Mitarbeiter zurücktreten lassen. Heimleiter sehen ein, daß selbst so wesentliche Faktoren wie angemessene Bezahlung und Sicherheit des Arbeitsplatzes nicht genügen. Noch andere menschliche Erfordernisse müssen erfüllt werden, wenn ein Heim eine zufriedengestellte, harmonische und erfolgreiche Arbeitsgemeinschaft sein soll.
Weil Mitarbeiter im allgemeinen ihre Grundbedürfnisse befriedigt haben, folgt daraus, daß Leistungsanreiz sowie Zufriedenheit auf Dauer in den meisten Fällen nicht mehr durch Geld allein zu erreichen sind, sondern daß andere „Motivatoren" eingesetzt werden müssen. Um richtig motivieren zu können, müssen Kenntnisse der Beweggründe menschlichen Verhaltens vorhanden sein; denn motivieren heißt zu etwas hinführen und begründen und gemeinsam erarbeitete Zielvorstellungen entwickeln. Damit die Mitarbeiter durch eine dauernde positive Einstellung zur Arbeit, zur Beibehaltung und zur Entstehung eines guten Betriebsklimas beitragen, muß die Bereitschaft ausgelöst werden, ihre Verhaltensweisen sowie Denk- und Arbeitsweisen der Problemlösung anzupassen und einzusetzen. Daraus geht hervor, daß es unzureichend ist, wenn die

Arbeit nur Mittel zum Zweck ist, um den Lebensunterhalt zu verdienen. Da sie einen Teil des menschlichen Lebens in Anspruch nimmt, bedeutet innere Leere – hier Unzufriedenheit und Unausgefülltsein – einen Schaden für die Qualität des Lebens. Unausgeglichene Mitarbeiter suchen anderswo den erforderlichen Ausgleich. Heimleiter und Arbeitsplatz werden ihnen verhaßt. Es ist wichtig, daß die Mitarbeiter Selbstbestätigung durch Erfolgserlebnisse erfahren. Sie müssen durch die zu lösenden Aufgaben herausgefordert werden und somit die Möglichkeit zur Verantwortung und Persönlichkeitsentfaltung bekommen. Der gute Mitarbeiter ist ein Individuum, gleichzeitig aber ein soziales Wesen. Er möchte die eigene Persönlichkeit und die Achtung vor sich selbst entwickeln. Er wünscht sich Möglichkeiten, schöpferisch tätig zu sein; das Selbstbewußtsein, etwas zu können und auch anzuwenden, erhebt ihn. Nur wenige Mitarbeiter möchten als sogenannte Mitläufer leben, selbst dann nicht, wenn sie vor sich selbst beweisen, daß sie mit ihrer Umgebung fertig werden könnten. Tatsächlich beruht die Selbstachtung nur zum Teil auf der inneren Überzeugung des eigenen Wertes. Sie ist von der Anerkennung durch andere abhängig.
Darum loben Sie ihre Mitarbeiter und sprechen Sie Anerkennung aus, denn richtig dosierte Anerkennung reizt an, Tadel auf Dauer stumpft ab und macht krank. Eine Heimführung, die darauf abzielt, die Würde des Mitarbeiters zu bejahen, schließt gleichzeitig die Anerkennung der Mitarbeiter durch den Heimleiter ein. Es ist wichtig, daß der Mitarbeiter die eigene Leistung in einer sinnvollen Aufgabe und das damit verbundene Anerkennungs- und Erfolgserlebnis erfährt. Zeigt der Mitarbeiter Leistungsschwächen und ist er uninteressiert, so liegt das mit Sicherheit an der Aufgabe oder am Arbeitsplatz; dann ist der Heimleiter aufgerufen, sich Gedanken zu machen, damit die Interessen und Fähigkeiten des Mitarbeiters angepaßt werden können. Außer der Anerkennung hat der Mitarbeiter die Bedürfnisse nach Einfluß und Beachtung, Ansehen, Status, Kompetenz und Verantwortung.
Die einseitige Befehlsmethode widerspricht dem menschlichen Bedürfnis, geachtet zu werden. Jeder Mensch möchte über Maßnahmen, die er ausführen soll, und deren Hintergründe informiert werden. Erklären Sie Ihren Mitarbeitern nicht nur deren Aufgaben, sondern auch das Warum dieser Aufgaben. Nicht befehlen, sondern begründen! Das ist wichtig für alle Entscheidungen und Anweisungen. Der Mitarbeiter sollte genau seine Vollmachten, Kompetenzen, seine Funktion und das Leistungsziel kennen. Diese Zielsetzungen sollten gemeinsam mit den Mitarbeitern erarbeitet werden. Um dem Mitarbeiter eine gewisse Entscheidungsbreite zu lassen, sollten Sie echte Aufgaben verteilen und die Mitarbeiter in richtiger Form, zum richtigen Zeitpunkt und in ausreichendem Maße informieren. Nur wer richtig informiert ist, wird mitdenken, wird mitverantworten. Die Mitarbeiter bekommen das Gefühl, persönlich am Heimgeschehen beteiligt zu sein, wenn sie laufend über Maßnahmen und Probleme informiert werden. Sie verstehen, warum dies und jenes getan

wird und warum Veränderungen notwendig sind. Ihr Zugehörigkeitsgefühl wird verstärkt, wenn ihnen von vornherein die Probleme unterbreitet werden und ihnen damit ein Vorschlags-, Mitsprache- und Mitentscheidungsrecht eingeräumt wird. Sie werden spüren, daß die beschlossenen Maßnahmen in ihrem Interesse liegen und sie die Gewißheit haben, daß man aufrichtig bemüht ist, eine Verständigung mit ihnen zu erreichen und ihre Anteilnahme am Betriebsgeschehen zu wecken.
Zusammenarbeit muß immer von zwei Seiten her erfolgen. Sie erfordert Vertrauen und Aufrichtigkeit auf beiden Seiten: darum hat der Heimleiter dafür zu sorgen, daß ein gutes Betriebsklima herrscht mit einer klarer Arbeitseinteilung, mit freundlichem und höflichem Verhalten, in dem jeder zur Teamarbeit bereit ist in gegenseitiger Wertschätzung sowie schließlich die Bereitschaft zur kooperativen, demokratischen Zusammenarbeit. Wenn der Mitarbeiter ein echtes Zugehörigkeitsgefühl zum Heim hat, wird er zufriedener mit seiner Arbeit sein. Anerkennung und Gesprächsmöglichkeiten sind für ihn ebenso von Bedeutung wie die Erfolgsbeteiligung. Seine Arbeitsmoral wird gehoben, der Mitarbeiterwechsel wird geringer. Neue Ideen und Änderungsvorschläge werden unterbreitet. Es zeigt sich, daß Motivierung die Frage des Verhältnisses der Heimleiter zu den Mitarbeitern am günstigsten lösen kann.

Mitarbeiterführung

Die Ausführungen über den kooperativen, demokratischen Führungsstil erfordern die methodische Durcharbeitung der Personalführung. Neben der Personalführung darf aber die Bedarfsplanung nicht vergessen werden.
Es ist wichtig, längerfristige Bedarfspläne aufzustellen. Die Mitarbeiter wie die Bewohner müssen wissen, daß Personal nicht wie Ware eingestuft und wieder abgegeben wird. Die Lösung der Frage, ob und wie der Personalbedarf gedeckt werden kann, bildet den Kernpunkt der langfristigen Personalplanung.
Die Mitarbeiter eines Heimes sind mündige, anspruchsvolle Partner geworden. Will der Heimleiter seine soziale Verantwortung in die Wirklichkeit umsetzen, wird er notwendigerweise mit seinem Verhältnis zu den Mitarbeitern beginnen müssen.
Stellen wir uns als Heimleiter die Frage, wer eigentlich die Menschen sind, die wir beschäftigen bzw. führen, wird die Antwort je nach Standpunkt unterschiedlich ausfallen.
Einerseits ist damit die Anwendung angemessener Führungsweisen verbunden. Eine vernünftige Personalpolitik, geeignete Beschwerdeverfahren, Möglichkeiten wirkungsvoller Verständigungsmethoden und ähnliche Hilfsmittel innerhalb des Heimes sind erforderlich. Die beachtlichen Fortschritte und Erkenntnisse in diesen Bereichen sollten allen verantwortungsbewußten Heimleitern vertraut sein. Der gute Wille allein genügt nicht; man muß sich dieser Erfahrungen bedienen.

Auch die sachgemäße Anwendung allein ist nicht ausreichend, denn immer muß die Würde des Menschen respektiert werden. Geschieht das nicht, werden selbst die sorgfältigst ausgearbeiteten Pläne scheitern.
Heimgemeinschaft – und dazu sollte eine echte Mitarbeiterführung da sein – bedeutet viel mehr, als formale Zusammenarbeit zwischen Mitarbeiter und Heimleiter. Unter den Mitarbeitern besteht die Neigung zur Gruppenbildung und der Wunsch, von den Kollegen geachtet zu werden. Gewöhnlich gibt es in einem Heim zahlreiche dieser Gruppen. In der Mitarbeiterführung muß das berücksichtigt werden. Deshalb müssen Maßnahmen, welche unter Umständen einzelne Mitarbeiter in Gegensatz zu ihrer Gruppe bringen, besonders sorgfältig erwogen werden.
Es müßte selbstverständlich sein, daß demütigende Zurechtweisungen durch den Heimleiter oder funktionstragende Mitarbeiter, die im Beisein von anderen erfolgen, besonders schwer sind. Sie verletzen nicht nur die Selbstachtung des Mitarbeiters, sondern er fühlt sich auch in den Augen seiner Kollegen herabgesetzt. Ferner ist unbedingt zu berücksichtigen, daß jeder Mitarbeiter das Bedürfnis hat, von anderen geachtet zu werden.
Er verlangt nach Anerkennung und danach, daß seine menschliche Würde respektiert wird; er möchte darauf vertrauen können, daß er stets als Mensch behandelt wird. Der Selbsterhaltungstrieb eines jeden Mitarbeiters erfordert, daß er die Gewähr hat, für sich und seine Familie ein ausreichendes, dem heutigen Lebensstandard angeglichenes Einkommen zu erhalten, um die Ausgaben für seine Lebensnotwendigkeiten bestreiten zu können. Auch der Wunsch nach Sicherheit ist groß. Es genügt nicht, nur den gegenwärtigen Erfordernissen gerecht zu werden, sondern es muß auch die Zukunft gesichert werden.
Jeder trachtet danach, sich mit denen zu vereinen, die seine Interessen teilen, und sich zur Erreichung gemeinsamer Ziele zusammenschließen. All diese Neigungen und Bestrebungen sind in der Natur des Menschen tief verwurzelt. Sie sind von größter Bedeutung für das gesamte Heimleben, da sie das Verhalten des Menschen grundlegend bestimmen. Wenn diesen Bedürfnissen und Überlegungen entsprochen wird, dann sind die Mitarbeiter zufrieden, zur Zusammenarbeit bereit. Wenn man dem nicht Rechnung trägt, werden die Menschen mürrisch und verbittert. Ein Heim kann eine zufriedene und erfolgreiche Gemeinschaft sein oder an innerbetrieblichen Reibungen zerbrechen.
Meiner Auffassung nach darf die Mitarbeiterführung im Alten- und Pflegeheim die menschenorientierte Führung immer weniger übersehen. Es ist wichtig, sich vor Augen zu halten, daß Menschen nicht durch Befehl und Anweisungen, sondern durch Motivation und Überzeugung zu führen sind. Anerkennung und Kritik, Fortbildung, Kontrolle und Mitwirkung bei Zielsetzung, Planung und Entscheidungsvorbereitung sind wichtige Motivationsfaktoren.
Die Mitarbeiterführung wird in der Praxis durch vielerlei Ursachen gestört. Die Ursache für unrationelle und unwirksame Mitarbeiterfüh-

rung kann im organisatorischen Bereich liegen. Die größten Probleme findet man bei Mehrfachunterstellungen und nicht richtiger Delegation von Aufgaben, falscher Aufgabenverteilung sowie Störungen im Informationsfluß. Die Menschen müssen sich in ihrem Verhalten nicht nur nach persönlichem Gewinn oder eigenem Vorteil richten, sondern nach Recht oder Unrecht.

Das Mitarbeitergespräch

Vielleicht ist es eine Selbstverständlichkeit, wenn hier gefordert wird, daß die Dinge, mit denen wir täglich umgehen, von einwandfreier Beschaffenheit und Formen, in denen wir uns täglich bewegen, nach Möglichkeit optimal ausgestaltet sein sollten. Trotzdem muß ausgesprochen werden, daß sie im Bereich des Gespräches bisher nur allzuwenig beachtet werden. Gerade weil das Gespräch jedem mehr oder weniger geläufig ist, neigt man offenbar dazu, hier keine besonderen Schwierigkeiten zu sehen, und infolgedessen natürlich auch dazu diesbezügliche negative Feststellungen als übertrieben und letztlich unwichtig zu betrachten. Es entstehen durch den Vollzug des Gespräches laufend Probleme formaler und inhaltlicher Art, die das Gesprächsergebnis anfechtbar, oft sogar unbrauchbar im Sinne einer unbestimmten Zielsetzung machen. Das Gespräch ist zu einer der wichtigsten Arbeitsweisen entwickelt worden. Seine hohe pädagogische Wirksamkeit, besonders in der Mitarbeiterführung, wird mehr und mehr anerkannt. Das bedeutet, daß sich in der Heimführung niemand mehr der Gesprächsform entziehen kann. Für den Heimleiter ist es das tägliche Brot, besonders für denjenigen, der eine echte „Menschenführung" (Mitarbeiter, Heimbewohner) in seinen Führungsstil einbaut.
Ein Gespräch bringt auch Probleme wie etwa Sympathie oder Antipathie der Teilnehmer, Aggressivität oder Gehemmtheit mit sich. Der Heimleiter hat die Aufgabe, das Gespräch als Führungsmittel so anzuwenden, daß er damit seine Zielsetzungen erreicht. Heimleiter, die heute ihren Führungsaufgaben gerecht werden wollen, sollten das Gespräch nicht nur bejahen, sondern auch beherrschen. Die Mitarbeiter reagieren entsprechend, wenn der Heimleiter sich ihnen gegenüber im Gespräch falsch verhält. In einer Zeit, in der die Orientierung des einzelnen inmitten einer verwirrend vielfältigen und widersprüchlich erscheinenden Welt eine noch ständig wachsende Bedeutung gewinnt, ist es wichtig, die Qualität von Gedankengängen kontrollieren zu können, oder doch zumindest die für ein endgültiges Urteil notwendigen, aber noch offenen Fragen zu erkennen.
Unhaltbare Aussagen bei einem Gespräch und Scheinbegründungen werden für den Mitarbeiter in jedem Falle sichtbar. Aber auch die Stabilität einer Begründung, d.h. der Grad ihrer Unangreifbarkeit gegenüber veränderten Voraussetzungen, in den Gedankengängen der Kritiker wird

erkennbar. Dies ist vor allem bei Problemen wichtig, die gegensätzliche Standpunkte, Auffassungen und Begründungen erlauben.
Wann kommt ein Mitarbeitergespräch zur Anwendung? Bei Schwierigkeiten persönlicher und sachlicher Art, die einen Mitarbeiter betreffen; in Fragen, die den Delegationsbereich des Mitarbeiters berühren, oder wenn sich der Heimleiter der Kenntnisse eines Mitarbeiters bedienen will.
Wichtig dabei ist, daß der Mitarbeiter intensiv in das betriebliche Gesamtgeschehen einbezogen und vor allen Dingen aktiv an der Entscheidungsfindung beteiligt wird. Dadurch erhält er die Gewißheit, nicht nur Ausführender zu sein. Der Mitarbeiter hat ein besseres Verhältnis für getroffene Entscheidungen, auch wenn sie mit seiner Auffassung nicht unbedingt übereinstimmen. Daneben sieht er, daß ein Problem von mehreren Seiten betrachtet werden kann und muß – und daß bei einer Entscheidungsfindung stets eine Vielzahl teilweise unterschiedlichster Faktoren berücksichtigt werden müssen. Bei dem Gespräch wird der Mitarbeiter angehalten, über seinen Delegationsbereich hinaus zu denken und stets einen größeren Zusammenhang zu sehen. Es sollen Gedanken vor dem Heimleiter entwickelt werden. Darüber hinaus kann er sich kollegial zu Problemen äußern, die über seinen Delegationsbereich hinausgehen.
Der Heimleiter soll seine Mitarbeiter auffordern, Bedenken, Ansichten und Einwände frei und ohne Hemmungen zu äußern. Das Gespräch soll ein Ventil sein für persönliche und sachliche Unzufriedenheit. Der Heimleiter kann auf diese Weise die Atmosphäre reinigen und ein gutes Betriebsklima schaffen. Das Gespräch stellt die Diskussion des Heimleiters mit seinen Mitarbeitern dar. Es dient in der Hauptsache der Information und Beratung. Ziel eines solchen Gespräches ist es, die Initiative und das Mitdenken der Mitarbeiter zu fördern und damit dem Heimleiter nicht nur wichtige, sondern bei den ständig komplexer werdenden Arbeitsabläufen nahezu lebensnotwendige Entscheidungshilfen zu geben. Dem Heimleiter wird damit zwar nicht die Verpflichtung zur Entscheidung auf dem Weg über das Gespräch wieder abgenommen, jedoch durch die bei der Entscheidungsvorbereitung herangezogene Sachkenntnis seiner Mitarbeiter erleichtert. Im Gespräch kann der Heimleiter etwas von den Motiven erfahren, die das Verhalten seiner Mitarbeiter mitbestimmen können, z.B. ihre Bedürfnisse nach Geltung oder Einfluß.
Ein Heimleiter, der den Dialog anstrebt, wird seine Gespräche mit Fragen einleiten. Der autoritäre Heimleiter wird den Monolog vorziehen und seinen Mitarbeitern sagen, was er ihnen mitteilen möchte. Bei dem kooperativen, demokratischen Führungsstil bittet er um Unterstützung und Mitdenken. Auf Fragen reagieren die Mitarbeiter nicht so empfindlich wie auf Befehle. Mit der Fragetechnik, die das Gespräch zwischen Heimleiter und Mitarbeiter kennzeichnet, wird man die gewünschte Mitarbeit viel schneller und bereitwilliger erhalten, als wenn man

autoritäre Befehle erteilt. Fragen fordern zur Mitarbeit auf; Mitarbeiter, die einen Befehl übelnehmen würden, lassen sich zur Teilnahme am Gespräch aktivieren, wenn man sie auch ihre Ideen vorbringen läßt. Fragen sind die beste Art der Kritik. Wenn Sie z.B. ihrem Mitarbeiter sagen, wie schlecht seine Leistungen sind, dann zerstört dieser Tadel die Selbstachtung des Betroffenen. Sie sollten ihn statt dessen fragen, wie er seiner Meinung nach bessere Leistungen erzielen könnte. Auf diese Weise erhalten Sie seine Selbstachtung und geben ihm die Möglichkeit, seine Schwierigkeiten darzulegen. Durch diese Gesprächsführung erhält der Betreffende die Möglichkeit herauszufinden, wo seine Schwierigkeiten liegen, was er besser machen könnte, und wie er seine Erkenntnisse am besten in die Tat umsetzt. Kritik, die in Form einer Frage gebracht wird, wirkt sich positiv aus.
Gespräche regen Kreativität und Innovation an. Wenn ein Heimleiter die natürliche Kreativität seiner Mitarbeiter fördern will, muß er im Gespräch oft fragen: Wie denken Sie über? Was können wir? Ein Heimleiter kann diese Kreativität stimulieren, indem er sich nach den Vorstellungen seiner Mitarbeiter erkundigt.
Wenn der Heimleiter versuchen will, jemanden dahingehend zu beeinflussen, daß er seine eigene Denkrichtung aufgibt oder ändert und eine Alternative akzeptiert, sollte er ihn als erstes auffordern, seinen Standpunkt zu erläutern. Allerdings darf man dann nicht sofort erwidern: Sie haben nicht recht; damit würde das Gespräch sofort vergiftet sein. Ebenfalls darf man einen Standpunkt nicht ignorieren mit der Bemerkung: „Ich sehe das anders". Erst wenn der Gesprächspartner seine Gedanken ausführlich dargelegt hat, wird er für andere Mitteilungen und Meinungen empfänglich sein. Erst dann ist es an der Zeit, die eigenen Ideen und Gedanken zu äußern. Anschließend sollten Sie erneut Fragen stellen, um sicher zu gehen, daß der Gesprächspartner auch richtig verstanden hat. Für einen Heimleiter gibt es viele Gelegenheiten, durch Gespräche die Lösung von Problemen zu finden.

Sprechstunden für Mitarbeiter

Wenn der Heimleiter einen gut funktionierenden Betrieb haben will, benötigt er zuverlässige Mitarbeiter. Damit sich diese aber ganz einsetzen und auch mal zu harter Arbeit bereit sind, ist es erforderlich, daß sie wissen, jemanden zu haben, der bereit ist zu Aussprachen bei auftauchenden Schwierigkeiten. Der Mitarbeiter möchte in seinen menschlichen Problemen und Nöten ernstgenommen werden. Hierzu bietet die Sprechstunde für Mitarbeiter die beste Gelegenheit. Ohne sich vorher anmelden zu müssen, soll der Mitarbeiter die Möglichkeit zur Aussprache bekommen. Für den Heimleiter ist es wichtig, sich stets vor Augen zu halten, daß all seine Mitarbeiter von Zeit zu Zeit Problemen gegenübergestellt werden. Diese können vielgestaltig sein, von dienstlichen, häuslichen und finanziellen Schwierigkeiten bis zu ernsten Problemen seelischer Art. Um was es sich immer handelt: sicher ist, daß die Probleme und die Schwierigkeiten, die ein Mitarbeiter mit sich herumträgt, geeignet sind, seine Arbeitsleistung zu beeinträchtigen und die Teamarbeit zu stören, auch wenn die Ursache in keiner Weise mit der Arbeit in Beziehung steht.

Sprechstunden bieten die Möglichkeit, ein Problem mit einem verständnisvollen Menschen zu besprechen. Die Besprechung bedeutet bereits einen großen Schritt zu einer Lösung des Problems, aber der Erfolg der Mitarbeiterberatung ist ausschließlich abhängig von der Weise, wie sie gehandhabt wird. Die Art der Besprechung beruht zum größten Teil auf der persönlichen Aussprache – dies besonders bei Problemen seelischer Natur. Dabei kommt es auf Erfahrung und Geschicklichkeit des Heimleiters an, das Problem so anzugehen, daß es zu einer Befreiung von der seelischen Spannung durch eine offene Aussprache über das betreffende Problem kommt. Sollte es sich um Konflikte handeln, die der Heimleiter nicht lösen kann, so sollte er durchaus für den Betreffenden die erforderlichen Schritte unternehmen, damit ihm sachkundige Hilfe zuteil werden kann.

Die persönlichen Anliegen der einzelnen Mitarbeiter sollten vom Heimleiter bevorzugt und vordringlich behandelt werden. Die Mitarbeiterbetreuung ist heute umfassender geworden; sie ist aber nach wie vor Aufgabe des guten Heimleiters, der Interesse an seinen Mitarbeitern zeigt und in ihnen die Menschen sieht, die Familie, gesellschaftliche Beziehungen, Nöte, Zweifel und Probleme haben. Zur Lösung der Probleme ist die Offenheit sehr wichtig.

Dienstgespräch

Das Dienstgespräch spielt im Zusammenhang mit den funktionstragenden Mitarbeitern und der damit verbundenen Teamarbeit eine bedeutende Rolle. Dienstbesprechungen sollten mindestens einmal wöchentlich stattfinden. Sie werden angesetzt, wenn es darum geht, die Mitarbeiter zu informieren, was sie wissen müssen, um in ihren Delegationsbereichen selbständig entscheiden und handeln zu können. Weiter wird über bereits getroffene Entscheidungen gesprochen und deren Durchführung veranlaßt.

Es ist ein weitgespanntes Gebiet, in dem der Heimleiter unter Zuhilfenahme von Dienstbesprechungen zu führen hat. Hier muß deutlich werden, bestimmte Informationen von den funktionstragenden Mitarbeitern einzuholen. Da handelt es sich vor allem um Querinformationen aus den verschiedenen Abteilungen.

Im Dienstgespräch sollen mit Hilfe von Diskussionen Lösungen erarbeitet, Meinungen vertreten und Standpunkte zur Kenntnisnahme gegeben werden. Auch Erfahrungen und Berichte sollen ausgetauscht, gesammelt und besprochen werden.

Funktionstragende Mitarbeiter der verschiedenen Abteilungen müssen bei dem Dienstgespräch dabei sein, um jeweils aus ihrer Sicht zu den anstehenden Fragen Stellung zu nehmen. Auf diese Weise werden Meinungen und Hinweise einzelner Fachleute zur Problemlösung herangezogen.

Die Dienstbesprechung sollte die Initiative, die Aktivierung und das Mitdenken der funktionstragenden Mitarbeiter fördern. Der Heimleiter hat darauf zu achten, daß die Dienstbesprechung nicht den Charakter einer Vernehmung erhält, bei der die Mitarbeiter der Reihe nach abgefragt werden und lediglich die Möglichkeit haben, mit einer knappen Angabe zu antworten. Der Mitarbeiter erhält vielmehr die Gelegenheit, seine Gedanken zu äußern, wenn er von sich aus dazu bereit ist und zur Sache etwas Bestimmtes sagen möchte; des weiteren ist es die Pflicht des Heimleiters, die Mitarbeiter um Wortmeldungen zu bitten. Die Mitarbeiter kommen auf keinen Fall nur einmal zu Wort. Sie brauchen nicht bei der ersten an sie gerichteten Frage erschöpfend Antwort zu geben, sondern sollen während des gesamten Verlaufs einer Dienstbesprechung die Gelegenheit haben, das Wort zu ergreifen. So bleiben die Mitarbeiter auch im Rahmen einer Dienstbesprechung das, was sie heute unter allen Umständen sein müssen: selbständig denkende und handelnde funktionstragende Mitarbeiter, echte Gesprächspartner und keine Befehlsempfänger.

Verlauf einer Dienstbesprechung

Ein Heimleiter eines Alten- und Pflegeheims mit rund 50 Mitarbeitern bittet seine funktionstragenden Mitarbeiter zu einer Dienstbesprechung zu sich.

> Heimleiter: „Guten Morgen. Wie sie bereits meiner Notiz entnehmen konnten, machen mir die erschreckend hohen Fehlzeiten unserer Mitarbeiter Sorgen. Bei der Durchsicht der Dienstpläne stellte ich fest, daß Krankheiten immer mehr zunehmen. Deshalb möchte ich, daß bei der nächsten Dienstbesprechung jeder unserer Mitarbeiter darauf hingewiesen wird, daß ihm für unentschuldigtes Fehlen in Zukunft Freizeit abgezogen wird. Ich halte dies für die einzige Möglichkeit. Ich bin der Meinung, daß zunächst Sie von dieser Regelung informiert werden sollten und erwarte Ihre Mitarbeit. Das ist alles, gehen wir nun wieder an die Arbeit."

Dieser Heimleiter verhält sich in der Dienstbesprechung autoritär und vermeidet das Gespräch mit seinen Mitarbeitern.

Wie sieht die Dienstbesprechung in der Alternative aus?

> Heimleiter: „Guten Morgen. Sie haben meine Aktennotiz erhalten, in der ich das anstehende Problem nur umschrieben habe. Eigent-

lich weiß ich gar nicht, was das eigentliche Problem ist. Ich kam darauf, als ich unsere Dienstpläne ansah. Obwohl zur Zeit keine Krankheiten grassieren, sind viele unserer Mitarbeiter häufig abwesend, und das bereits seit mehreren Wochen. Wie kommt das?"
1. Mitarbeiterin: „Sie haben recht. Auch uns ist das bereits aufgefallen, und wir haben uns erst kürzlich darüber unterhalten. Es gibt einige mögliche Gründe. Wir haben zunächst einmal festgestellt, daß wir im Vergleich zu anderen Heimen eine schlechtere Arbeitszeit haben, keinen Schichtdienst und ständige Überforderung der Mitarbeiter. Ich würde eine generelle Arbeitszeitenänderung und Umorganisation vorschlagen."
2. Mitarbeiterin: „Ich stimme der Kollegin zu, es gibt aber auch noch andere Gründe. Einige Mitarbeiter sind mit verschiedenen Dingen auf der Station nicht einverstanden und stecken ihre Kollegen mit ihrer Meckerei an. Ich glaube, wir sollten uns mit diesen Meinungsmachern einmal unterhalten. Da sie vor allem in meiner Abteilung festzustellen sind, werde ich das übernehmen und ihnen einen Bericht erstatten."
Heimleiter: „Das ist ja interessant. Davon wußte ich nichts. Jetzt haben wir schon mehrere Gründe. Gibt es noch etwas anderes, was eine Rolle spielen könnte?"
3. Mitarbeiterin: „Ich glaube ja. Unsere Stationen sind so schnell mit neuen Mitarbeitern besetzt worden, daß kein Teamgeist entstehen konnte. Vielleicht sollte man einmal monatlich eine Besprechung einführen, in der unsere Mitarbeiter ihre Probleme offen diskutieren dürfen. Dadurch würden wir unseren Mitarbeitern zeigen, daß wir uns um sie kümmern. Ich glaube, diese Dinge verstärken die kooperative Zusammenarbeit."
Heimleiter: „Ich freue mich, daß Sie sich so einsetzen. Ich bitte Sie, sich einmal näher mit den Problemen zu befassen. Wir haben ganz sicherlich einige Gründe für die Fehlzeiten unserer Mitarbeiter entdeckt, und ich bin gespannt auf ihre Berichte, wie sich die vorgeschlagenen Veränderungen auf die Arbeitsmoral auswirken werden. Haben Sie noch andere Fragen oder Probleme? Dann für heute genug und herzlichen Dank."

Bei der zweiten Form wurden zwischen den beteiligten Personen konstruktive Ideen ausgetauscht. Alle Gesprächspartner bemühten sich, den Problemen auf den Grund zu gehen. Alle Beteiligten sprachen offen und aufrichtig miteinander, denn alle waren ehrlich bemüht, den Gründen für die Fehlzeiten der Mitarbeiter auf die Spur zu kommen.
Im Alternativbeispiel bemühte sich der Heimleiter um effektive Kommunikation. Jetzt ist die Unterhaltung offen, freundlich und menschlich. Sie fördert Kreativität der Gesprächspartner. Indem der Heimleiter seine

Mitarbeiter als gleichberechtigt behandelte, hob er ihr Selbstbewußtsein und machte es ihnen leichter, ihn selbst zu akzeptieren. Diese Faktoren vermeiden Apathie und Passivität der Mitarbeiter. Der Heimleiter erkennt seine Gesprächspartner an und zeigt, daß er Wert auf ihre Meinung und Entscheidung legt. Dadurch verstärkt er ihre Motivation und sorgt dafür, daß sie sich der Probleme annehmen. Es bleibt abzuwarten, ob sich hierbei wirklich etwas verändert und die Probleme damit gelöst werden können.

Dienstanweisung

Soll gewährleistet sein, daß Ziele und Maßnahmen der innerbetrieblichen Aufgaben erfüllt werden, so muß von der Heimleitung eine klare Dienstanweisung für die Mitarbeiter vorliegen. Es dient zur Motivation der Mitarbeiter, daß entsprechende Grundsatzerklärungen vorliegen. Sie sind ein wesentlicher Beitrag dazu, im Heim eine Vorstellung über Notwendigkeit, Umfang und Ziele der Altenarbeit entstehen zu lassen. Falsche oder unzureichende Vorstellungen des innerbetrieblichen Ablaufes haben vielfach verhindert, daß eine für alle Beteiligten befriedigende Arbeit geleistet wurde.

Jedem Mitarbeiter sollte klarwerden, daß der Heimleiter, um seine Aufgaben erfüllen zu können, im ganzen und in ihren einzelnen Abteilungen zu organisieren hat. Die Arbeit soll sinnvoll gestaltet, systematisch und planvoll auf das Ziel gerichtet sein. Diese ordnende und koordinierende Tätigkeit ist auch in allen Teilbereichen des Heimbetriebes notwendig und sollte transparent gemacht werden. Die Dienstanweisung für die Mitarbeiter ist ein Mittel dazu und stellt bestimmte Regeln auf. Diese sollen zu einem besseren Verständnis des kollegialen Verhaltens beitragen und damit der Gemeinschaft dienen.

① Jeder Mitarbeiter verpflichtet sich, ihm übertragene Aufgaben unter Beachtung der Hausordnung gewissenhaft und mit der nötigen Einstellung und Hilfsbereitschaft zum Altenpflegeberuf durchzuführen.

② In eigener Verantwortung nach den Anweisungen des Vorgesetzten pflegt und betreut der Mitarbeiter die Heimbewohner und nimmt sich derer Bedürfnisse an.

③ Der Mitarbeiter ist zur Zusammenarbeit mit anderen Abteilungen verpflichtet und hat in Angelegenheiten, bei denen er nicht sicher ist, ob seine Eigenverantwortung ausreicht, seinen Vorgesetzten zu fragen.

④ Alle Mitarbeiter haben die Pflicht, sich gegenseitig über das zu informieren, was der andere wissen muß, um seine Aufgaben ordnungsgemäß ausführen zu können.

⑤ Jeder Mitarbeiter ist verantwortlich für die Wartung und Pflege sowie die Funktionstüchtigkeit aller Einrichtungen seines Verantwortungsbereiches. Er ist ferner verantwortlich für Sauberkeit und Ordnung und für die Unfallsicherheit der Einrichtungen, soweit Unfallquellen erkennbar sind. Er ist auch verantwortlich für die Meldung der Reparaturbedürftigkeit von Einrichtungen in seinem Verantwortungsbereich.

⑥ Die ordnungsgemäße Erfüllung der Aufgaben dient nicht nur dem einzelnen Mitarbeiter, sondern gleichzeitig den Zielen des ganzen Heimbetriebes. Es ist deshalb wichtig, daß bei allen Arbeiten davon ausgegangen wird, daß sie für den Heimbetrieb als Ganzes sinnvoll sind.

⑦ Die Mitarbeiter sind grundsätzlich verpflichtet, ihren Arbeitsbereich während der Dienstzeit nicht zu verlassen. Es ist auch nicht gestattet, die Diensträume für private Zwecke zu benutzen.

⑧ Dienstbeginn und Dienstschluß sind auf die Belange des Heimbetriebes abgestimmt. Sie sind entsprechend der gesetzlich vorgeschriebenen Arbeits- und der Freizeit und pflegerischen Notwendigkeiten festgelegt und auf dem jeweiligen Dienstplan ersichtlich. Die Freizeitpausen müssen innerhalb der Arbeitszeit genommen werden. Es ist nicht zulässig, die Zeit im voraus zu nehmen oder von der Arbeitszeit abzuziehen.

⑨ Arbeitsunfähigkeit ist lt. tarifl. Bestimmungen unverzüglich am Arbeitsplatz zu melden. Die ärztliche Bescheinigung hat spätestens am dritten Tag der Arbeitsunfähigkeit vorzuliegen.

⑩ Die leitende Schwester hat bei der Erstellung des Dienstplanes die Urlaubswünsche der einzelnen Mitarbeiter zu berücksichtigen. Der Urlaub muß auf den dafür vorgesehenen Vordrucken beantragt und genehmigt werden.

Da der Stationsdienst auch während der Urlaubszeit sichergestellt sein muß, ist der Urlaubstermin in eine Urlaubsliste einzutragen und mit den anderen Mitarbeitern abzusprechen.

⑪ Es muß für die Mitarbeiter selbstverständlich sein, daß in Gegenwart von Heimbewohnern nicht über deren Krankheitszustand gesprochen wird. Auch Privatgespräche sind in Gegenwart von Heimbewohnern nicht erwünscht.

Telefongespräche, die privaten Zwecken dienen, dürfen nur in dringenden Fällen geführt werden.

⑫ Auskünfte an die Bewohner oder Angehörige über das Befinden von Heimbewohnern erteilt nur der Arzt, da sie unter die Schweigepflicht fallen. Wenn der Gesprächspartner bekannt ist, können durch die Stationsschwester Hinweise gegeben werden.

⑬ Medikamente und ärztliche Verordnungen sind nach den vom Arzt gegebenen Anordnungen anzuwenden und nach den gesetzlichen Vorschriften zu handhaben und unter Verschluß zu halten. Über die Ausgabe ist ein Medikamenten- und Verordnungsbuch zu führen. Opiate und andere schwere schmerzstillende Mittel sind in einem Extrafach des Medikamentenschrankes unter Verschluß zu halten; ein eigens hierfür angelegtes Buch über deren Ausgabe ist zu führen.

⑭ Es ist nicht gestattet, Belohnungen oder Geschenke anzunehmen, denn dadurch könnten bestimmte Leistungen von diesen Geschenken abhängig gemacht werden.

⑮ Auf die Hygienebestimmungen ist größter Wert zu legen. Auf die persönliche Hygiene, einschließlich einer ordentlichen Frisur, ist unbedingt zu achten.

⑯ Jeder Mitarbeiter sollte versuchen, an angebotenen Ausbildungsveranstaltungen teilzunehmen. Er sollte stets bestrebt sein, sein Bestes zu geben, eine echte und harmonische Zusammenarbeit herzustellen und aufrechtzuerhalten.

⑰ Die Dienstanweisung ist Bestandteil des Arbeitsvertrages. Die dem Heim zur Verfügung stehenden Mittel müssen so eingeteilt werden, daß die gesamten Bedürfnisse der alten Menschen befriedigt werden können. Diese Bedürfnisse sind nicht nur körperlicher und geistiger Natur; auch die sozialen und seelischen Nöte, Angst vor der Zukunft und andere Belange stehen auf der Tagesordnung. Die klare Anwendung des Dienstablaufes soll dazu beitragen, die schwere, aber schöne Aufgabe zu lösen.

Mitarbeiterwerbung

Wenn ein freier Arbeitsplatz neu besetzt werden soll, wird der Heimleiter zunächst prüfen, ob er auf vorhandene, ihm schon bekannte Arbeitskräfte aus seinem Heim zurückgreifen kann.
Bei der Auswahl der Bewerber hat der Heimleiter dagegen freie Hand: er kann frei wählen und einen qualifizierten außerbetrieblichen Bewerber jederzeit einem weniger qualifizierten innerbetrieblichen Bewerber vorziehen. Allerdings ist oftmals in Anstellungsverträgen für Heimleiter die Vorschrift enthalten, daß bei Neueinstellungen auch der Träger ein Auswahl- und Mitspracherecht hat. Hier soll nun versucht werden, Möglichkeiten aufzuzeigen, die den Heimen zur Verfügung stehen, um den Personalbedarf zu decken. Neben der Anzeigenwerbung kommt auch die Einschaltung Dritter, z.B. des Arbeitsamtes, sowie die Direktansprache in Betracht. Für den Erfolg der Werbemaßnahmen ist die Wahl des richtigen Mediums von Bedeutung. Das gebräuchlichste Medium der Personalwerbung ist nach wie vor die Anzeige in einer Tageszeitung oder einer Fachzeitschrift.

Auch Mitteilungsblätter von Vereinen und Kirchen kommen für derartige Anzeigen in Frage. Hier sind die Anzeigenpreise wegen der geringen Auflage relativ niedrig, und Anzeigenaufträge werden nicht selten als Spenden für einen guten Zweck betrachtet. Insofern können sich solche Stellenanzeigen auch positiv auf das Image eines Heimes auswirken. Überregionale Zeitungen und vor allem Fachzeitschriften eignen sich mehr für die Ausschreibung von freien Stellen. Gerade für den Pflegeberuf in Alten- und Pflegeheimen, die im ganzen Bundesgebiet vertreten sind, kann eine Ausschreibung sehr wertvoll sein.
Für das Gestalten und Texten von Stellenanzeigen gilt der oberste Grundsatz: es dürfen keine falschen Versprechungen gemacht werden. Die Mitarbeiter sind heute wesentlich kritischer geworden und scheuen sich nicht, ihre Meinung offen zu sagen. Es ist deshalb nicht ratsam, in Anzeigen beispielsweise ein ausgezeichnetes Arbeitsklima oder ein junges Arbeitsteam anzupreisen, wenn dies nicht wirklich der Fall ist.
Ebenfalls sind Anforderungen an die Bewerber ganz klar zu nennen, damit sich von vornherein nur diejenigen bewerben, die auch die geforderten Voraussetzungen mitbringen. Am Ende einer Anzeige sollten die Adressaten zur Abgabe einer Bewerbung aufgefordert werden. Es empfiehlt sich hierbei, die gewünschten Bewerbungsunterlagen einzeln aufzuführen. Es können auch vorgedruckte Coupons in der Anzeige enthalten sein, die ausgeschnitten und eingeschickt werden sollen. Durch solche Antwortbewerbungen kann auch weiteres Informationsmaterial über das Heim angefordert werden.
Bei den meisten Stellenanzeigen ist der günstigste Zeitpunkt die gesetzliche Kündigungszeit, denn gerade die besten Mitarbeiter, die eine ziemlich klare Vorstellung über ihren Stellungswechsel haben, werden sich relativ frühzeitig nach einer neuen Position umsehen. Eine weitere Möglichkeit zur Besetzung von freien Stellen besteht in der Einschaltung von Vermittlern. Als Vermittler kommen außer den Arbeitsämtern auch Mitarbeiter, Kollegen und private Kontaktpersonen in Frage. Die Einschaltung solcher Vermittler ist ein verhältnismäßig preiswerter Weg der Personalwerbung; sie wird jedoch vielfach erst dann eingesetzt, wenn Anzeigen und andere Maßnahmen versagt haben.
Unter Arbeitsvermittlung ist dabei das Zusammenführen von Arbeitssuchenden mit Arbeitgebern zur Begründung eines Arbeitsverhältnisses zu verstehen. Hierzu muß aber festgestellt werden, daß sich die qualifizierten Bewerber in den wenigsten Fällen vom Arbeitsamt vermitteln lassen, sondern ihre Stellensuche selbst in die Hand nehmen. Die Hauptarbeitsvermittlung liegt bei der Bundesanstalt für Arbeit, im Einzelfall also bei den Arbeitsämtern. Allen anderen Stellen und Personen ist die offizielle Arbeitsvermittlung gesetzlich verboten. Eine Ausnahme besteht lediglich für Künstler, Kapellen und Hausgehilfinnen. Keine Arbeitsvermittlung im gesetzlichen Sinn liegt vor, wenn jemand gelegentlich und ohne Entgelt Arbeitskräfte zur Einstellung empfiehlt, z.B. wenn er einen Arbeitgeber auf einen ihm bekannten und geeignet erscheinenden Arbeit-

suchenden aufmerksam macht. Für den Fall, daß durch die Werbung in Fachzeitschriften und durch das Arbeitsamt keine Vermittlung entsteht, bleibt noch die Ansprache von Mitarbeitern und Kontaktpersonen, die zu dem Heim ein positives Verhältnis haben.
Jeder Heimleiter sollte einen guten Kontakt zu den benachbarten Altenpflegeschulen halten und die Lehrkräfte der Abschlußklassen beispielsweise zu Veranstaltungen im Heim in persönlichen Briefen einladen.
Die Durchführung solcher Veranstaltungen in Räumen des Heimes bieten den Vorteil, daß gleichzeitig eine Heimbesichtigung stattfinden kann. Das Heim kann sich jedoch auch in Form von Filmen oder Dias in Fachschulen präsentieren.
Die Einladung zu einem Informationsnachmittag kann durch eine Anzeige in der Tageszeitung erfolgen. Eine unmittelbare Ansprache möglicher Bewerber wird häufig im Rahmen eines Praktikums erfolgen. Viel mehr Heimleiter sollten solchen Praktika gegenüber positiver eingestellt sein. Zu der Werbung von Mitarbeitern kann auch ein „Tag der offenen Tür" gehören, an dem der Heimbetrieb vorgestellt wird.
Erwähnt seien an dieser Stelle auch gemeinsame Aktionen der Berufsorganisationen, die gelegentlich sogar über Rundfunk oder Fernsehen eine große Zahl von Bewerbern erreichen. Bei der Werbung von Mitarbeitern bedarf es also eines aktiven und bewußten Vorgehens von seiten des Heimleiters, wenn er das erstrebte Ziel erreichen will. Es ist kein Vorhaben, vor dem man zu kapitulieren braucht. Die damit verbundenen Anforderungen lassen sich bei vernünftiger Überlegung und systematischer Planung ohne weiteres erfüllen.

Vorstellungsgespräch

Sehr wichtig bei Neueinstellungen ist das Vorstellungsgespräch. Es sollte in der Regel stattfinden, nachdem der Bewerber einen Personalfragebogen ausgefüllt und mit seinen Unterlagen (z.B. Zeugnisse, Lebenslauf und Referenzen) übersandt hat, so daß bereits eine erste Information und Sichtung möglich war. Dazu gehört es auch, daß sich der Heimleiter bei den als Referenz benannten Personen nach den Leistungen und Eigenschaften des Bewerbers erkundigt. Der bisherige Arbeitgeber ist verpflichtet, auf Wunsch und im Interesse des Arbeitnehmers in wahrheitsgemäßer und sorgfältiger Weise Auskunft über Verhalten und Leistungen des Arbeitnehmers zu geben. Ohne ausdrückliche Zustimmung und ohne Wissen des Bewerbers ist der bisherige Arbeitgeber allerdings nicht verpflichtet, wohl aber berechtigt, solche Auskünfte zu erteilen. Wenn die Auskunft der Wahrheit entspricht, so kann der bisherige Arbeitgeber sie auch dann geben, wenn sie dem Arbeitnehmer schadet. Verlangt der Bewerber, daß der neue Betrieb von der Befragung des gegenwärtigen Arbeitgebers Abstand nimmt, so ist dem Folge zu leisten. Hält sich der Heimleiter nicht an das Verlangen, so ist er für evtl. Schäden, beispielsweise bei einer Entlassung, ersatzpflichtig!

Zu klären im Vorstellungsgespräch sind der Arbeitsplatz des Bewerbers, die Dienst- und Freizeiten sowie die Zielaufgaben der stationären Altenarbeit. Weiter besteht der Sinn des Vorstellungsgespräches darin, daß sich Bewerber und Heimleiter und die betreffende funktionstragende Mitarbeiterin gegenseitig kennenlernen und beide sich ein Bild voneinander machen können. Schließlich dient dieses Gespräch dazu, die Arbeitsbedingungen im einzelnen auszuhandeln, sofern es zur Einstellung des Bewerbers kommt.

Es ist allgemein üblich, bei dem Vorstellungsgespräch eine Vielzahl von Fragen zu stellen, um sich ein umfassendes Bild von der Person und den Fähigkeiten zu machen. Allerdings dürfen die gestellten Fragen keine Ausfragung des Bewerbers bezwecken. Zulässig sind nur solche Fragen, die für das Arbeitsverhältnis von sachlicher Bedeutung sind und an deren Beantwortung der Heimleiter ein berechtigtes Interesse hat. Hierzu zählen vor allem Name und Vorname, Familienstand und Kinderzahl, Wohnsitz, Schulbildung, beruflicher Werdegang, letzte Arbeitsstelle, Höhe des letzten Gehaltes, laufende Lohn- und Gehaltspfändungen oder abgegoltener Urlaub.

Fragen nach dem allgemeinen Gesundheitszustand des Bewerbers gehören zwangsläufig in seine gesetzlich geschützte Intimsphäre. Sie sind deshalb nur insoweit zulässig, als sie mit der vorgesehenen Tätigkeit in Zusammenhang stehen. Es darf nicht einfach nach allen Krankheiten der letzten Jahre gefragt werden, sondern nur, ob der Ausübung der vorgesehenen Tätigkeit bestehende oder zurückliegende Krankheiten entgegenstehen. Unabhängig davon sollte jeder Heimleiter verlangen, daß sich der Bewerber einer Einstellungsuntersuchung zu unterziehen hat und den Arzt dabei zwecks Mitteilung des Untersuchungsergebnisses von seiner Schweigepflicht entbindet. Grundsätzlich ist der Bewerber nicht dazu verpflichtet, sich einer Untersuchung zu unterziehen; im Weigerungsfalle läuft er aber Gefahr, nicht eingestellt zu werden. In jedem Heim muß aber eine Untersuchung nach dem Bundesseuchengesetz für diejenigen Mitarbeiter stattfinden, die mit Lebensmitteln in Kontakt kommen (Küche) sowie für das Pflegepersonal eine Röntgenuntersuchung.

Jugendliche, die in das Berufsleben eintreten, also Personen unter 18 Jahren, dürfen nur dann beschäftigt werden, wenn sie innerhalb der letzten neun Monate vor dem Beginn einer Beschäftigung von einem Arzt untersucht worden sind und dem Heimleiter eine entsprechende Bescheinigung vorlegen.

Die Frage, ob der Bewerber Schwerbehinderter oder Inhaber eines Versorgungsscheines ist, darf jederzeit gestellt werden. Ein Bewerber ist im Regelfall nicht dazu verpflichtet, von sich aus irgendwelche Umstände, wie z.B. Schwangerschaft oder eine Schwerbehinderteneigenschaft, unbefragt zu offenbaren. Etwas anderes gilt nur dann, wenn ein Bewerber weiß, daß er die vorgesehene Tätigkeit nicht zum vereinbarten Anfangstermin antreten oder diese auf Dauer nicht ausüben kann.

Einige Fragen dürfen grundsätzlich nicht gestellt werden, so z.B. die Frage nach der Zugehörigkeit zu einer Gewerkschaft, einer politischen Partei oder nach der religiösen, aber auch politischen Einstellung des Bewerbers. Allerdings gibt es hiervon Ausnahmen. Wenn jemand z.B. in einem konfessionellen Alten- oder Pflegeheim Anstellung sucht, so kann der Heimleiter bzw. Träger darauf bestehen, daß der Bewerber der Kirche angehört. Bei unzulässigen Fragen kann der Bewerber die Antwort selbstverständlich verweigern. Mitunter geben Bewerber aber auch falsche Antworten, weil sie befürchten, andernfalls nicht eingestellt zu werden.

Bei den Vorstellungsgesprächen kommt oft die Frage nach dem Ersatz von Vorstellungskosten. Diese Frage kann nicht generell, sondern nur anhand der Einzelsituation entschieden werden. Hat der Heimleiter den Bewerber aufgefordert, sich persönlich vorzustellen, so gibt er damit eindeutig zu erkennen, daß er dieses Gespräch wünscht. Dann sollten die Vorstellungskosten auch ohne ausdrückliche Vereinbarung erstattet werden. Zu diesen Kosten gehören in die Regel die Fahrt, Unterbringungs- und Verpflegungskosten sowie ein etwaiger Verdienstausfall.

Wenn Sie ein Vorstellungsgespräch beginnen, sollten Sie so schnell wie möglich den Zweck des Gespräches klarstellen. Sie geben dem Bewerber damit zu verstehen, daß Sie nicht aus Zeitvertreib mit ihm sprechen wollen. Sie vermitteln ihm das Gefühl der Wichtigkeit. Sie zeigen ihm, daß Sie ihn schätzen. Sehr wichtig ist, daß Sie ihrem Gesprächspartner das Gefühl geben, daß Sie ihm vertrauen und daß er Ihnen vertrauen kann. Gerade bei einem Vorstellungsgespräch sollten Sie nie Fragen stellen, ohne ihm vorher die nötige Information zu geben, wozu Sie seine Antwort benötigen. Zum Vorstellungsgespräch gehört es aber auch, daß der Heimleiter umfassend über die eigene Einrichtung und speziell über die Aufgaben am künftigen Arbeitsplatz informiert.

Einstellung des Mitarbeiters

Jeder Heimleiter wird sich anhand der Nachfrage und nach seinem Stellenplan ständig überlegen müssen, ob er auch in Zukunft die bei ihm im Heim tätigen Mitarbeiter weiter beschäftigen kann, oder ob er mehr oder weniger Mitarbeiter benötigt. Dabei ist es von der Größe und auch von der geplanten Entwicklung seines Heimes abhängig, ob überhaupt und gegebenenfalls in welchem Umfang und mit welchen Methoden diese Überlegungen in einem Personalplan systematisiert und konkretisiert werden. Soweit eine solche Personalplanung stattfindet, ist der Heimleiter verpflichtet, die betreffenden Abteilungen mit einzuschalten. Er hat die funktionstragenden Mitarbeiter über die Personalplanung, insbesondere über den künftigen Personalbedarf sowie über die sich daraus ergebenden personellen Maßnahmen anhand von Berechnungen rechtzeitig und umfassend zu unterrichten und in der Dienstbesprechung eingehend zu beraten. Es muß auch besprochen werden, inwieweit bei der Durch-

führung der geplanten Einstellungen unter Umständen Härten für die betroffenen Mitarbeiter vermieden werden können.
Die Einstellung von Mitarbeitern gehört für jeden Heimleiter nicht nur zu den wichtigsten, sondern oft auch zu den schwierigsten Entscheidungen. Sie kann deshalb nicht ernst genug genommen werden. Eine erfolgreiche Personalpolitik hängt entscheidend davon ab, daß sich der Heimleiter möglichst Klarheit über den Bedarf und den Einsatz verschafft. Zum anderen müssen aber auch die Vorgespräche mit dem Bewerber vom Grundsatz der Klarheit beherrscht werden.
Es ist sehr wichtig, alle für das künftige Arbeitsverhältnis wichtigen Punkte entweder gemeinsam oder in einem individuellen Gespräch mit dem Bewerber zu erörtern. Nur auf diese Weise lassen sich Irrtümer und Enttäuschungen sowie sich daraus später ergebende Streitigkeiten vermeiden. Nicht beseitigte Unklarheiten beeinflussen nur allzu leicht Inhalt und Auslegung des Arbeitsvertrages, was vielfach verkannt wird. Die Einstellung ist nicht nur ein einfacher Vertragsabschluß, sondern sie wird von komplizierten rechtlichen Vorschriften beherrscht.
Die Rechte eines zukünftigen Mitarbeiters müssen zu jedem Zeitpunkt gewahrt sein. Dies kann bereits bei der Einstellung zum Ausdruck kommen. Der Empfang, der dem Bewerber zuteil wird, ja das Milieu des Büros sind von wesentlicher Bedeutung. Der vorausschauende Heimleiter wird darauf achten, daß sein Büro gut gelegen und möbliert ist. Bewerber sind willkommen und nicht nur geduldet. Ihnen sollte klar zu verstehen gegeben werden, daß im Heim keine diskriminierende Einstellung aus nationalen, religiösen oder ähnlichen Gründen geduldet wird. Entscheidend für die Einstellung sind allein die Fähigkeiten des einzelnen. Der Heimleiter sollte keine Mühe scheuen, diese Fähigkeiten und Eignung herauszufinden, um so den richtigen Mann an den richtigen Platz zu stellen.
Es dürfen keine Hoffnungen geweckt werden, die mit den Gegebenheiten des Heimablaufs im Widerspruch stehen, etwa indem man dem Bewerber leichtfertig unberechtigte Zusagen macht.
Der Heimleiter muß die ihm überlassenen Unterlagen vertraulich behandeln und sorgfältig aufbewahren oder unverzüglich zurücksenden, falls es nicht zum Vertrag kommt. Er hat in erster Linie auf die Einhaltung von Formvorschriften zu achten und eventuelle Unklarheiten zu beseitigen. Auch der Bewerber hat bei den Einstellungsverhandlungen Auskunft zu geben. So hat er den Heimleiter über seinen Gesundheitszustand zu informieren, wenn davon die Entscheidung zur Einstellung abhängt.
Ein gewisser Prozentsatz neuer Mitarbeiter wird stets mit persönlichen Schwierigkeiten zu kämpfen haben. Mitunter liegen diese in ihrer Tätigkeit begründet; aber oft sind es familiäre Sorgen, Schwierigkeiten im Verhältnis zu Mitarbeitern oder auf die Eigenart des einzelnen zurückzuführen. Ist der „Neue" unausgeglichen, so ist er auch unzufrieden, und gleichzeitig werden seine Leistungen unzureichend sein. Sein Verhalten wird seine Mitarbeiter beeinflussen. Er wird zu unbegründetem Fernblei-

ben vom Arbeitsplatz neigen und wohl eher Krankheiten ausgesetzt sein.
Wenn der Heimleiter diese Punkte bei der Einstellung berücksichtigt, wird es ihm leichtfallen, die richtigen Mitarbeiter für den Dienst am alten Menschen zu finden.

Einführung neuer Mitarbeiter

Dem Neueingestellten muß eine gründliche Einweisung und Information über die Arbeitsbedingungen und arbeitstechnischen Abläufe vermittelt werden. Er wird allen Mitarbeitern und Heimbewohnern vorgestellt und mit den geschriebenen und ungeschriebenen Gesetzen des Hauses vertraut gemacht.
Für eine erfolgreiche Einführung neuer Mitarbeiter ist es von Bedeutung, daß die notwendigen Maßnahmen dem Bewerber einen klaren Überblick über die Zielstellung des Heimes, seine Struktur, Aufgaben sowie über seinen Arbeitsplatz und die ihn erwartenden Arbeitsanforderungen geben. Er erwartet zu Recht eine Starthilfe von seiten des Heimes, die sich keinesfalls in der reinen Arbeitsunterweisung erschöpfen darf. Daher ist zu vermeiden, daß beim Bewerber falsche Vorstellungen über das Heim, seine Größe, Stellung, seine Arbeit und sein Aufgabengebiet entstehen.
Informationen über allgemeine, persönlich interessierende Fragen, wie z.B. Parkplätze, sanitäre Anlagen, Garderobe, Verkehrsmittel, sowie über allgemeine Umgangsformen und Gepflogenheiten im Heim, wie z.B. Anklopfen an die Bewohnerzimmer, Anrede der Heimbewohner (individuell mit dem Namen), Titel. (Wo) darf geraucht werden? Ein wesentlicher Punkt ist die Information über Brandschutzordnung. Wichtig sind überhaupt alle Sicherheits- und Schutzmaßnahmen, Unfallverhütungsvorschriften und Verhalten im Katastrophenfall.
Wichtiger Grundsatz muß sein, daß der Arbeitsplatz gleich am ersten Tag vorhanden ist, die Kompetenz und Arbeitsaufgabe ganz klar festgelegt sind. Die Information und die Einweisung in das Arbeitsgebiet und in die Betriebsordnung sowie über Arbeitsabläufe, Arbeitsanweisungen, Übergabe von Organisationsplänen, Arbeitsgepflogenheiten, Dienstanfang, Pausen und Freizeiten, Sprechstunden des Heimleiters und Förderungsmaßnahmen sowie Fortbildungsmaßnahmen dürfen nicht fehlen. Es gehört zu den Obliegenheiten, dem Neuen besondere Arbeitskniffe zu zeigen und ihm bei Störungen hilfsbereit zur Seite zu stehen.
Der neue Mitarbeiter wird sich in den meisten Fällen bereits aufgrund der Anwerbungsmaßnahmen, spätestens beim Vorstellungsgespräch eine bestimmte Vorstellung vom Heim, seiner Stellung und seiner Aufgabe gemacht haben. Er hat sich zweifellos auch Vorurteile gebildet, die teils auf Beobachtungen oder auf Umwelteinflüsse zurückzuführen sind. Weiter hat er ganz konkrete Vorstellungen, Hoffnungen und Pläne. Verschiedene Anlässe, die zu seinem Wechsel einer Stellung geführt haben,

sollten bei der Einführung nicht außer acht gelassen werden; so will sich der neue Mitarbeiter in der neuen Stellung meistens wirtschaftlich verbessern. Dafür bringt er aber auch zahlreiche Erfahrungen und Kenntnisse mit, die wir einsetzen sollten.
Bei der Einführung ist unbedingt zu beachten, daß es der neue Mitarbeiter nicht einfach hat, sich im Betrieb zu integrieren. Dabei sind es nicht einmal fachliche Schwierigkeiten, sondern vorwiegend psychologische und soziale Probleme. Der Heimleiter weiß, daß der neue Mitarbeiter Gefühle der Unsicherheit und Befangenheit mitbringt; er weiß noch nicht, ob er mit seiner Arbeit, vor allem mit seinem Vorgesetzten und seinen Kollegen, mit den Heimbewohnern zurechtkommt, und ob seine eigenen Erfahrungen, die er bereits gesammelt hat, zutreffen oder nicht! Bieten Sie schon bei der Einführung die Aussprachemöglichkeiten an, denn sie sind psychologisch von Bedeutung.
Bei Beachtung aller Kriterien wird der neue Mitarbeiter sich schnell und gut einarbeiten und somit ein Mitglied des Teams sein. Abschließend noch ein praktischer Tip: es gibt Heime – leider nur wenige –, die jeden neuen Mitarbeiter innerhalb der ersten Monate jeweils für einen Tag in sämtliche Arbeitsbereiche des Hauses delegieren: den Altenpfleger in die Küche wie zum Hausmeister, die Wirtschaftsleiterin auf die Pflegestation wie in die Personalabteilung. Das hat sehr viele Vorteile!

Kündigung eines Mitarbeiters

Die Kündigung ist eine einseitige Willenserklärung, die darauf abzielt, ein Arbeitsverhältnis für die Zukunft zu beenden. Das Recht der Kündigung steht dabei jeder Vertragspartei zu! Eine Kündigung muß eindeutig sein. Zwar brauchen die Worte „Kündigung" und „kündigen" nicht ausdrücklich fallen, aus der Kündigungserklärung aber muß der Wille zur Beendigung des Arbeitsverhältnisses klar hervorgehen (§ 133 BGB).
Weiterhin muß zum Ausdruck kommen, ob eine fristgerechte oder fristlose Kündigung gemeint ist. Unklarheiten gehen zu Lasten desjenigen, der kündigt.
Bei jeder Kündigung seitens des Heimleiters muß der Betriebsrat informiert werden. Hierbei ist zu berücksichtigen, daß es bei fast jeder Kündigung – ob zu recht oder zu unrecht – zu erheblichen Schwierigkeiten mit dem Betriebsrat kommen kann. Es ist deshalb von großer Wichtigkeit, Verfehlungen des Mitarbeiters abzumahnen und Konsequenzen anzudrohen.
Folgende Kündigungsarten werden unterschieden: Die ordentliche Kündigung bedarf der Einhaltung einer gesetzlich vorgeschriebenen und für die einzelnen Arbeitnehmergruppen (Arbeiter, Angestellte, Auszubildende, Schwerbeschädigte, Betriebsratsmitglieder, werdende Mütter usw.) unterschiedlich geregelten Kündigungsfrist.
Die außerordentliche Kündigung kann fristlos erfolgen, weshalb sie auch oft als fristlose Kündigung bezeichnet wird, d.h. sie ermöglicht es, in

besonderen Fällen wegen Vorliegen eines wichtigen Grundes ein Arbeitsverhältnis ohne Rücksicht auf die Dauer der gesetzlich vorgeschriebenen Kündigungsfrist aufzulösen.
Ein wichtiger Grund ist gegeben, wenn dem Kündigenden unter Berücksichtigung aller Umstände und unter Abwägung der Interessen beider Teile die Fortsetzung des Arbeitsverhältnisses nicht einmal bis zum Ablauf der Kündigungsfrist oder bis zur vereinbarten Beendigung des Arbeitsverhältnisses zugemutet werden kann (§ 626 Abs. 1 BGB).
Die Kündigung gegenüber einem Arbeitnehmer ist auch während einer Krankheit zulässig. Der Lauf der Kündigungsfrist wird durch die Krankheit nicht gehemmt. Das Kündigungsschutzgesetz findet jedoch Anwendung. Bestimmungen über einen Kündigungsschutz enthalten neben dem Kündigungsschutzgesetz das Schwerbeschädigtengesetz, das Mutterschutzgesetz und das Arbeitsplatzschutzgesetz.
Bei einer ordentlichen Kündigung braucht ein Kündigungsgrund nicht angegeben werden (§ 622 BGB), soweit nicht in einer Betriebsvereinbarung oder im Einzelarbeitsvertrag etwas anderes bestimmt ist.
Bei einer außerordentlichen Kündigung muß der Kündigende dem anderen Teil auf Verlangen den Kündigungsgrund unverzüglich schriftlich mitteilen (§ 626 Abs. 2 BGB). Die Kündigung ist empfangsbedürftig. Sie wird also nur wirksam, wenn sie dem Kündigungsempfänger zugeht (§§ 130, 131 ABG).
Eine Kündigung, die in Anwesenheit des Empfängers erklärt wird, ist diesem sofort zugegangen. Dasselbe gilt für die Übergabe eines Kündigungsschreibens und für die Kündigung durch Fernsprecher (§ 147 Abs. 1 BGB).
Eine Kündigung gegenüber einem Abwesenden gilt erst dann als zugegangen, wenn sie derart in den Machtbereich des Empfängers gelangt, daß er unter normalen Umständen davon Kenntnis nehmen kann.
Eine Kündigung durch Briefsendung oder Eilbriefsendung gilt als zugegangen, wenn der Brief in den Briefkasten des Empfängers eingeworfen wird. Eine Leerung des Briefkastens ist regelmäßig nach Eingang der Post, nicht jedoch am Sonntag oder zur Nachtzeit zu erwarten. Im Streitfall muß der Absender den Nachweis für den Zugang führen. Eine Kündigung durch Einschreibebrief gilt als zugegangen, wenn der Brief dem Empfänger übergeben wird.
Die Zustellung des Kündigungsschreibens durch Boten ist eine zweckmäßige Beförderungsmöglichkeit, weil im Streitfall der Bote als Zeuge den genauen Zeitpunkt des Zugangs bestätigen kann. Der Bote sollte das Kündigungsschreiben möglichst dem Empfänger persönlich oder einem erwachsenen Familienangehörigen übergeben und sich den Empfang quittieren lassen.
Kündigt der Arbeitnehmer oder ist ihm gekündigt worden, hat er Anspruch auf Beurlaubung, um sich eine neue Stelle zu suchen. Dies gilt nicht, wenn er nur zur Aushilfe oder auf Probe eingestellt ist (§ 629 BGB).

Bei der komplexen und teilweise kontroversen Rechtsprechung auf diesem Gebiet kann vom Heimleiter nicht erwartet werden, daß er über entsprechend erschöpfende Kenntnisse verfügt. Es ist aber erforderlich, ein Basiswissen parat zu haben, das den Heimleiter befähigt, vom Ansatz her richtig zu reagieren.

Arbeitsvertrag

Wenn sich der Heimleiter aufgrund der Bewerbungsunterlagen und der persönlichen Vorstellung zur Einstellung eines bestimmten Bewerbers entschieden hat, so steht dem Abschluß des Arbeitsvertrages nichts mehr im Wege. Immer wieder zeigen die Erfahrungen in der Praxis, daß es sowohl dem Heimleiter als auch dem Mitarbeiter in ihrem eigenen Interesse nicht nachdrücklich genug angeraten werden kann, Arbeitsverträge grundsätzlich schriftlich abzuschließen. Entgegen einer weit verbreiteten Ansicht muß ein Arbeitsvertrag nicht unbedingt schriftlich abgeschlossen werden, um rechtswirksam zu sein. Dies kann vielmehr auch mündlich, ja sogar stillschweigend erfolgen. Bei mündlichen Absprachen wird erfahrungsgemäß immer nur das Wichtigste besprochen, wie z.B. die vorgesehene Tätigkeit, die Höhe des Gehaltes, die Dauer der Arbeitszeit und des Urlaubs. Der Rest bleibt dagegen ungeregelt und wird einfach dem betrieblichen Zufall überlassen. Mündliche Arbeitsverträge sind deshalb vielfach die Ursache von Streitigkeiten; dies besonders bei Kündigungen und den darauf folgenden Arbeitsgerichtsprozessen. Man kann davon ausgehen, daß mit Unterstützung der Gewerkschaften 90% der gekündigten Mitarbeiter eine „Kündigungsschutzklage" einreichen. Und alles, was vom Heimleiter nicht schriftlich nachgewiesen werden kann, geht zu seinen Lasten, ob zu Recht oder zu Unrecht. Bei Arbeitsgerichtsprozessen wird oft mit unwahren Aussagen der Prozeß gewonnen oder ein Vergleich geschlossen.
Ein von beiden Seiten akzeptierter, schriftlich abgeschlossener Vertrag zwingt dagegen dazu, die einzelnen Bedingungen für das Arbeitsverhältnis genau zu formulieren und verhindert im Rahmen des Möglichen Unklarheiten und spätere Streitigkeiten oder Beweisschwierigkeiten.
Bei der Gestaltung des Arbeitsvertrages gilt der Grundsatz der Vertragsfreiheit. Dies besagt, daß Heimleiter und Bewerber im Prinzip frei darüber entscheiden können, welche konkreten Arbeitsbedingungen sie vereinbaren wollen. Die Vertragsfreiheit hat da ihre Grenzen, wo Tarifverträge angewandt werden. Ebenfalls gibt es zahlreiche Schutzgesetze, die zu beachten sind und die einzelvertraglich nicht zu Ungunsten des Bewerbers abgeändert werden können.
Bei diesen Schutzgesetzen sind vor allem das Mutterschutzgesetz, Bundesurlaubsgesetz, Arbeitszeitordnung und Kündigungsvorschriften zu bedenken.
Bei der Gestaltung des Arbeitsvertrages empfiehlt es sich, eine möglichst ausführliche und umfassende Regelung zu treffen. Die genaue Ausgestal-

tung ist nur dann nicht erforderlich, wenn man sich auf einen Tarifvertrag einigt. Aber auch hierbei sollten auf jeden Fall Vereinbarungen über Gehalt, die Arbeitszeit, die Dauer des Jahresurlaubs, die Kündigungszeiten und den nächsten Vorgesetzten getroffen werden.
Es ist allgemein üblich, dem endgültigen Arbeitsverhältnis eine Probezeit vorzuschalten. Hierbei kann man eine Probezeit, die nicht unangemessen lang sein darf, derart vereinbaren, daß mit deren Ablauf das Arbeitsverhältnis automatisch endet, ohne daß es einer Kündigung bedarf.
Bei dieser Art steht es dem Heimleiter und Mitarbeiter frei, durch einen anschließenden Vertrag das befristete in ein echtes Arbeitsverhältnis übergehen zu lassen.
Es kann aber auch von vornherein ein Arbeitsverhältnis auf unbestimmte Zeit eingegangen werden, verbunden mit der Abmachung, daß während der Probezeit die gesetzlich oder tariflich zulässigen Mindestkündigungszeiten gelten: dann ergibt sich nach Ablauf der Probezeit ein festes Arbeitsverhältnis, falls keine Kündigung oder evtl. Verlängerung der Probezeit erfolgt.
Des weiteren wäre im Arbeitsvertrag festzuhalten: daß vor Einstellung eine ärztliche Untersuchung stattfinden muß; die Verschwiegenheitspflicht; Möglichkeiten der Versetzung; Verpflichtung zur Teilnahme an Fortbildungsveranstaltungen; Unzulässigkeiten von der Annahme von Belohnungen und Geschenken; die Arbeitsunfähigkeitsbescheinigung im Rahmen der gesetzlichen Bestimmungen, und auch die Regelung über Nebentätigkeiten oder ehrenamtliche Tätigkeit. Weiter ist es angebracht, um jeglichen Streitigkeiten aus dem Weg zu gehen, in den Vertrag eine allgemein übliche Schlußbestimmung des Inhalts aufzunehmen, daß mündliche Nebenabreden keine Gültigkeit haben. Damit der Mitarbeiter eine klare und transparente Dienstleistung erbringen kann, ist es seitens der Heimleitung wichtig, schon bei der Gestaltung des Arbeitsvertrages auf eine genaue Formulierung zu achten.

Tarif- oder Dienstvertrag

In unserer Rechtsordnung kann niemand zum Abschluß eines Arbeitsvertrages gezwungen werden. Beide Teile (Arbeitgeber und Arbeitnehmer) bestimmen frei darüber, ob sie einen Arbeitsvertrag abschließen wollen oder nicht. Beide Teile sind (wie bei allen Verträgen) gleichberechtigt.
Die Bestimmungen, die für Arbeitsverhältnisse gelten, stehen vor allem im Bürgerlichen Gesetzbuch. Besondere Gebiete sind in anderen Gesetzen geregelt wie Handelsgesetzbuch, Gewerbeordnung, Arbeitszeitordnung, Jugendschutzgesetz, Kündigungsschutzgesetz, Mutterschutzgesetz, Bundesurlaubsgesetz, Lohnfortzahlungsgesetz.
Oft werden Tarifverträge den Arbeitsverträgen zugrunde gelegt. Im Bereich der Diakonie ist wichtig die KAO und die AVR, aber nur, sofern sie für den Arbeitsvertrag Anwendung finden.

Inhalt: Art des Anstellungsverhältnisses, Tätigkeit, Arbeitszeit, Vergütung oder Vergütungsgruppe.
Weitere Regelungen: Überlassung von Wohnraum, Urlaub-Sonderregelungen, Kündigungsfristen.
Es werden Personalakten geführt. Der Bedienstete kann Einsicht verlangen. Der Urlaub muß so genommen werden, wie es die Bedürfnisse des Betriebes zulassen. Nebenbeschäftigungen sind zulässig, wenn sie die Arbeitskraft nicht beeinträchtigen oder den Wettbewerb nicht berühren. Oft sind Nebenbeschäftigungen im Arbeitsvertrag untersagt. Der Arbeitgeber hat für seinen Arbeitnehmer die Fürsorgepflicht. Der Arbeitnehmer hat gegenüber dem Arbeitgeber die Treuepflicht.
Kirchlicher Dienst: Die Pflichten sind durch den Auftrag bestimmt, den die Kirche durch ihren Herrn erhalten hat.
Für die Mitbestimmung gilt in der „Privatindustrie" das Betriebsverfassungsgesetz, im öffentlichen Dienst das Personalvertretungsgesetz. Im Bereich der Diakonie haben viele Einrichtungen die Mitbestimmung eingeführt nach dem Mitarbeitervertretungsgesetz. Die Mitwirkung der Mitarbeitervertretung geschieht vor allem auf sozialem Sektor und bei Personalfragen.
Tarifverträge können nur zwischen den Tarifvertragspartnern vereinbart werden und binden nur die Vertragspartner. Der Staat kann durch eine sogenannte Allgemeinverbindlichkeitserklärung bestimmen, daß der betreffende Tarifvertrag für sämtliche Arbeitsverträge des Tarifgebietes gilt.
Eine ähnliche Funktion wie Tarifverträge haben im Bereich der kirchlichen Träger bzw. des Deutschen Caritasverbandes die Arbeitsvertragsrichtlinien des Diakonischen Werkes, die von der dienstrechtlichen Kommission ausgearbeitet werden. Sie gelten nicht automatisch, sondern müssen besonders vereinbart werden.

Arbeitsplatzbeschreibung

Den Mitarbeitern ist die exakte Festlegung der Aufgaben eine wichtige Grundlage zur Selbstkontrolle und motiviert sie zur Fort- und Weiterbildung, denn eine Arbeitsplatzbeschreibung zeigt die organisatorischen Ziele und Aufgaben des Arbeitsplatzes. Die Eindeutigkeit der Zuordnung von Aufgaben führt zu einer besseren Übersicht im Arbeitsablauf und damit zu einer Verbesserung des Betriebsklimas wegen der größeren Versachlichung der gegenseitigen Beziehungen. Das Festlegen der Aufgaben gibt dem Heimleiter auch Grundlagen zur einfacheren Dienstaufsicht. Für die Mitarbeiter ist es ein Vorteil, daß sie Handlungsspielraum gegenüber Vorgesetzten und Kollegen gewinnen.
Es dürfte eigentlich selbstverständlich sein, daß in Alten- und Pflegeheimen keine personenbezogenen, sondern sachbezogene Arbeitsplatzbeschreibungen durchgeführt werden; dabei geht man davon aus, daß die Aufgaben des Heimes optimal zusammengefaßt werden können. Auf die

Fähigkeiten der zufällig vorhandenen Mitarbeiter kann dabei keine Rücksicht genommen werden, denn sonst müßte bei jeder Abweichung von strenger Sachbezogenheit beim Ausscheiden eines Mitarbeiters die Stelle und die angrenzenden Bereiche umorganisiert werden. Es sollte versucht werden, nicht eine reine sachbezogene und nicht eine reine personenbezogene Arbeitsplatzbeschreibung zu erstellen, sondern zwischen beiden Konzeptionen einen Ausgleich zu finden.

Folgende Kriterien müssen beachtet werden: Sachbezogenheit ist zwingend notwendig, wenn durch persönliche Rücksichten die Funktionsfähigkeit einer Stelle gefährdet wird. Weiter ist zu verfahren: soviel Personenbezogenheit wie erforderlich und soviel Sachbezogenheit wie geboten. Dabei muß die Organisation auf üblicherweise vorhandene menschliche Fähigkeiten und Eigenschaften abgestellt werden.

Durch die Arbeitsplatzbeschreibung sollen die Aufgabenzuständigkeits- und Verantwortungsbereiche aufgezeigt werden. Der Mitarbeiter hat die Pflicht und das Recht, im Rahmen seines Aufgabengebietes nach den ihm gegebenen Richtlinien selbständig zu entscheiden und zu handeln; er soll eigene Initiative entwickeln und sich weiterbilden.

Sein Aufgabengebiet, das Erkennen und Verstehen von Kompetenzen und der Verantwortung sind Ziele der Arbeitsplatzbeschreibung. Es entstehen klare Verhältnisse über die Pflichten und Rechte des Mitarbeiters innerhalb des Heimbetriebes, und er erhält die Möglichkeit der Selbstkritik und Selbstkontrolle.

Die folgende Arbeitsplatzbeschreibung bezieht sich auf die Stelle einer Stationsschwester auf der Pflegestation.

Arbeitsplatzbeschreibung Stationsleitung

Das Ziel der Stationsschwester ist die Sicherstellung der bestmöglichen pflegerischen und menschlichen Versorgung der Heimbewohner hinsichtlich der Grund- und Behandlungspflege unter Beachtung der ärztlichen Anweisungen bei der Durchführung diagnostischer und therapeutischer Maßnahmen. Ihr sind alle Mitarbeiter auf der Station unterstellt, und sie hat über diese Mitarbeiter Weisungsbefugnis.

Die Stationsleitung organisiert den Einsatz des Pflegedienstes und erstellt einen Dienstplan. Sie achtet auf den richtigen Einsatz der Mitarbeiter entsprechend der Ausbildung und der Fähigkeiten.

Sie hat betriebsführende Grundsätze zu beachten und legt die verschiedenen Tätigkeiten so fest, daß der Zweck und die Qualität der Versorgung und Betreuung in ausreichender Weise erfüllt wird. Sie ist verpflichtet, den ordnungsgemäßen Dienstablauf der Station zu überwachen, Anordnungen und Anweisungen zu geben, Arbeitsbeurteilungen anzufertigen, Aufstellungen und Berichte zu erstellen sowie gute menschliche Beziehungen zu fördern. Die Stationsleitung soll bei der Kooperation mit allen Abteilungen des Heimes helfen und den Einkauf von medizinischem Sachbedarf für ihre Station im Rahmen der Gesamtkonzeption des Heimes durchführen.

Das Aufgabengebiet wird durch die Arbeitsplatzbeschreibung festgelegt. Die schriftliche Festlegung der Aufgaben stellt sicher, daß einerseits für jede Aufgabe eine Stelle existiert, keine Aufgabe also vergessen werden kann, andererseits jede Aufgabe nur an einer kompetenten Stelle erfüllt wird. Die Festlegung der Aufgaben in der Arbeitsplatzbeschreibung ist wichtig, damit die Hauptaufgabe erfüllt werden kann. Darüber hinaus kann die Stationsleitung Einzelaufträge erteilen, soweit sie erforderlich sind.

Die Stationsleitung hat den Mitarbeitern im Rahmen der geltenden Arbeitsplatzbeschreibungen und Organisationsanweisungen Richtlinien zu erteilen, die deren Entscheidungsspielraum festlegen. Sie hat in Fragen zu entscheiden, die über den Entscheidungsspielraum der ihr unterstellten Mitarbeiter hinausgehen, soweit sie sie nicht dem Vorgesetzten vorzulegen hat. Sie ist verpflichtet, ihrem Vorgesetzten alle Vorgänge vorzulegen, die über ihren eigenen Entscheidungsspielraum hinausgehen.

Die Stationsleitung hat außer dem Weisungsrecht auch eine Kontrollpflicht gegenüber der ihr direkt unterstellten Mitarbeiter. Die Dienstaufsicht ergibt sich aus der laufenden Kontrolle über die richtige Ausführung der angeordneten Aufgaben.

Aus dem Ziel ergibt sich, daß die Beaufsichtigung schon während der Erledigung der Aufgaben zu erfolgen hat. Sie darf es – wenn angebracht – auch an der Kritik nicht fehlen lassen, um dadurch zu erreichen, daß der Mitarbeiter zu einer Veränderung seines Verhaltens bewegt wird. Es ist aber auf eine sachliche Kritik mit Klärung des Tatbestandes, Anhörung der Entschuldigungsgründe einer gerechten Urteilsfindung zu achten.

Auch die Anerkennung der geleisteten Arbeit des Mitarbeiters durch die Stationsleitung muß als Ansporn gesehen werden. Daraus ergibt sich die Pflicht der Stationsleitung, offene Anerkennung ihren Mitarbeitern auszusprechen, wenn die Voraussetzung dafür gegeben ist.

Der Mitarbeiter hat die Informationspflicht gegenüber seiner Stationsleitung bei außergewöhnlichen Vorfällen.

Das Ziel und die Aufgabe einer Pflegestation

Grundpflege umfaßt die Gesamtkörperpflege, Lagern und Betten des Pflegebedürftigen sowie Hilfe beim Aufstehen und bewegungstherapeutische Maßnahmen.

Vorbeugung gegen Wundliegen, Lungenentzündungen und Thrombosen, Überwachung und Sicherstellung der Ernährung, persönliche Hilfeleistung und Betreuung des Heimbewohners und die Information der Angehörigen in Absprache mit den Angaben des behandelnden Arztes unter Beachtung der Schweigepflicht, Vertrauensverhältnis zwischen der Heimleitung und Bewohner herzustellen, die Information der Bewohner über die durchzuführenden Maßnahmen.

Zur Behandlungspflege gehören die ständige Beobachtung und Überwachung der Bewohner. Der Mitarbeiter hat auf Veränderungen der Haut, der Wunden, Schlafstörungen, Verhalten der Bewohner, Bewegungsunfä-

higkeit usw. hinzuweisen. Er wird mit der Durchführung der vom behandelnden Arzt angeordneten therapeutischen Maßnahmen beauftragt Dazu zählen z.B. Austeilen und Verabreichen von Medikamenten und Injektionen, Einreibungen und medizinische Bäder, Katheterisierung und Inhalationen, Einläufe und Darmspülungen.
Der Mitarbeiter hat sich vertraut zu machen mit medizinischen Geräten wie Inhalations- und Sauerstoffgeräten, Absaug- und Bestrahlungsgeräten. Er hat die Wundversorgung durchzuführen und Hilfeleistung zu geben bei Rehabilitationsmaßnahmen.
Ein wichtiger Punkt ist die Versorgung und Pflege des Sterbenden, der gerade im Alten- und Pflegeheim große Bedeutung zukommt. Aber auch das Führen eines Krankenblattes oder einer Krankenkartei ist wichtig, denn sie sind ein Nachweis für vorgenommene Arbeiten. Diese Unterlagen sind von großer Bedeutung, falls sich Unklarheiten über Anordnungen ergeben. Alte Menschen brauchen besondere Hinwendung und Begleitung durch die Mitarbeiter, die ständig bei ihnen sind. Sie sind diejenigen, die bis an die Grenzen des Lebens bei den Bewohnern tätig sind.
Es soll auch nicht verschwiegen werden, und jede Stationsleitung muß es in ihren Überlegungen mit einbeziehen, daß das persönliche Engagement und der Einsatz von den mit der Altenpflege betrauten Mitarbeitern viel seelische Kraft erfordert. Hierüber sollten sich alle Mitarbeiter, die sich für diese Tätigkeit entscheiden, von vornherein im klaren sein. Wenn ihre Entscheidung einmal positiv ausgefallen ist, wird das ein befriedigendes Tätigkeitsfeld für den körperlichen und seelischen Einsatz sein.

Arbeitsplatzbeschreibung – Sachgebiet Abrechnung

① Prüfung und Feststellung der sachlichen und rechnerischen Richtigkeit aller für das Haus anfallenden Rechnungen und deren unterschriftsreife Vorlage zur Anweisung.
② Rechnungsstellung jeglicher Art.
③ Vorlage zur Anweisung der Sold-Berechnungen für die Zivildienstleistenden und Auszahlung.
④ Handkasse
4.1 Vereinnahmen von Beträgen wie Telefongebühren, Verpflegung Personal und Gäste.
4.2 Verausgaben von Beträgen wie Portokosten, Benzinkosten für Dienstfahrzeuge.
4.3 Monatliche Abrechnung der Bürokasse.
⑤ Regelmäßige Überprüfung der zuständigen Kostenträger, insbesondere Sozialämter und Landeswohlfahrtsverband.
⑥ Schriftverkehr einschließlich Wiedervorlage, sofern bei Aufnahme der zuständige Kostenträger noch nicht feststeht.
⑦ Überprüfung der verschlüsselten, für die Datenverarbeitung erstellten Änderungsanzeigen.

⑧ Sachliche und rechnerische Überprüfung der über Datenverarbeitung erstellten Pflegekostenrechnungen.
8.1 Altenheim.
8.2 Pflegeheim.
⑨ Versand der Rechnungen an Kostenträger und Selbstzahler.
⑩ Laufender Schriftwechsel mit den Kostenträgern.

Taschengeld:
11.1 Überprüfung auf rechnerische und sachliche Richtigkeit der von der Stelle Aufnahme nach Kostenträgern monatlich ermittelten Taschengeldbeträge.
11.2 Anforderung der ermittelten Taschengeldbeträge.
11.3 Auszahlung an alle Bewohner (siehe Aufnahme).
11.4 Rechnungsstellung an die einzelnen Kostenträger.
⑫ Verwaltung des Taschengeldes für Heimbewohner Pflegeheim.
⑬ Verwaltung der Verwahrgelder für Heimbewohner.
⑭ Entgegennahme von Postanweisungen und Auszahlung an Heimbewohner und Krankenhauspatienten.
⑮ Führen der Akten und entsprechende Ablage.

Arbeitsplatzbeschreibung Sekretärin oder Schreibkraft im Altenheim
① Unterstellung
Die Stelleninhaberin untersteht dem Heimleiter direkt.
② Stellvertretung
Die Stelleninhaberin wird von einer hierzu bestimmten Mitarbeiterin aus der Verwaltung vertreten.
③ Ziel der Stelle
Ziel der Stelle ist es, den Heimleiter bei der Erfüllung seiner Aufgaben wirksam zu unterstützen.
④ Der Aufgabenbereich im einzelnen
4.1 Postannahme und -weitergabe an den Heimleiter bzw. an die jeweiligen Bereiche.
4.2 Führung der Personalakten für den Bereich des Altenheimes; Kontrolle der Personal-Tagesmeldungen bzw. der Abwesenheitskartei sowie Urlaubslisten.
4.3 Sie schreibt nach Diktat und Vorlage für den Heimleiter, den stellvertretenden Heimleiter und die Pflegedienstleiterin.
4.4 Sie bearbeitet selbständig Schriftwechsel und führt Telefongespräche im Rahmen der von den unter 4.3 aufgeführten Vorgesetzten gegebenen Richtlinien.
4.5 Sie führt die Terminkartei für den Heimleiter.
4.6 Sie führt ein Telefon- und Adressenverzeichnis derjenigen Personen, die mit dem Heimleiter laufend in Verbindung stehen.
4.7 Sie führt eine Liste mit den Geburtstags- und Jubiläumsdaten der Heimbewohner und des Personals.
4.8 Sie ordnet die Ablage und Zeitschriften des Heimleiters.

4.9 Sie empfängt und betreut die Besucher des Heimleiters.
4.10 Sie bereitet die Mitarbeiter-Dienstbesprechungen vor und führt die Protokolle in den Dienstbesprechungen.
4.11 Sie hilft dem Heimleiter bei der Erfüllung seiner Aufgaben und Informationspflicht.
4.12 Sie wertet Zeitschriftenumläufe für den Heimleiter aus.
⑤ Besondere Befugnisse
Mit dem Signum „Nach Diktat verreist" herausgehende Briefe unterschreibt sie für die Richtigkeit.

Arbeitsplatzbeschreibung Sachgebiet Aufnahme

① Bearbeitung sämtlicher Aufnahmeanträge einschl. des damit zusammenhängenden Schriftwechsels.
② Bewegungsstatistik.
1.1 Beantwortung von Anfragen bezüglich Aufnahmen
1.2 Bei Antrag auf Aufnahme Zwischenbescheide erteilen
1.3 Anfragen an die Gemeinden
1.4 Klärung der Kostenübernahme
1.5 Unterlagen für Hausbesuche
1.6 Erarbeitung der Vorlage für Dienstbesprechung und anschließende Auswertung des Beschlusses
bei Aufnahme:
1.7 Überprüfung des Heimvertrages
1.8 Durchschreibesatz erstellen
1.9 Polizeiliche An- und Abmeldung
1.10 Wohngeldantrag stellen
1.11 Antrag auf Befreiung von Rundfunk- und Fernsehgebühren
1.12 Sterbefallanzeigen
② Bewegungsstatistik.
③ Veränderungsanzeigen für die Finanzverwaltung.
④ Veränderungsanzeigen für das Krankenhaus.
⑤ Taschengeld.
5.1 Anforderung über Vorschußkonto, getrennt nach Kostenträgern.
5.2 Auszahlung an die Bewohner des Alten- und Pflegeheims.
⑥ Verkauf von Essenmarken.
⑦ Führen des Bettenbelegungsplanes.
⑧ Führen der Warteliste.
Bei Freiwerden von Betten bzw. Zimmern im Pflege- und Wohnheim sofortige Rücksprache mit dem Heimleiter/Pflegedienstleitung.
⑨ Führen der Akten und entsprechende Ablage.

Das Kuratorium Deutsche Altershilfe hat Arbeitsplatzbeschreibungen für den Pflegedienst erarbeitet. Diese Stellenbeschreibungen fanden sehr gute Reso-

nanz und deshalb wurden sie für andere Aufgabenbereiche weiter geführt: nachfolgend ein Beispiel für einen Arbeitsbereich aus der Hauswirtschaft.

Standard-Aufgabenkatalog für die Leitung des Reinigungsdienstes

① Das Reinigungssystem bestimmen
▶ Reinigungstechnologie
▷ Vor- und Nachteile möglicher Reinigungsverfahren (z. B. Naßwischverfahren, 2-Eimer-Methode) den Entscheidungsträgern darlegen/mitentscheiden/evtl. gegeneinander abwägen und selbst entscheiden
Vor- und Nachteile möglicher Reinigungsverfahren den Entscheidungsträgern darlegen, evtl. mitentscheiden
▷ Reinigungsgeräte und -hilfsmittel im Hinblick auf das anzuwendende Verfahren auswählen und bereitstellen
▷ die zu verwendenden Reinigungs- und Desinfektionsmittel nach Art und Dosierung erproben und einsetzen
▷ Heimleitung oder sonstigen Vorgesetzten über interessante Neuheiten auf dem Gebiet der Reinigungstechnologie informieren

▶ Organisation
▷ Aufgaben und Einsatzbereiche für die Mitarbeiter des Reinigungsdienstes festlegen
▷ die einzelnen Reinigungsabläufe planen (z. B. für das Pflegezimmer, für die Sanitäreinrichtungen etc.)
▷ Reinigungsplan aufstellen, d. h. Reinigungsobjekte hinsichtlich Reinigungshäufigkeit, Uhrzeit und Durchführung in Absprache mit Mitarbeitern der jeweils betroffenen Heimbereiche festlegen
▷ Dienstanweisungen und ggf. Stellenbeschreibungen oder Arbeitsplatzbeschreibungen erstellen
▷ bei Anschaffung von Reinigungsobjekten (z. B. Fußböden, Teppiche, Polstermöbel u. a.) Qualität, Reinigungsmöglichkeiten und -aufwand überprüfen/mitentscheiden/evtl. selbst entscheiden

② Die Durchführung der laufenden Reinigungsarbeiten sicherstellen
▶ Arbeitsablauf
▷ die täglichen Arbeitsabläufe und -einsätze planen
▷ den täglichen bzw. wöchentlichen Bedarf an Geräten, Hilfsmitteln, Reinigungs-, Pflege- und Desinfektionsmitteln in ausreichender Menge bereitstellen
▷ bei Bedarf im Reinigungsdienst mitarbeiten
▷ Arbeitsabläufe nachgeordneter Maßnahmen wie Reinigen der Putztücher, Wartung der Geräte u. a. planen und die Durchführung überwachen
▷ die Durchführung unregelmäßig anfallender Reinigungsaufgaben nach Tag und Uhrzeit schriftlich festhalten

- ▶ Einkauf/Lager
- ▷ notwendigen Bestand an Geräten, Hilfsmitteln und Sachmitteln einkaufen
- ▷ eingegangene Lieferungen überprüfen
- ▷ sich laufend über das Marktangebot von Geräten, Hilfs- und Sachmitteln informieren
- ▷ Kartei über Zugang, Abgang und Verbrauch von Hilfs- und Sachmitteln führen
- ▷ Lagerbestände regelmäßig überprüfen
- ▷ bei Vergabe von Reinigungsaufgaben (z. B. Fensterreinigung, Grundreinigung der Teppichböden u. a.) für die Ausschreibungen die Verantwortung tragen und die Angebote vergleichen

- ▶ Kontrolle
- ▷ den wirtschaftlichen Einsatz der Geräte und Hilfsmittel und ihre ordnungsgemäße Behandlung sicherstellen und überwachen
- ▷ Pflege und Wartung von Maschinen und Geräten durchführen bzw. anordnen und überwachen
- ▷ Hygienekontrollen (z. B. im Therapie-, Pflege-, Küchenbereich) selbst und/oder in Zusammenarbeit mit einem Hygieneinstitut/der zuständigen Behörde durchführen und festgestellte Mängel beseitigen
- ▷ Fremdleistungen überwachen (z. B. bei Fremdreinigung der Glas- und Fensterflächen)
- ▷ regelmäßigen Nachweis über die Wirtschaftlichkeit des eigenen Reinigungsdienstes aufstellen bzw. daran mitarbeiten

- ▶ Information/Kooperation
- ▷ Besprechungen mit Vertretern und Lieferanten führen bzw. daran teilnehmen
- ▷ Kontakt zu den Verantwortlichen der anderen Heimbereiche halten (z. B. Pflegedienst- und Stationsleitung, med. Bademeister etc.)
- ▷ Beschwerden über den Reinigungsdienst entgegennehmen und nachgehen
- ▷ sich laufend über Neuheiten informieren (z. B. durch Messebesuch, Lesen von Fachzeitschriften etc.) und Heimleitung bzw. sonstige Vorgesetzte über Neuheiten auf dem Gebiet der Reinigung informieren
- ▷ regelmäßige Fort- und Weiterbildungsmaßnahmen besuchen

- ③ Personal führen
- ▶ Personaleinstellungen
- ▷ an Einstellungsgesprächen mit neuen Mitarbeitern des Reinigungsdienstes teilnehmen/sie durchführen
- ▷ über Einstellungen bzw. Entlassungen (mit)entscheiden
- ▷ neue Mitarbeiter einführen und einweisen
- ▷ Mitarbeiter beurteilen; Zeugnisse erstellen/daran mitarbeiten

- ▶ Personaleinsatz
- ▷ Personaleinsatz in Absprache mit den Mitarbeitern planen
- ▷ Krank- und Gesundmeldungen entgegennehmen und evtl. weiterleiten
- ▷ Urlaubspläne und Dienstpläne erstellen
- ▶ Personalbetreuung
- ▷ regelmäßige Dienstbesprechungen mit den Mitarbeitern des Reinigungsdienstes durchführen
- ▷ Anleitung und fachliche Betreuung der Mitarbeiter bei Einführung neuer Methoden bzw. bei Umstellungen
- ▷ die Mitarbeiter in dienstlichen und auf Wunsch in persönlichen Angelegenheiten beraten
- ▷ Mitarbeiterinteressen gegenüber der Heimleitung und den anderen Heimbereichen (z. B. Pflege, Küche etc.) vertreten
- ▷ Fort- und Weiterbildung der Mitarbeiter fördern und unterstützen, ggf. interne Schulungen durchführen bzw. daran mitarbeiten
- ▶ Kontrolle
- ▷ die Einhaltung der Arbeitszeit kontrollieren
- ▷ Arbeitsausführung (Abläufe) und Arbeitsergebnis überwachen
- ▷ ggf. Dienstaufsicht wahrnehmen
- ▷ auf eine freundliche und hilfsbereite Haltung des Reinigungspersonals zu den Bewohnern achten
- ▷ Sorge tragen für die Einhaltung der Hygiene- und Unfallverhütungsvorschriften

Standard-Stellenbeschreibung für Fachkräfte auf Pflegestationen

Diese Standard-Stellenbeschreibung wurde im Rahmen eines vom Bundesministerium für Jugend, Familie und Gesundheit geförderten arbeitswissenschaftlichen Grundlagenprojektes erarbeitet.

① Einrichtung
- ▶ Name
- ▶ Anschrift

② Stellen- und Instanzenbild
(Eingliederung der Stelle in den betrieblichen Leitungsaufbau)
- ▶ Bezeichnung des Stelleninhabers: Pflegefachkraft
- ▶ Name des Stelleninhabers
- ▶ Bezeichnung der Station
- ▶ Vorgesetzte Dienststellen
- ▷ Fachlich: Pflegedienstleitung/Stationsleitung
  Name des Stelleninhabers
- ▷ Administrativ: Pflegedienstleitung
  Name des Stelleninhabers
- ▶ Nachgeordnete Mitarbeiter:

- ▷ Auf der Station tätige Pflegehilfskräfte, Praktikanten und Auszubildende
- ▷ Hauswirtschaftliches Personal der Station

(Nichtzutreffendes bitte streichen)

③ Ziele der Stelle

Aufgrund ihrer Qualifikation übernimmt die Pflegefachkraft die tragende Rolle bei der Arbeit auf der Station und innerhalb des therapeutischen Teams. – Ziele der Stelle sind!

- ▶ Eigenverantwortliche Erfüllung der anfallenden pflegerischen und Betreuungsaufgaben
- ▶ Bewohnergerechte Ausführung von Pflegeaufgaben, d. h. Anpassung vereinbarter Pflegetechniken an die jeweiligen Krankheitsbilder und an die spezifischen Bedürfnisse einzelner Bewohner
- ▶ Unterstützung der Stationsleitung bei Einsatz und Überwachung der Tätigkeit nachgeordneter Mitarbeiter auf der Station
- ▶ Aktive Mitarbeit bei der Gestaltung der Arbeitssituation auf der Station

Bei Eignung kann die entsprechend erfahrene Pflegefachkraft die Stationsleitung vertreten. Sie kann nach entsprechender Fortbildung in die Stations- oder Pflegedienstleitung aufsteigen.

④ Aufgabenbild

(Aufgaben, Kompetenzen und Verantwortungsbereich)

- ▶ Bewohnerbezogene Aufgaben
- ▶ Mitarbeit bei der Erstellung von Pflegeplänen (Pflege verstanden als somatische Pflege und psychosoziale Betreuung) in Zusammenarbeit mit Arzt und pflegerischem bzw. therapeutischem Team
- ▶ Körperpflege bzw. Hilfe bei der Körperpflege unter Beachtung der Regeln der aktivierenden Pflege und bei Bewohnern aller Pflegebedürftigkeitsgrade
- ▷ Tägliche Körperpflege, d. h. Waschen, Duschen und Baden (auch unter Anwendung von Liftern) einschl. der vor- und nachbereitenden Arbeiten
- ▷ Turnusmäßiges Reinigungsbad
- ▷ Intimtoilette und Windeln Inkontinenter
- ▷ Mund-, Zahn(ersatz)-, Haar-, Nagel- und Fußpflege (nicht: medizinische Fußpflege), Rasieren von Bewohnern
- ▷ Hilfe beim Gebrauch von Steckbecken, Nachtstuhl und Urinflasche usw. und Hilfe beim Aufsuchen der Toilette, jeweils mit anschließender Körperhygiene (soweit der Bewohner hierzu nicht selbst imstande ist)
- ▶ Betten und Lagern
- ▷ Betten machen bei Bewohnern aller Pflegebedürftigkeitsgrade (mit und ohne Lifter)

- ▷ Betten frisch beziehen und Einzelteile wechseln
- ▷ Betten und Umbetten bettlägeriger Personen aller Pflegebedürftigkeitsgrade (mit und ohne Lifter) mit Rücksicht auf die Bedürfnisse und Wünsche der Bewohner
- ▷ Verwenden zweckmäßiger Lagerungshilfen wie Anti-Dekubitus-Felle, Luftringe, Wasser- oder Schaumstoffkissen, Fußstützen und dgl.
- ▷ Veranlassen der regelmäßigen Reinigung von Bettgestell und Bettausstattung

- ▶ **Hilfe bei Bewegung und Fortbewegung**
- ▷ Den Bewohner ins Bett bringen, evtl. ihm beim Insbettgehen helfen
- ▷ Dem Bewohner beim Aufstehen helfen
- ▷ Den Bewohner an- und auskleiden, ihn umziehen bzw. ihm dabei helfen
- ▷ Den Bewohner im Bett aufsetzen, ihn auf den Bettrand setzen bzw. ihn dabei unterstützen
- ▷ Den Bewohner vom Bett in den (Roll)Stuhl umsetzen
- ▷ Den Bewohner zur Toilette begleiten und ihm ggf. bei deren Benutzung helfen
- ▷ Den Bewohner im Rollstuhl spazierenfahren, ihn zur Therapie fahren usw.
- ▷ Den Bewohner führen, ihn beim Gehen stützen, mit ihm spazierengehen usw., ggf. in Abstimmung mit dem behandelnden Therapeuten
- ▷ Mit dem Bewohner den Gebrauch von Stock, Gehwagen und anderen Gehhilfen üben, ggf. in Abstimmung mit dem behandelnden Therapeuten

- ▶ **Ausführen ärztlicher Verordnungen/Behandlung**
- ▷ Medikamente stellen, verteilen und verabreichen
- ▷ Vorbereiten und Verabreichen von Injektionen (s. c. und i. m.) nach Absicherung durch den behandelnden Arzt
- ▷ Vorbereiten und Durchführen physikalischer Maßnahmen wie Wärmeanwendung, Kälteanwendung, feuchte Packungen und Inhalationen
- ▷ Anlegen von Verbänden, Wundbehandlung (Dekubitus, Gangrän usw.) und Anus-praeter-Versorgung
- ▷ Katheterisieren (auch Einlegen von Verweilkathetern)
- ▷ Vorbereiten und Durchführen von Reinigungseinläufen, Klysmen usw.
- ▷ Durchführen prophylaktischer Maßnahmen
- ▷ Kontrollen: Puls, Atmung, Temperatur, Blutdruck, Gewicht usw.
- ▷ Mobilisation: Passive Bewegungsübungen als Unterstützung der Arbeit des Physiotherapeuten

- ▶ Speisenversorgung
  - ▷ Erkunden von Bewohnerwünschen und Berücksichtigen im Rahmen der gegebenen Möglichkeiten und evtl. bestehender diätetischer Vorschriften
  - ▷ Austeilen und Überprüfen der Speisen (Vollkost, Schonkost und Diäten) und Verteilfertigmachen der Tabletts
  - ▷ Verteilen der Tabletts auf die Bewohnerzimmer
  - ▷ Vorbereiten der Bewohner auf die Mahlzeiten. Allgemeine Hilfestellung geben zum selbständigen Essen
  - ▷ Aufräumen nach Beendigung der Mahlzeit
  - ▷ Eingeben von Speisen und Getränken bei ausgeprägt hilfsbedürftigen Bewohnern
  - ▷ Sondenkost zubereiten und verabreichen
  - ▷ Zubereiten kleiner Zwischenmahlzeiten (Haferschleim, frischer Obstsaft usw.)
  - ▷ Kontrolle der Nahrungsaufnahme beim Abdecken der Tabletts, ggf. Ergreifen geeigneter Maßnahmen

- ▶ Pflege Sterbender und Versorgung Toter
  - ▷ Pflege und Betreuung Sterbender und Mitverantwortung für die Benachrichtigung der Angehörigen, des Seelsorgers u. a.
  - ▷ Versorgung Toter, ggf. Mithilfe bei der Einleitung von Nachlaßregelungen und bei der Betreuung der Angehörigen

- ▶ Beobachtung und Weitergabe von Informationen
  - ▷ Beobachten, Erkennen und Beurteilen des Zustandes und der Veränderungen im Verhalten und Befinden von Bewohnern (z. B. im Hinblick auf Aktivität, Orientiertheit, allgemeine körperliche Verfassung usw.) und ggf. Einleiten geeigneter Maßnahmen
  - ▷ Schriftliche und/oder mündliche rechtzeitige und lückenlose Weitergabe relevanter Beobachtungen an Mitarbeiter, Stationsleitung und ggf. an den Arzt, den Therapeuten u. a.
  - ▷ Teilnahme an Aktivitäten; Information des Arztes über Auswirkungen verordneter Therapien

- ▶ Aufgaben der psychosozialen Betreuung
  - ▷ Kontaktaufnahme und Kontaktpflege mit dem Bewohner durch Gespräche (auch während der somatischen Pflege), gemeinsame Beschäftigung oder Spiel, gemeinsames Festefeiern (vor- und nachbereitende Arbeiten)
  - ▷ Beratung des Bewohners in persönlichen Angelegenheiten, Erledigung von Telefongesprächen oder der Korrespondenz für den Bewohner, der hierzu nicht imstande ist
  - ▷ Begleitung des Bewohners zum Arzt
  - ▷ Begleitung des Bewohners bei größeren Einkäufen bzw. im Bedarfsfalle Erledigung von Einkäufen für den Bewohner

- Anleitung, Ermunterung und Hilfe beim Wiedererlernen und selbständigen Durchführen von Handlungen des täglichen Lebens (selbständig essen, sich pflegen usw.)
- Motivation von Bewohnern zur Teilnahme an Veranstaltungen, zur Inanspruchnahme therapeutischer Angebote, zu Bewegungsübungen, zur aktiven Beschäftigung usw.
- Angemessene und umfassende Information des Bewohners in allen ihn unmittelbar betreffenden Angelegenheiten; Information über medizinische, pflegerische und therapeutische Maßnahmen (soweit nicht Kompetenzen des Arztes, der Stationsleitung oder anderer berührt werden)
- Beratung und ggf. Instruktion des Bewohners, z. B. im Hinblick auf sein Ernährungsverhalten, seine persönliche Hygiene usw.
- Förderung von Kontakten und gegenseitiger Hilfe der Bewohner untereinander
- Ständiges Realitätstraining bei Bewohnern mit Störungen der Orientierung

▶ Kontaktpflege mit Angehörigen und sonstigen den Bewohnern Nahestehenden
- Information und Beratung von Angehörigen und sonstigen den Bewohnern nahestehenden Personen (soweit nicht die Kompetenzen des Arztes, der Stationsleitung oder anderer berührt werden)
- Benachrichtigung der Angehörigen von Schwerkranken und Sterbenden bei Abwesenheit der Stationsschwester
- Betreuung der auf der Station anwesenden Angehörigen von Schwerkranken und Sterbenden

▶ Sonstige bewohnerbezogene Aufgaben
- Einleiten von Sofortmaßnahmen und Benachrichtigung des Arztes im Notfall

▶ Personalbezogene Aufgaben
- Mithilfe bei der Einführung und Einarbeitung neuer Mitarbeiter der Station
- Beteiligung bei der Information und Anleitung nachgeordneter Mitarbeiter (einschl. Praktikanten) sowie Kontrolle der ihnen übertragenen Tätigkeiten im Hinblick auf Ausführung und Resultat
- Durchführung der praktischen Ausbildung von Altenpflegeschülern und Zusammenarbeit mit den Lehrkräften der Altenpflegeschule
- Mitwirken bei der Beurteilung von Mitarbeitern, Praktikanten und Altenpflegeschülern im Rahmen vorgegebener Richtlinien
- Mitverantwortung für die Schaffung und Erhaltung einer guten Arbeitsatmosphäre; Einbringen realistischer Vorschläge zur Verbesserung der Arbeitssituation der Pflegekräfte

▷ Ständige eigene Fortbildung, z. B. durch Lesen von Fachliteratur, Anhören von Fachvorträgen, Teilnahme an Fortbildungsveranstaltungen

▶ Betriebsbezogene Aufgaben
▷ Umfassende Informationsweitergabe an Mitarbeiter und Vorgesetzte; selbständiges Einholen offensichtlich fehlender Informationen; Mitverantwortung für lückenlose Stationsübergabeberichte
▷ Mitverantwortung für eine ordnungsgemäße Bewohnerdokumentation
▷ Aktive Teilnahme an Stationsbesprechungen und Beratungen im therapeutischen Team; Mitverantwortung für die Form und Effizienz dieser Besprechungen; Einbringen von Verbesserungsvorschlägen
▷ Teilnahme an von der Heim-, Verwaltungs- oder Pflegedienstleitung angesetzten Besprechungen oder Veranstaltungen
▷ Gute Zusammenarbeit mit anderen Berufsgruppen im Haus (z. B. Therapeuten, hauswirtschaftlichem Personal usw. – vgl. Kommunikationsbild) und ggf. mit externen Stellen und Personen
▷ Mitsprache bei der Gestaltung von Arbeits-, Dienst- und Urlaubsplänen im Rahmen der Station
▷ Einbringen von Vorschlägen bei Neuanschaffungen, Renovierungen oder Reorganisationen auf der Station
▷ Mitverantwortung für Anforderungen und Bestellungen innerhalb der Einrichtung (von Kostformen, Medikamenten, Pflegematerialien usw.)
▷ Mitverantwortung für die sorgfältige Handhabung von Pflegeutensilien und Geräten sowie für die fachgerechte Bevorratung und den sparsamen Verbrauch von Medikamenten und Pflegematerialien
▷ Mitverantwortung für die Einhaltung von Hygiene- und Unfallverhütungsvorschriften
▷ Verantwortung für/Beteiligung an allgemeinen Aufräumarbeiten im Bewohnerbereich
▷ Verantwortung für/Beteiligung an Reinigungs- und Aufräumarbeiten am Pflegedienstplatz

⑤ Kommunikationsbild
Um die bestmögliche Betreuung der Bewohner und einen reibungslosen Ablauf des Stationsgeschehens zu sichern, unterhält die Pflegefachkraft funktionelle Beziehungen
▷ zu Pflegefachkräften, Pflegehilfskräften, Schülern und Praktikanten der Altenpflege sowie zur Leitung der Station
▷ zum hauswirtschaftlichen Personal der Station
▷ zu den Lehrkräften der Altenpflegeschule
▷ zu den behandelnden Ärzten

- ▶ zum Therapiebereich (Beschäftigungstherapie, Krankengymnastik, Badeabteilung ...)
- ▷ zum Sozialdienst
- ▷ zur Verwaltung
- ▷ zur Küche
- ▷ zur Waschküche bzw. zur Wäscheverteil- und -sammelstelle
- ▷ zum haustechnischen Dienst
- ▷ zum Psychologen
- ▷ zu den Seelsorgern
- ▷ zu den Angehörigen und sonstigen den Bewohnern nahestehenden Personen
- ▷ zu ehrenamtlichen Helfern

⑥ Besetzungsbild
Um den Anforderungen der Stelle gerecht zu werden, muß der Stelleninhaber die folgenden Voraussetzungen erfüllen:

- ▶ Fachliche Qualifikation
- ▷ Abgeschlossene Ausbildung als Altenpfleger(in) oder abgeschlossene Ausbildung als Krankenschwester/-pfleger)
- ▷ Erfolgreiche Arbeit während einer Probezeit von 6 Monaten
- ▶ Persönliche Eignung
- ▷ Positive Einstellung zur Arbeit mit pflegebedürftigen alten Menschen
- ▷ Ausgebildetes Beobachtungsvermögen sowie Fähigkeit, Beobachtungen zutreffend zu interpretieren und geeignete Maßnahmen einzuleiten
- ▷ Fähigkeit und Bereitschaft zu Kommunikationen und Kooperation mit Bewohnern, Mitarbeitern und Vorgesetzten
- ▷ Fähigkeit und Bereitschaft, selbständig, verantwortlich und mit Eigeninitiative zu handeln
- ▷ Fähigkeit und Interesse, nachgeordneten Pflegekräften, Praktikanten und Schülern fachpraktisches Wissen zu vermitteln
- ▷ Ruhe, Ausgeglichenheit und Geduld im Umgang mit Bewohnern und Mitarbeitern
- ▷ Verschwiegenheit und Vertrauenswürdigkeit
- ▷ Bereitschaft zur ständigen eigenen Fortbildung im Bereich der Altenpflege

Standard-Stellenbeschreibung für Pflegehilfskräfte

Den folgenden Stellen und Personen danken wir für die Überlassung von Funktions- und Stellenbeschreibungen, die zum Teil als methodische Hilfen mit herangezogen wurden bzw. für Beratung:
- ▷ dem Fachseminar für Altenpflege des Diözesan-Caritasverbandes Köln, insbesondere Frau *Oberin Herlitz*
- ▷ dem Pflegedienst des Kantonsspitals Basel

▷ der Pflegedienstleitung im Krankenhaus Nord-West in Frankfurt am Main
▷ der Pflegedienstleitung im Stadtkrankenhaus Offenbach am Main

① Einrichtung
▶ Name
▶ Anschrift

② Stellenbezeichnung/Stelleninhaber
▶ Bezeichnung des Stelleninhabers: Pflegehilfskraft
▶ Name des Stelleninhabers
▶ Bezeichnung der Station

③ Instanzenbild
(Eingliederung der Stelle in den betrieblichen Leitungsaufbau)
▶ Vorgesetzte Dienststellen

▷ Fachlich: Stationsleitung
▷ Name des Stelleninhabers
▷ Administrativ: Pflegedienstleitung
▷ Name des Stelleninhabers

④ Ziele der Stelle
▶ Unterstützung der Pflegefachkräfte bei der Erfüllung der anfallenden pflegerischen und Betreuungsaufgaben bzw. eigenständige Ausführung festgelegter Pflegeaufgaben unter Berücksichtigung der spezifischen Bedürfnisse einzelner Bewohner.
▶ Pflege intensiver Kontakte zu den Bewohnern und Informationsweitergabe an Pflegekräfte, Stationsleitung und Kollegen.
▶ Aktive Mitwirkung bei der Gestaltung und Erhaltung guter Arbeits- und Lebensbedingungen auf der Station.

⑤ Aufgabenbild
(Aufgaben, Kompetenzen und Verantwortungsbereich)
▶ Bewohnerbezogene Aufgaben:

Körperpflege:
Körperpflege bzw. Hilfe bei der Körperpflege unter Beachtung der Regeln einer aktivierenden Pflege und bei Bewohnern geringer Pflegebedürftigkeitsgrade. Unterstützung der Fachkräfte bei schwer pflegebedürftigen Bewohnern.
▷ Tägliche Körperpflege, d. h. Waschen, Duschen, Baden (auch unter Anwendung von Liftern) einschließlich der vor- und nachbereitenden Arbeiten.
▷ Turnusmäßiges Reinigungsbad
▷ Intimtoilette und Windeln Inkontinenter
▷ Mund-, Zahn(ersatz)-, Haar-, Nagel- und Fußpflege (nicht: medizinische Fußpflege), Rasieren von Bewohnern

▷ Hilfe beim Gebrauch von Steckbecken, Nachtstuhl und Urinflasche etc. und Hilfe beim Aufsuchen der Toilette, jeweils mit anschließender Körperhygiene

Betten und Lagern:
Betten und Lagern bei Bewohnern geringer Pflegebedürftigkeitsgrade bzw. Unterstützen der Fachkräfte bei schwer pflegebedürftigen Bewohnern.
▷ Betten frisch beziehen und Einzelteile wechseln
▷ Betten machen
▷ Betten, Umbetten und Lagern bettlägeriger Bewohner unter Berücksichtigung der Bedürfnisse und Wünsche der Bewohner
▷ Verwendung zweckmäßiger Lagerungshilfen wie Anti-Dekubitus-Felle, Luftringe, Wasser- oder Schaumstoffkissen, Fußstützen und dergleichen, ggf. auf Anordnung
▷ Regelmäßige Reinigung von Bettgestell und Bettausstattung

Hilfe bei Bewegung und Fortbewegung:
▷ Den Bewohner ins Bett bringen bzw. ihm beim Ins-Bett-Gehen helfen
▷ Dem Bewohner beim Aufstehen helfen
▷ Den Bewohner an- und auskleiden, ihn umziehen bzw. ihm dabei helfen
▷ Den Bewohner im Bett aufsetzen, ihn auf den Bettrand setzen etc. bzw. ihn dabei unterstützen
▷ Den Bewohner vom Bett in den (Roll-)Stuhl umsetzen
▷ Den Bewohner zur Toilette begleiten und ihm ggf. bei deren Benutzung helfen
▷ Den Bewohner im Rollstuhl spazierenfahren, ihn zur Therapie fahren etc.
▷ Den Bewohner führen, ihn beim Gehen stützen, mit ihm spazierengehen etc. in Abstimmung mit der verantwortlichen Pflegekraft und ggf. dem behandelnden Therapeuten
▷ Mit dem Bewohner den Gebrauch von Stock, Gehwagen und anderen Gehhilfen üben in Abstimmung mit der verantwortlichen Pflegekraft und ggf. dem behandelnden Therapeuten

Ausführung ärztlicher Verordnungen/Behandlung:
▷ Mithilfe beim Vorbereiten und Durchführen physikalischer Maßnahmen wie Wärmeanwendung, Kälteanwendung, feuchte Packungen und Inhalationen
▷ Der Pflegefachkraft beim Katheterisieren assistieren, vor- und nachsorgende Arbeiten, Urinsack wechseln bei Dauerkathetern
▷ Durchführen prophylaktischer Maßnahmen (z. B. Dekubitus, Thrombose, Pneumonie, Immobilität etc.) nach Anleitung und Anweisung durch die Pflegekraft
▷ Durchführen einfacher Kontrollen: Puls, Temperatur, Gewicht

- Einträufeln von Augen-, Ohren- und Nasentropfen
- Auf Anordnung der Fachkraft Einführen von Suppositiorien

Speisenversorgung:
- Erkunden von Bewohnerwünschen und Berücksichtigen im Rahmen der gegebenen Möglichkeiten und evtl. bestehender diätischer Vorschriften
- Austeilen und Überprüfen der Speisen (Vollkost, Schonkost, Diät) und Verteilfertigmachen der Tabletts
- Verteilen der Tabletts auf die Bewohnerzimmer
- Vorbereiten der Bewohner auf die Mahlzeiten, soweit erforderlich. Allgemeine Hilfestellung geben zum selbständigen Essen. Aufräumen nach Beendigung der Mahlzeit
- Eingeben von Speisen und Getränken bei ausgeprägt hilfsbedürftigen Bewohnern
- Zubereiten kleiner Zwischenmahlzeiten (Haferschleim, frischer Obstsaft etc.)

Pflege Sterbender und Versorgung Toter:
- Pflege und Betreuung Sterbender zusammen mit der Pflegefachkraft
- Versorgung Toter und Mithilfe bei der Betreuung der Angehörigen zusammen mit der Pflegefachkraft

Beobachtung und Weitergabe von Informationen:
- Mitarbeit als Informant bei der Erstellung von Pflegeplänen (Pflege verstanden als somatische Pflege und psychosoziale Betreuung) in Zusammenarbeit mit dem pflegerischen bzw. therapeutischen Team
- Weitergabe von Informationen und Beobachtungen an Kollegen, die verantwortliche Pflegefachkraft und die Stationsleitung

Aufgaben der psychosozialen Betreuung:
- Kontaktaufnahme und Kontaktpflege mit dem Bewohner durch Gespräche (auch während der somatischen Pflege), gemeinsame Beschäftigung oder Spiel, durch gemeinsames Festefeiern (vor- und nachbereitende Arbeiten!)
- Begleitung des Bewohners zum Arzt etc.
- Begleitung des Bewohners bei Einkäufen bzw. im Bedarfsfall Erledigung von Einkäufen für die Bewohner
- Anleitung, Ermunterung und Hilfe beim Wiedererlernen und selbständigen Durchführen von Handlungen des täglichen Lebens (selbständiges Essen, sich pflegen etc.)
- Motivation von Bewohnern zur Teilnahme an Veranstaltungen, zur Inanspruchnahme therapeutischer Angebote, zu Bewegungsübungen, zur aktiven Beschäftigung etc.

- Beraten des Bewohners bei Alltagsproblemen, Erledigung von Telefongesprächen oder der Korrespondenz für den Bewohner, der hierzu nicht mehr imstande ist (nach Absprache mit der verantwortlichen Pflegekraft)
- Förderung von Kontakten und gegenseitigem Helfen der Bewohner untereinander
- Den Bewohner informieren, ihm Erklärungen geben über ihn unmittelbar betreffende Angelegenheiten, soweit nicht Kompetenzen der Fachkraft, der Stationsleitung oder anderer berührt werden.

Kontaktpflege mit Angehörigen und sonstigen den Bewohnern nahestehenden Personen:
- Kontaktpflege mit Angehörigen und sonstigen den Bewohnern nahestehenden Personen im Rahmen der vorgegebenen Kompetenzen
- Betreuung der auf der Station anwesenden Angehörigen Schwerkranker oder Sterbender

Sonstige bewohnerbezogene Aufgaben
- Einleiten von Sofortmaßnahmen und Benachrichtigen des Arztes im Notfall
- Personalbezogene Aufgaben
- Mithilfe bei der Einarbeitung neuer Pflegehilfskräfte und Praktikanten auf der Station
- Mitverantwortung für die Schaffung und Erhaltung einer guten Arbeitsatmosphäre, Einbringen realistischer Vorschläge zur Verbesserung der Arbeitssituation der Pflegekräfte
- Ständige eigene Fortbildung, z. B. durch Lesen von Fachliteratur, Anhören von Fachvorträgen etc.
- Betriebsbezogene Aufgaben
- Umfassende Informationsweitergabe an Mitarbeiter und Vorgesetzte; selbständiges Einholen offensichtlich fehlender Informationen; Mitverantwortung für lückenlose Stationsübergabeberichte
- Mitverantwortung für eine ordnungsgemäße Bewohner-Dokumentation (Berichtssystem)
- Aktive Teilnahme an Stationsbesprechungen und Beratungen im therapeutischen Team; Mitverantwortung für die Form und Effizienz dieser Besprechungen; Einbringen von Verbesserungsvorschlägen
- Teilnahme an von der Verwaltungs- oder Pflegedienstleitung angesetzten Besprechungen oder Veranstaltungen
- Gute Zusammenarbeit mit anderen Berufsgruppen im Haus (z. B. hauswirtschaftliches Personal, vgl. Kommunikationsbild)
- Mitsprache bei der Gestaltung von Arbeits-, Dienst- und Urlaubsplänen

▷ Einbringen von Vorschlägen bei Neuanschaffungen, Renovierungen oder Reorganisationen auf der Station
▷ Mitverantwortung für Anforderungen und Bestellungen innerhalb der Einrichtung (von Kostformen, Medikamenten, Pflegematerialien etc.)
▷ Mitverantwortung für sorgfältige Handhabung von Pflegeutensilien und Geräten sowie für die sachgerechte Bevorratung und den sparsamen Gebrauch von Pflegematerialien
▷ Mitverantwortung für die Einhaltung von Hygiene- und Unfallverhütungsvorschriften
▷ Verantwortung für/Beteiligung an allgemeinen Aufräum- und speziellen Reinigungsarbeiten (Nachttisch, Schrank u. dgl.) im Bewohnerbereich; Blumenpflege
▷ Verantwortun für/Beteiligung an Reinigungs- und Aufräumarbeiten am Pflegedienstplatz und in den Pflegearbeitsräumen (Ausguß, Spüle etc.)

⑥ Kommunikationsbild
Im Rahmen ihrer Kompetenzen unterhält die Pflegehilfskraft funktionelle Beziehungen
▷ zum Pflegepersonal der eigenen und anderer Stationen
▷ zur Pflegedienstleitung
▷ zum hauswirtschaftlichen Personal der Station
▷ zum Therapiebereich (Beschäftigungstherapie, Badeabteilung etc.)
▷ zum Sozialdienst
▷ zur Verwaltung
▷ zur Küche
▷ zur Waschküche bzw. Wäscheverteil- und sammelstelle
▷ zum haustechnischen Dienst
▷ zu den Angehörigen und sonstigen den Bewohnern nahestehenden Personen
▷ zum Psychologen
▷ zu den Seelsorgern
▷ zu den ehrenamtlichen Helfern auf der Station

⑦ Besetzungsbild
In Einrichtungen der geschlossenen Altenhilfe sind neben den staatlich anerkannten Pflegefachkräften (mit Altenpflege- oder Krankenpflegeausbildung) sogenannte Pflegehilfskräfte tätig. Es handelt sich dabei um eine sehr heterogene Gruppe. Bei den in dieser Stellenbeschreibung angesprochenen Pflegehilfskräften handelt es sich um Männer und Frauen, die aus verschiedenen Gründen keine einschlägige Ausbildung absolviert haben. Sie wurden entweder auf der Station angelernt oder sie erwarben in Kurzlehrgängen Grundkenntnisse der Altenpflege.

▶ Persönliche Eignung:
▷ Positive Einstellung zur Arbeit mit pflegebedürftigen Menschen
▷ Fähigkeit und Bereitschaft, die Probleme der Pflegebedürftigen zu erkennen und darauf einzugehen
▷ Fähigkeit und Bereitschaft zur Verständigung und Zusammenarbeit mit Bewohnern, Mitarbeitern und Vorgesetzten
▷ Sorgfalt, Gründlichkeit und unbedingte Zuverlässigkeit bei der Ausführung der übertragenen Aufgaben
▷ Ruhe, Ausgeglichenheit und Geduld im Umgang mit Bewohnern und Mitarbeitern
▷ Verschwiegenheit und Vertrauenswürdigkeit
▷ Bereitschaft, die eigenen Kenntnisse in der Theorie und Praxis der Altenpflege zu vervollständigen.

Funktionstragende Mitarbeiter

Wenn wir den Betriebsaufbau unserer Heime durchleuchten, lassen sich die Arbeitsbereiche in fünf Abteilungen, deren Aufgaben und Verantwortung an die jeweiligen funktionstragenden Mitarbeiter delegiert sind, gliedern:

Verwaltung	– (Verwaltungsangestellte)
Betreuung und pflegerischer Bereich	– (Pflegedienstleiter/in)
Beschäftigungstherapeutischer Bereich	– (Beschäftigungstherapeut/in Sozialarbeiter/in)
Haus- und wirtschaftlicher Bereich	– (Wirtschaftsleiterin)
Technischer Bereich	– (Hausmeister)

Die funktionstragenden Mitarbeiter eines Heimes haben ganz bestimmte Aufgaben zu lösen, denn die Führungsaufgaben des Heimleiters sind so umfangreich geworden, daß sie nur mit den entsprechenden Fachmitarbeitern gelöst werden können. Hier beginnt die eigentlich Aufgabe einer kooperativen, demokratischen Heimführung. Das Zusammenspiel zwischen den funktionstragenden Mitarbeitern und dem Heimleiter, wie auch das Zusammenwirken untereinander, muß durch klare Grundsätze in eine feste Ordnung gebracht werden. Sind in einem Heim verschiedene Funktionsträger dem Heimleiter zugeordnet, so ist die Zusammenarbeit relativ einfach. Dabei ist auf folgendes zu achten: Greift der Bereich der einen Abteilung in den Bereich der anderen über, so ist jeder verpflichtet, den funktionstragenden Mitarbeiter der anderen Abteilung über alle Angelegenheiten zu informieren. Dieser Grundsatz bildet die Basis für praktische Gestaltung der Teamarbeit zwischen den einzelnen Abteilungen.

Ein Zusammenspiel ohne genaue Information darüber, was in den anderen Abteilungen vor sich geht, ist undenkbar. Außerdem hat jede Abteilung dadurch die Möglichkeit, sich den Stand des Wissens und der Erfahrung der anderen Abteilung zunutze machen zu können. Die Pflicht zur

Information bedingt gleichzeitig, von anderen Abteilungen ausreichend informiert zu werden. Gehen von einer Abteilung Vorschläge und Pläne aus, die für mehrere Abteilungen von Interesse sind, so sind die anderen funktionstragenden Mitarbeiter schon im Entstehungsstadium darüber zu unterrichten. So wird Doppelarbeit vermieden und dem Abteilungsegoismus gleichzeitig entgegengewirkt. Die Abteilung, die die Verantwortung in einer bestimmten Situation trägt, informiert die anderen Abteilungen in den dafür vorgesehenen Dienstbesprechungen, die mindestens einmal wöchentlich stattfinden sollten. Wenn sich unterschiedliche Auffassungen der einzelnen funktionstragenden Mitarbeiter für das weitere Vorgehen ergeben, trifft der „federführende Heimleiter" die Entscheidung darüber, wie in Zukunft zu verfahren ist.

Jede Abteilung ist verpflichtet, den übrigen Abteilungen Rat und Auskunft zu erteilen. Das geht schon aus dem Prinzip der Teamarbeit hervor.

Bei einer normalen Auskunft wird der direkte Weg zwischen den funktionstragenden Mitarbeitern der Abteilungen gewählt.

Für spezielle Probleme und Auskünfte, die über den üblichen Rahmen hinausgehen, erfolgt die Lösung in der Dienstbesprechung. Keine Abteilung darf eine an sie gerichtete Anfrage von sich aus ablehnen, sondern hat die Anfrage in die Dienstbesprechung einzubringen. Eine Abteilung hat auch nicht das Recht, einer anderen Abteilung Anweisungen zu geben. Denn jeder funktionstragende Mitarbeiter steht gleichrangig neben dem anderen.

Der Heimleiter sollte stets genau überprüfen, ob ausreichende Information fließt. Oft fehlen den Mitarbeitern die typischen Eigenschaften eines Funktionsträgers, nämlich die Entscheidungsfreudigkeit, schnelle Entschlußkraft und Durchsetzungsvermögen. Es ist ein großer Unterschied, ob jemand eine Entscheidung vorbereitet oder sie in die Tat umsetzt! Für einen funktionstragenden Mitarbeiter wirkt das Ständig-am-Bestehenden-zweifeln und Nach-besseren-Lösungen-suchen ausgesprochen negativ. Der funktionstragende Mitarbeiter darf an einer von ihm mitgetroffenen Entscheidung keine Zweifel aufkommen lassen, sondern muß sie mit Zuversicht und Mut vertreten.

Voraussetzung ist die Motivierung aller funktionstragenden Mitarbeiter zur Zusammenarbeit im Team. Heimleiter müssen in der Lage sein, ihre Mitarbeiter zu einem Team zusammenzuschweißen. Deshalb muß bei dieser Führungsmethode mehr Verantwortungsbewußtsein gezeigt werden. Wer sich um seine funktionstragenden Mitarbeiter kümmert, wird auch zu einer erfolgreichen Zusammenarbeit kommen.

Die Altenarbeit in den Heimen verlangt von jedem einzelnen eine schnelle Anpassung an neue Situationen und Techniken. Der Erfolg und die Leistungsfähigkeit der personalintensiven Heime hängt von der Leistungsfähigkeit der Mitarbeiter ab. Jeder funktionstragende Mitarbeiter muß Klarheit darüber besitzen, welche Leistungen von ihm gefordert werden.

Interessen und Konflikte können entstehen, wenn Abteilungen das Hauptziel aus den Augen verlieren und nur im Rahmen ihrer eigenen Abteilung zu denken vermögen. Unter den funktionstragenden Mitarbeitern sollte echtes Vertrauen und Loyalität sowie ihr Bemühen um gegenseitige Verständigung in allen Gebieten des gemeinsamen Interesses vorausgesetzt werden.

Es ist ein altes Vorurteil, daß ein solcher Führungsstil nur in großen Heimen sinnvoll am Platz sei. Dem kann nicht stark genug widersprochen werden. Richtig dagegen ist, daß die Route den Heimmöglichkeiten optimal angepaßt werden muß.

So wird die Führung im Mitarbeiterverhältnis mit der Delegation von Aufgaben und Verantwortung als Führungsprinzip den kooperativen, demokratischen Führungsstil der modernen und allen Beteiligten gerecht werdenden Heimführung der Zukunft prägen.

Der Heimleiter wird die steigenden Anforderungen an seine Fachkenntnisse nur durch weitgehende Aufgabendelegation an fähige Mitarbeiter und durch deren zielstrebige Mitverantwortung erfüllen können.

Hier zeigen sich wahre Führungseigenschaften: denn wie hervorragend fleißig der Heimleiter auch sein mag: wenn er nicht zu delegieren gelernt hat, läuft er Gefahr, unter der Last der Arbeiten und Pflichten zusammenzubrechen.

Damit der Heimleiter trotz der Vielfältigkeit seiner Arbeit den Überblick behält, muß er sich auf seine funktionstragenden Mitarbeiter verlassen können, auf präzise Informationen drängen und Dienstbesprechungen sowie Mitarbeitergespräche durchführen. Nur auf diese Weise ist der reibungslose Ablauf der Arbeit garantiert und eine gute Betriebsatmosphäre zu schaffen.

Der ältere Mitarbeiter

Die heutigen Ursachen altersbedingter Einsatzschwierigkeiten liegen zum Teil im betrieblichen Bereich. Die wesentlichen Einsatzprobleme bei Älteren sind nicht – wie häufig angenommen – bedingt durch die Funktion ihres Alters, sondern vielmehr wird der Verlauf der Leistungskurve älterer Mitarbeiter entscheidend durch die persönliche Situation beeinflußt, z.B. Gesundheitszustand, Art der Berufstätigkeit, Schulbildung, Intelligenzgrad sowie spezifische Persönlichkeitsfaktoren. Es ist heute bewiesen, daß es intellektuelle Fähigkeiten gibt, die „altersbeständig" sind und dadurch auch im hohen Alter kein Nachlassen, sondern eine Zunahme zeigen. Die für den Altenpflegeberuf so wichtigen Punkte wie Wissensumfang, die Fähigkeit, sich in Problemsituationen zurechtzufinden, praktische Urteilsfähigkeit und die so hochgepriesene Geduld zählen zu diesen Fähigkeiten. Konzentrationsfähigkeit und Aufmerksamkeit nehmen sogar im beruflichen Alltag noch zu. Natürlich müssen wir darauf achten, daß die nötigen Ruhepausen, die körperliche Hygiene und die Gesundheitsvorsorge von den älteren Mitarbeitern beachtet werden.

Wie beständig und wertvoll gerade ältere Mitarbeiter im Altenpflegebereich sind, darf nicht übersehen werden. Der Wechsel der Arbeitsstellen ist nicht mehr so akut, denn der ältere Mensch wünscht sich gerade wegen der jeweiligen Umstellung einen festen Arbeitsplatz. Die im Alter auftretende mangelnde geistige Mobilität und Umstellungsfähigkeit können wir durch Weiterbildung unserer Mitarbeiter zum Teil abbauen.
Zu diesen Maßnahmen gehören das ständige Anbieten von Fort- und Weiterbildungsmaßnahmen, damit die Mitarbeiter permanent lernen, eine sinnvoll gezielte Gesundheitsvorsorge durchzuführen.
Es soll aber nicht verschwiegen werden, daß im Altenpflegeberuf erhebliche Schwierigkeiten bei den älteren Mitarbeitern auftauchen, weil sie ständig mit alten Menschen zu tun haben. Bei Gesprächen mit älteren Mitarbeitern, die unzufrieden waren, kamen oft die Sätze „hoffentlich ergeht es mir im Alter besser", oder „ich möchte nicht alt werden". Wir dürfen nicht aus falscher Sicht und Rücksichtnahme davon ausgehen, daß die Arbeit dem alten Mitarbeiter nicht mehr zugemutet werden kann, und davon wegkommen, den alten Mitarbeiter von vorneherein als weniger leistungsfähig hinzustellen.
Allgemein gesehen ist der „Ältere" ein zuverlässiger und einsatzfreudiger Mitarbeiter, auf den man sich genauso verlassen kann wie auf die jungen. Wenn er aufgefordert wird, bringt er auch die Leistung; nicht abstellen, sondern anstellen, muß es hier heißen.

Teilzeitbeschäftigung

Da in den Alten- und Pflegeheimen seit Jahren ein Mangel an Arbeitskräften besteht, sind zahlreiche Heimleiter dazu übergegangen, für die Besetzung offener Stellen Teilzeitkräfte einzustellen. Es soll aber klar gesagt werden, daß Vollbeschäftigte gerade für den Pflegebereich den Teilbeschäftigten vorzuziehen sind. Der alte Mensch braucht seine Bezugsperson, d.h. daß bei vielen Teilzeitmitarbeitern der alte Mensch nicht mehr weiß, wer für ihn zuständig ist. Auch sei hier auf die Störung des betrieblichen Gleichgewichts hingewiesen, wobei besonders die nicht harmonische Abstimmung der Arbeitsbedingungen der Vollbeschäftigten und der Teilzeitbeschäftigten gemeint ist. Wirkt sich die Beschäftigung von Teilzeitbeschäftigten nicht nachteilig aus, wenn andere, vollbeschäftigte Frauen mit häuslichen Pflichten unter Hinweis auf die Teilzeitbeschäftigten ebenfalls eine verkürzte Arbeitszeit wünschen? Es steht außer Zweifel, daß man z.B. verheirateten Altenpflegerinnen oder Krankenschwestern mit Kindern die Möglichkeit einer Teilzeitbeschäftigung einräumen sollte. Arbeitsrechtliche Schutzvorschriften und Urlaubsansprüche gelten für Teilzeitbeschäftigte grundsätzlich in gleicher Weise wie für andere Arbeitnehmer.
Auch die sozialen Schutzgesetze finden auf Teilzeitbeschäftigte Anwendung. Wenn die gesetzlichen Voraussetzungen erfüllt sind, so z.B. das Mutterschutzgesetz, das Kündigungsgesetz, sowie die Unfallverhütungs-

vorschriften. Zur Vermeidung von Streitfällen empfiehlt es sich, im Arbeitsvertrag eindeutig die Leistungen und Pflichten beider Seiten ganz klar zu bestimmen.

Zeitpersonal

In der „Freien Wirtschaft" ist der Einsatz von vorübergehend beschäftigtem Zeitpersonal längst bekannt. Aber auch für Alten- und Altenpflegeheime bietet sich hier ein Weg, Personalengpässe zu überwinden und die festangestellten Mitarbeiter besser auszulasten. Die Kosten für diese Arbeitskräfte erscheinen auf den ersten Blick sehr hoch, aber bei sorgfältiger Planung lassen sie sich durchaus im üblichen Rahmen halten.
Es ist wohl auf absehbare Zeit nicht zu erwarten, daß die zuständigen Gremien in dieser finanziellen Situation die schon längst geforderten Verbesserungen der Personalsituation, der aktivierenden Pflege sowie einer besseren Ausstattung und eines gewissen Komforts für den alten Menschen in die Praxis umsetzen.
Zu dieser gesamten Situation und zu dem Fachkräftemangel kommt der dadurch provozierte Einstellungsstop. Die Behörden wissen genau, daß die verantwortlichen Mitarbeiter schon dafür sorgen, daß diese Sparbeschlüsse nicht auf dem Rücken der alten Menschen ausgetragen werden dürfen.
Sie bedenken aber nicht, daß man die Kraft der Mitarbeiter nicht bis ins Unendliche strecken kann und sie somit an den Rand ihrer physischen und psychischen Belastbarkeit treibt. Dies muß zwangsläufig Auswirkung auf die Arbeit und somit auf den alten Menschen haben.
Für den Heimleiter bedeutet dies nicht nur Umdenken und Umorganisieren beim Einsatz der Mitarbeiter, sondern eine totale Abkehr vom konventionellen Stellenplan und der herkömmlichen Personalplanung.
Wie nun aber mit dieser neuen Situation fertigwerden, ohne in eine wesentliche Verschlechterung der Pflege zu verfallen? Es gilt, sich Gedanken zu machen, die Mitarbeiter optimaler einzusetzen. Hierbei bietet der Einsatz von Zeitpersonal große Möglichkeiten. Bedingt durch Personalmangel sollte der Heimleiter den Versuch wagen, Zeitarbeiter einzusetzen.
Vorab hat eine genaue und korrekte Beratung zu erfolgen, wobei natürlich die Kosten als Hauptfrage im Raum stehen. Nach sorgfältiger Kalkulation kann man feststellen, daß der Einsatz solcher Mitarbeiter nicht teurer kommt, als der fest angestellter.
Dies bedeutet keinesfalls, daß auf einen festen eigenen Mitarbeiterstamm verzichtet werden kann oder soll! Aber bei der finanziellen Situation müssen wir uns überlegen, ob wir es noch verantworten können, unsere Fachkräfte auch in arbeitsschwachen Zeiten voll einzusetzen. Ich habe die Erfahrung gemacht, daß, wenn bestimmtes Stammpersonal auf der Station vorhanden ist, die Möglichkeit besteht, Zeitpersonal optimal ein-

zusetzen: es wird zu den Hauptarbeitszeiten eingesetzt und zeigt oft großes Interesse an der Arbeit.

Es zeigt sich, daß mit viel Elan gearbeitet wurde und die Heimbewohner diese neuen Mitarbeiter voll akzeptieren. Wichtig dabei ist, daß die Heimbewohner über den Einsatz und den Dienst dieser Mitarbeiter vorher informiert sind.

Es wird in der kommenden Zeit eine Verpflichtung werden, den Dienst so zu organisieren, daß die Schwachzeiten mit nur wenig Personal besetzt sind und dafür die übrige Zeit möglichst viele Mitarbeiter den Dienst verrichten.

Und wenn wir ehrlich sind: manche Fachkraft ist in den Schwachzeiten mit Aufgaben beschäftigt, die durchaus auch von Nichtfachkräften ausgeführt werden könnten und somit die finanzielle Situation verbessern würden.

Durch den optimalen Einsatz des Zeitpersonals können mit Sicherheit viele Schwierigkeiten und Kosten in der gesamten Personalsituation aufgefangen werden.

Jeder, der das Wort Zeitpersonal hört oder liest, glaubt an etwas Unseriöses. Dies entsteht durch die Unsicherheit und das Nichtwissen, was eigentlich hinter diesem Wort steht.

Das Zeitpersonal besteht aus qualifizierten Kräften aller medizinischen Fachrichtungen. Jeder einzelne Mitarbeiter verfügt über die entsprechende Ausbildung und die notwendige Berufserfahrung in seinem Bereich. In Zusammmenarbeit mit Ärzten und medizinischem Fachpersonal aus allen Disziplinen wurden Eignungstests entwickelt, mit denen das fachliche Können der Bewerber vor der Einstellung geprüft wird, um sie entsprechend ihrer Ausbildung, ihren Fähigkeiten und Erfahrungen in die richtigen Positionen vermitteln zu können.

Diese Auslese garantiert, daß die Zeitarbeitskräfte dem Niveau und den Anforderungen ihres jeweiligen Arbeitsplatzes voll gerecht werden und einen zuverlässigen Einsatz bieten.

Die Vorteile liegen auf der Hand. Genau wie die Zeitarbeitnehmer im industriellen und gewerblichen Bereich ist auch dieses Zeitpersonal von der ersten Stunde an einsatzbereit. Der Arbeitsablauf wird nicht unterbrochen, und die typischen Arbeitgeberrisiken fallen fort. Das Heim hat keine Ausfälle durch Krankheit oder Urlaub. Denn Arbeitgeber ist das Zeitarbeitunternehmen, das seine Mitarbeiter entsprechend dem Arbeitnehmerüberlassungsgesetz an seine Kunden, also zum Beispiel die Alten- und Pflegeheime, vermittelt.

Die Zeitarbeitnehmer genießen vollen sozialen Schutz, wie Lohnfortzahlung im Krankheitsfall und auch dann, wenn vorübergehend keine Beschäftigung möglich ist. Außerdem natürlich Urlaubs- und Mutterschaftsgeld und gesetzlichen Kündigungsschutz. Dem Heimleiter wird ein festes Stundenhonorar in Rechnung gestellt, das nur für die vereinbarte und effektiv geleistete Arbeitszeit zu zahlen ist. Wenn eine der „geliehenen" Arbeitskräfte ausfällt – aus welchen Gründen auch immer!

-, so stellt die Firma eine Ersatzkraft. Dies scheint mir in der besonderen Situation außerordentlich wichtig.

Die Heimleiter, die sich oft Gedanken machen müssen, wo sie Fachpersonal herbekommen können, fragen sich natürlich: woher kommen nun die Mitarbeiter einer solchen Firma? Es sind Schwestern, Altenpfleger und medizinische Fachkräfte, die ihr Berufsbild erweitern und neue Erfahrungen sammeln wollen. Es sind Hausfrauen, die nach einigen Jahren der Unterbrechung in ihren früheren Beruf zurück möchten, aber nicht ständig arbeiten wollen – oder auch Fachkräfte, die zwischen Anstellungen einen Leerlauf überbrücken möchten.

Grundsätzliche Voraussetzung ist eine gute Organisation des Dienstes und ein optimaler Einsatz dieser Mitarbeiter.

Es wird uns nicht möglich sein, bei vollem Personaleinsatz ohne Abbau von Mitarbeitern die anfallenden Kosten mit den Pflegesätzen, die nicht erhöht werden, abzudecken.

Altenpflegerin oder Krankenschwester

Über das Problem Altenpflegerin oder Krankenschwester wurde schon viel diskutiert. Grundsätzlich kann man nicht sagen, daß Krankenschwestern nicht für Altenpflege geeignet sind. Wenn man die Vergütungsgruppen und Eingruppierungsvorschriften liest, wird jeder eines Besseren belehrt. Die Krankenschwestern/pfleger sind es, die in die höchsten Gruppen eingestuft werden und somit wohl die Besseren sein sollen. Bei richtiger Überlegung und richtiger Einstellung zum Altenpflegeberuf müssen wir aber feststellen, daß die Ausbildung der Krankenschwester auf einer ganz anderen Ebene liegt; daran ändert auch nichts ein dreiwöchiger Einsatz in einem Alten- und Pflegeheim! Stellt sich nicht die Frage, ob bei diesem mehrwöchigen Einsatz überhaupt ausreichende Kenntnisse, die über die Grundpflege hinausgehen, wie Eigenschaften und Gewohnheiten der alten Menschen erlernt oder angenommen werden können? Wir sind uns sicher darüber einig, daß das Miterleben von Genesung bei den Schwerpflegebedürftigen nicht mehr so oft vorkommt wie es die Krankenschwester im Krankenhaus erlebt. Und gerade hierauf ist die Ausbildung der Krankenschwester ausgerichtet. Möglichst viel technische Geräte für Therapie und Diagnostik, das Auswerten von Befunden und das berufliche Fortkommen bis hin zur Spezialisierung: das ist für die Krankenschwester/pfleger bezeichnend. Es gab und es gibt die Zeit immer noch, in denen Arbeitsplätze nicht besetzt werden können. Und haben wir es nicht schon erlebt, daß solche Krankenschwestern/pfleger in das Alten- und Pflegeheim kommen, die im Krankenhaus nicht so recht zurechtgekommen sind? Das soll aber nicht heißen, daß alle Krankenschwestern/pfleger, die in Alten- und Pflegeheimen arbeiten, schlechtere Mitarbeiter sind. Aber die Spezialisierung geht weiter und der Krankenpflege kommt immer mehr eigenständige Bedeutung zu. Die Ausbildung und Spezialisierung ist begründet in der steigenden beruflichen Anforderung und in ihrer Funktion als Mitarbeiter des Arztes.

Im Alten- und Pflegeheimbereich fällt der Einsatz von modernen technischen Geräten nicht ins Gewicht; vielmehr liegt das Hauptproblem in der Grundpflege und in der Betreuung des alten Menschen. Also nicht so sehr und ausschließlich der Behandlungspflege und den diagnostischen Maßnahmen.

Weil aber gerade diese für die Krankenpflege wichtigen Punkte fehlen, und die Heimleiter oft auch bei den Vorstellungsgesprächen nicht darüber sprechen, ist schon nach kurzer Zeit Resignation der Krankenschwester zu spüren. Auch fehlen ihr die Erfolgserlebnisse des Genesungsprozesses der Pflegebedürftigen, und ihre innere Unzufriedenheit überträgt sich auf die Kollegen und auf die Heimbewohner.

Bei der Ausbildung zur Altenpflegerin wird man auf die Aufgabe in einem Alten- und Pflegeheim vorbereitet. Hier liegt der Schwerpunkt der Ausbildung auf verantwortlicher Betreuung. Von der Ausbildung her hat die Altenpflegerin das Handwerkszeug für ein besseres Verständnis und Einfühlungsvermögen. Denn zur Betreuung gehört außer der persönlichen auch die Betreuung der sozialen Angelegenheiten.

Wenn auch die Berufe Altenpflege und Krankenpflege in der Zielvorstellung verwandt sind, so liegen sie doch auf ganz verschiedenen Ebenen. Es ist daher nicht selbstverständlich, daß die Krankenschwester die „große Altenpflegerin" ist, auch wenn sie eine dreijährige Ausbildung hat. Ihre Ausbildung ist nicht die Altenpflegeausbildung und kann es auch nicht werden.

Heimleiter müssen den Altenpflegern/innen die nötige Rückendeckung geben, denn sie sind die Fachleute in der Altenpflege. Aber auch die Krankenschwestern/pfleger sind wichtig und werden in der Altenpflege gebraucht.

Der Heimleiter sollte nur bei dem Vorstellungsgespräch auf dies eingehen und die Erwartungen der Krankenschwestern abklären. Nur bei einer transparenten Arbeitsplatzbeschreibung und Erklärung kann es zu einer guten Teamarbeit zwischen Altenpfleger/innen und Krankenschwestern/pflegern kommen.

Ausländische Mitarbeiter

Lange Zeit waren ausländische Mitarbeiterinnen als willkommene und notwendige Entlastung besonders im Pflegebereich eingesetzt. Das bringt einige Probleme mit sich. Sprachschwierigkeiten gehen zu Lasten der Heimbewohner und der anderen Mitarbeiter. Damit sollen aber nicht die ausländischen Mitarbeiter verurteilt werden, denn sie sind, wenn sie sich mit den Heimbewohnern und Kollegen verständigen können, sehr beliebt und gerne gesehen.

Bei der Einstellung ausländischer Mitarbeiterinnen sind einige Punkte zu beachten wie z.B.:

Ausländische Mitarbeiter, die nicht aus einem EG-Staat kommen, benötigen zur Arbeit folgende Unterlagen –
▷ Anmeldung bei der Ausländerbehörde
▷ gültigen Reisepaß
▷ Aufenthaltserlaubnis
▷ gültige Arbeitserlaubnis.

Lt. der Bundesanstalt für Arbeit gilt der § 19 Arbeitsförderungsgesetz – AFG – in Verbindung mit der Verordnung über die Arbeitserlaubnis für nichtdeutsche Arbeitnehmer; er beinhaltet folgendes: „Ausländische Arbeitnehmer dürfen eine Beschäftigung in der Bundesrepublik Deutschland/Berlin (West) nur ausüben, wenn sie im Besitz einer gültigen Arbeitserlaubnis sind. Arbeitnehmer im Sinn dieser Vorschriften sind ohne Altersbegrenzung Arbeiter und Angestellte einschließlich der zu ihrer Aus- und Fortbildung oder Umschulung Beschäftigten. Ausländer sind Personen, die nicht Deutsche im Sinne des Artikels 116 des Grundgesetzes sind.

Arbeitgeber dürfen einen ausländischen Arbeitnehmer dann beschäftigen, wenn eine für die vorgesehene Beschäftigung gültige Arbeitserlaubnis vorliegt.

Verstöße gegen die o.g. Bestimmungen können nach § 229 AFG für Arbeitnehmer mit einer Geldbuße bis zu eintausend DM geahndet werden. Bei Vorliegen bestimmter Umstände können solche Verstöße nach § 227 a AFG mit einer Freiheitsstrafe bis zu fünf Jahren bestraft werden.

Keiner Arbeitserlaubnis bedürfen Staatsangehörige aus Ländern der Europäischen Gemeinschaft. Familienangehörige dieses Personenkreises, die nicht die Staatsangehörigkeit eines Mitgliedslandes der EG haben, benötigen unter bestimmten Voraussetzungen ebenfalls keine Arbeitserlaubnis.

Zivildienstleistende im Alten- und Pflegeheim

"Zivildienst ist der Dienst, den nach Artikel 12 a Abs. 2 des Grundgesetzes (GG) i.V.m. § 25 Wehrpflichtgesetz der Wehrpflichtige anstelle des Wehrdienstes zu leisten hat, der sich auf das durch Artikel 4 Abs. 3 GG gewährleistete Grundrecht der Kriegsdienstverweigerung berufen hat und der nach den Vorschriften des § 26 Wehrpflichtgesetz als Kriegsdienstverweigerer anerkannt ist".

"Die Durchführung des Zivildienstes obliegt dem Bundesamt für den Zivildienst (BAZ). Das Zivildienstverhältnis wird begründet durch den Einberufungsbescheid bzw. Umwandlungsbescheid. Darin sind der Zeitpunkt des Dienstantritts, die Dauer des Zivildienstes und der Dienstleistungsort bestimmt. Wie alle Beschäftigten, haben auch die ZDL ihre Vorgesetzten.

Dies sind
▷ der Direktor des Bundesamtes,

▷ Die Leiter der anerkannten Beschäftigungsstellen und der Zivildienstgruppen sowie deren Vertreter,
▷ die jeweils vom Rechtsträger der ZDS bestellten Beauftragten für den Zivildienst,
▷ ggf. Mitarbeiter des Bundesamtes und andere Beschäftigte der ZDS sowie Zivildienstleistende.

Die Namen der Vorgesetzten sind den ZDL schriftlich bekanntzugeben. Die Vorgesetzten haben für die ihnen unterstellten ZDL zu sorgen. Sie haben die Pflicht zur Dienstaufsicht. Dienstliche Anordnungen dürfen sie nur zu dienstlichen Zwecken und nur unter Beachtung der Gesetze und Dienstvorschriften erteilen. Die Dienststelle kann die ZDL zu allen bei ihr anfallenden Arbeiten heranziehen, zu denen sie geeignet und nach dem Ergebnis der Einstellungsuntersuchung fähig sind. Die ZDS hat dabei die Auflagen im Anerkennungsbescheid zu beachten. Den Einsatz der ZDL an den Arbeitsstellen regelt der Beauftragte im Einvernehmen mit dem Leiter der ZDS. Ihm obliegt auch die Überwachung der Arbeitszeit und die Regelung des inneren Dienstbetriebes sowie die Betreuung der ZDL.

Die Zivildienstleistenden haben ihren Dienst gewissenhaft zu erfüllen. Sie haben sich in die Gemeinschaft ihrer Beschäftigungsstelle einzufügen und dürfen durch ihr Verhalten den Arbeitsfrieden und das Zusammenleben innerhalb der Zivildienststelle (ZDS) nicht gefährden. Soweit es die Zwecke des Zivildienstes erfordern, haben sie sich ausbilden zu lassen. Dienstliche Anordnungen ihrer Vorgesetzten haben sie zu befolgen. Aus dem besonderen Gewaltverhältnis des Zivildienstes heraus können die ZDL für sich selbst keine Rechte geltend machen, die sich für Arbeitnehmer ergeben aus
▷ dem Arbeitsrecht, z.B. Streikrecht, Kündigungsrecht, Lohnforderungen.
▷ dem Betriebsverfassung- oder dem Personalvertretungsrecht, z.B. aktive oder passive Teilnahme an den Betriebs- oder Personalratswahlen.

Die Möglichkeit einer Wahrnehmung solcher Rechte hinsichtlich der Arbeitsaufgaben, des inneren Dienstbetriebes, der Fürsorge und des außerdienstlichen Gemeinschaftslebens ergibt sich lediglich aus § 37 ZDG – Vertrauensmann. Einer Gewerkschaft dürfen sich die ZDL anschließen.

Für die Arbeitszeit der Dienstleistenden sind grundsätzlich die Arbeitszeitbestimmungen anzuwenden, die für einen männlichen hauptamtlichen Beschäftigten am gleichen Arbeitsplatz gelten oder gelten würden. Zivildienstleistende haben daher im gleich Umfang wie die anderen Beschäftigten auch Schicht- (einschließlich Nacht-) und Bereitschaftsdienst zu leisten. Andererseits ergibt sich daraus, daß eine Arbeitszeitregelung für ZDL, die von der Arbeitszeit vergleichbarer Beschäftigter abweicht, unzulässig ist. Die Bestimmungen über die in der Dienststelle geltende Arbeitszeit (Beginn, Dauer, Ende und ggf. Pausen) sowie die

Hausordnung sollten den Dienstleistenden schriftlich ausgehändigt oder durch Aushang bekanntgemacht werden. Soweit Mehrarbeit unumgänglich notwendig ist, hat eine Abgeltung durch Gewährung von Freizeit zu erfolgen. Die Freizeitgewährung kann auch dann stundenweise erfolgen, wenn ein voller Tag angesammelt ist. Die Mehrarbeitsstunden sind innerhalb von 2 Wochen abzugelten. Ist das aus dienstlichen Gründen ausnahmsweise nicht möglich, so darf der Ausgleich zu einem späteren Zeitpunkt erfolgen, wenn der Dienstleistende sich damit einverstanden erklärt und seine Gesundheit dadurch nicht beeinträchtigt wird (Fürsorgepflicht des Dienstherrn! Hier ist besondere Aufmerksamkeit geboten, wenn der ZDL – sicherlich aus verständlichen Gründen – versucht, Mehrarbeitsstunden anzusammeln, im Hinblick auf ein früheres Ausscheiden aus dem Zivildienst).

Eine Abgeltung der Mehrarbeitsstunden durch Geldzuwendungen oder durch Erteilung von Sonderurlaub ist unzulässig.Die Vorschrift des § 32 Abs. 1 ZDG ist eine Schutzvorschrift für den Dienstleistenden zur Erhaltung seiner Gesundheit (vgl. auch § 40 ZDG) mit der Verpflichtung, daß notwendig zu leistende Überstunden durch mehr Freizeit innerhalb einer angemessenen Frist ausgeglichen werden. Außerhalb der geltenden Arbeitszeit ist der Dienstleistende verpflichtet, die Aufgaben zu übernehmen, die sich aus dem inneren Dienstbetrieb ergeben. Hierbei handelt es sich nicht um eine Arbeitszeitverlängerung im Sinne des § 5 AZO; denn dort ist von Vor- und Abschlußarbeiten die Rede, die zum Arbeitsprozeß gehören. Der innere Dienstbetrieb umfaßt vielmehr die Erfüllung von Aufgaben, die auch jeder andere Beschäftigte in seinem privaten Bereich in der arbeitsfreien Zeit als notwendige Voraussetzung für eine erneute ordnungsgemäße Dienstaufnahme und Dienstausübung erledigen muß.

Hierher gehören alle zur Sicherstellung eines angemessenen Gemeinschaftslebens in der Dienststelle notwendigen Arbeiten. Zu den Pflichten, die sich aus der dienstlichen Unterbringung ergeben, zählen neben anderen das Reinigen der Unterkünfte und Gemeinschaftsräume sowie das Herbeiholen und Pflegen von Ausstattungsgegenständen. Diese Tätigkeiten stellen keine zusätzliche Beanspruchung für die dienstlich untergebrachten ZDL dar. Denn auch die „Heimschläfer" müssen letztlich die gleichen Aufgaben in ihrer „Unterkunft" erfüllen.

Zu inneren Dienstbetrieb zählt auch notwendig der Dienstunterricht und die Unterweisung über die (künftige) Tätigkeit und den Dienstablauf in der Beschäftigungsstelle: Je nach Art der zu erfüllenden Aufgaben in der ZDS wird diese Unterweisung von unterschiedlicher Dauer und Intensität sein.

Sie sollte aber allen ZDL zumindest die Kenntnisse vermitteln, die sie benötigen, um in dem ihnen zugewiesenen Aufgabenbereich die gegebenen Anweisungen ordnungsgemäß ausführen und ggf. auch selbständige Leistungen erbringen zu können.

Jeder Heimleiter, der ZDL in seinem Heim beschäftigt, sollte sich mit dem „Leitfaden für die Durchführung des Zivildienstes" und den „Rund-

schreiben des Bundesamtes für den Zivildienst" vertraut machen. Außerdem sollen diese Dinge dem ZDL jederzeit zugänglich sein.
Auch sollte der Heimleiter einen guten Kontakt zu dem Regionalbetreuer der Zivildienstleistenden haben, der bei evtl. Problemen Hilfestellung leisten kann.

Mitarbeitervertretungen

Wenn ich eingangs erwähnte, daß die Alten- und Pflegeheime als Betriebe anzusehen sind, so möchte ich auch auf die Problematik der Mitarbeitervertretungen eingehen. Es ist unumgänglich, daß es auch in Alten- und Pflegeheimen, je nach Rechtsform, eine Mitarbeitervertretung, sei es in Form von Betriebsräten oder Personalräten gibt.
Alle Formen der Mitarbeitervertretung sollten ein Ziel vor Augen haben: die Bereitschaft zu gemeinsam getragener Verantwortung zwischen Dienstgeber und Mitarbeitern sowie eine vertrauensvolle Zusammenarbeit. Die Anwendbarkeit der jeweiligen Vertretung zeigt § 130 des Betriebsverfassungsgesetzes (BetrVG), wobei diese Vorschrift keine Anwendung findet auf Verwaltung und Betriebe des Bundes, der Länder, der Gemeinden und sonstiger Körperschaften, Anstalten und Stiftungen des öffentlichen Rechts. Es steht aber fest, daß alle Betriebe mit privater Rechtsform dem Betriebsverfassungsgesetz unterliegen. Die Betriebe der öffentlichen Verwaltungen und alle unmittelbar von der öffentlichen Hand geführten Betriebe fallen unter das Personalvertretungsrecht. Die weitere Ausnahme findet sich bei den sogenannten Tendenzbetrieben und Religionsgemeinschaften. Hier findet weder das Betriebsverfassungsrecht noch das Personalvertretungsrecht Anwendung, unbeschadet deren Rechtsform (§ 118, Abs.2 BetrVG).
Bei privaten Alten- und Pflegeheimen ist nach dem BetrVG ein Betriebsrat mit allen Rechten und Pflichten zu bilden. Die Heime, die unmittelbar von der öffentlichen Hand betrieben werden, unterliegen dem Personalvertretungsgesetz.
Da die einzelnen Länder ihre Personalvertretungsgesetze unterschiedlich gestaltet haben, müssen die Vorschriften des jeweiligen Landesgesetzes beachtet werden.
In vielen Ländern bilden die der Aufsicht des Landes unterstehenden Körperschaften, Anstalten und Stiftungen des öffentlichen Rechts die Verwaltungen, die Eigenbetriebe und die Schulen gemeinsam eine Dienststelle; von Bedeutung bei diesen Vorschriften ist, daß in den betreffenden Alten- und Pflegeheimen grundsätzlich kein eigener Personalrat zu bilden ist. Unter Betrieb versteht das BetrVG eine organisatorische Einheit von Arbeitsmitteln, mit deren Hilfe jemand allein oder in der Gemeinschaft mit seinen Arbeitnehmern einen bestimmten arbeitstechnischen Zweck verfolgt (BAG, AP Nr. 1 zu § 88 BetrVG).
Der Begriff des Betriebes ist vom Begriff des Unternehmens streng zu trennen, da das Unternehmen nur eine organisatorische Einheit darstellt

und mehrere Betriebe umfassen kann. Betriebsräte werden in Betrieben mit in der Regel mindestens fünf ständigen wahlberechtigten Arbeitnehmern, von denen drei wählbar sind, gewählt (§§ BetrVG).
Wahlberechtigt sind alle Arbeitnehmer, die das 18. Lebensjahr vollendet haben (§ 7 BetrVG). Wählbar sind alle wahlberechtigten Arbeitnehmer, die sechs Monate dem Betrieb angehören (§ 8 BetrVG). Von Bedeutung für wahlberechtigte Arbeitnehmer ist dabei, daß auf diese sechsmonatige Betriebszugehörigkeit Zeiten angerechnet werden, in denen der Arbeitnehmer unmittelbar vorher einem anderen Betrieb desselben Unternehmens angehört hat.
Für die Voraussetzung einer Personalvertretung im öffentlichen Dienst sind die einzelnen Landespersonalvertretungsgesetze maßgebend. Das Bundespersonalvertretungsgesetz schreibt vor, daß in allen Dienststellen, die in der Regel mindestens fünf Mitarbeiter, die wahlberechtigt sind, beschäftigen, von denen drei wählbar sind, Personalräte gebildet werden (§ 12 Abs.1). Wahlberechtigt sind alle Beschäftigten, die das 18. Lebensjahr vollendet haben (§ 13 Abs. 1).
Diese grundsätzlichen Bestimmungen entsprechen dem Betriebverfassungsrecht. Die Wählbarkeit ist nach dem Bundespersonalvertretungsgesetz anders geregelt; so sind alle Wahlberechtigten wählbar, die seit sechs Monaten dem Geschäftsbereich ihrer obersten Dienstbehörde angehören und darüber hinaus seit einem Jahr im öffentlichen Verwaltungsdienst oder von diesem geführten Betrieben beschäftigt sind § 14 Abs.1).
Im kirchlichen und karitativen Dienst wurde durch eine Vollversammlung des Caritasverbandes der Diözesen am 3. März 1971 eine Mitarbeitervertretungsverordnung (OMAV) verabschiedet.
Mitarbeitervertretungen nach der Rahmenverordnung der OMAV sind zu bilden bei den Dienststellen, Einrichtungen und sonstigen selbständig geführten Stellen, 1. des Bistums, 2. der Kirchengemeinden, Kirchenstiftungen und Kirchengemeindeverbänden und der sonstigen kirchlichen Rechtsträger, unbeschadet deren Rechtsform, 3. des Deutschen Caritasverbandes, der Diözesancaritasverbände und deren Gliederungen und der sonstigen karitativen Rechtsträger, unbeschadet deren Rechtsform (§ 1 OMAV). Die in § 1 festgelegte Verpflichtung zur Errichtung von Mitarbeitervertretungen („sind zu bilden") trifft den jeweiligen Dienstgeber. Kommt er diesen Verpflichtungen nicht nach, so gibt er einen Grund zur Einschaltung der Schlichtungsstelle (§ 26 Abs. 1 Nr.1). Ob es zur Errichtung der Mitarbeitervertretung kommt, hängt davon ab, ob die Gesamtheit der Mitarbeiter von ihren Rechten nach dieser Ordnung Gebrauch macht. § 5 sagt, die Mitarbeitervertretung ist das von den wahlberechtigten Mitarbeitern gewählte Organ, das die ihm nach dieser Ordnung zustehenden Aufgaben und Verantwortungen übernimmt.
Die Mitarbeitervertretung ist in den Dienststellen, Einrichtungen und sonstigen selbständig geführten Stellen zu schaffen, die in der Regel mindestens fünf wahlberechtigte Mitarbeiter (§ 7) beschäftigen, von denen mindestens drei wählbar sind (§ 8).

Auch hierbei sind wahlberechtigt alle Mitarbeiter, die am Wahltag das 18. Lebensjahr vollendet haben und seit mindestens 6 Monaten ohne Unterbrechung in der Dienststelle, Einrichtung oder selbständig geführten Stelle tätig sind. Nicht wahlberechtigt sind 1. Mitarbeiter, die geschäftsunfähig sind, 2. Mitarbeiter, deren Beschäftigungsumfang unter 50% des Beschäftigungsumfanges eines vergleichbaren vollbeschäftigten Mitarbeiters liegt (§ 7). Wählbar sind die wahlberechtigten Mitarbeiter, die am Wahltag das 21. Lebensjahr vollendet haben und seit mindestens einem Jahr ohne Unterbrechung in der Dienststelle, Einrichtung oder sonstigen selbständigen Stelle tätig sind. Nicht wählbar sind die nicht voll geschäftsfähigen Mitarbeiter, und Mitarbeiter, die zu selbständigen Entscheidungen in Personalangelegenheiten befugt sind (§ 8).

Auf die Tätigkeiten und Aufgaben der jeweiligen Mitarbeitervertretung soll hier nicht eingegangen werden.

Personalbeurteilungen

Personalbeurteilungen sollen zur Gerechtigkeit im Heimbetrieb beitragen oder dazu verhelfen, eine Entscheidung zu treffen, ob nach Ende der Probezeit ein Mitarbeiter fest eingestellt werden soll oder nicht. Der Heimleiter sollte sich aber klar sein, daß nur der beurteilen kann, der den Mitarbeiter genügend kennt. Bei der Beurteilung ist die schriftliche Form zu wählen, weil diese zu mehr Sorgfalt beim Beurteilten führt, als ein mündliches abgegebenes Urteil. Was man schreibt, wird besser überlegt! Eine richtige Beurteilung kann die weitere Entwicklung des Mitarbeiters günstig beeinflussen; dazu ist es erforderlich, mit dem betreffenden Mitarbeiter über seine Beurteilung zu sprechen: Daher ist es wichtig, daß die Beurteilungskriterien für den Beurteiler wie für den Beurteilten verständlich sind. Sie sollten klar und eindeutig formuliert sein, so daß nicht die Gefahr der unterschiedlichen Auslegungen aufkommen kann.

Der Beurteilende muß sich zuerst an das halten, was er mit eigenen Augen sehen und beobachten kann. Das von ihm Beobachtete wird genau und treffend festgehalten. Die sorgfältig aufgezeichneten Beobachtungen können nicht hoch genug eingeschätzt werden; nur sollte man darauf verzichten, Fehler finden zu wollen. Immer sind die positiven Beobachtungen den negativen Erscheinungen entgegenzuhalten, denn oftmals liegen derartige Fehler gar nicht an dem Mitarbeiter, sondern vielmehr an einer ungünstigen Diensteinteilung oder dem schlechten „Arbeitsklima" der Station. Es ist darauf zu achten, daß Gerechtigkeit und Objektivität bei der Beurteilung an erster Stelle stehen: so können keine Idealvorstellungen des Beurteilten unkontrolliert einfließen.

Der Beurteilende muß darauf achten, daß sich Antipathie und Sympathie bei der Beurteilung nicht mit einschieben und daß nicht leichtfertig etwas angedeutet wird, wenn es dafür keine eindeutigen Beweise gibt.Ich bin dagegen, daß alles nur mit „sehr gut", mit „gut", „befriedigend" usw. abgestempelt wird.

Besser ist es, über das Verhalten, über die Persönlichkeit mehr auszusagen und Formulierungen zu finden, deren Auslegungsspielraum so gering wie möglich ist. Immer ist daran zu denken, daß die Beurteilung andere lesen werden; und wird der zukünftige Leser das gleiche hinter dem Geschriebenen sehen wie der schreibende Beurteiler? Für uns sollte es selbstverständlich sein, daß der Beurteilte wissen müßte, wie er eingeschätzt wird. Wenn auch die Mitarbeiter den Beurteilungen sehr skeptisch gegenüberstehen, so scheint es doch wichtig, daß jeder zu seiner eigenen Beurteilung Stellung nehmen kann. Er muß seine Meinung sagen dürfen, ob er die Dinge gerecht beurteilt empfindet und wo er selbst anders denkt. Diese Meinung sollte extra festgehalten werden. Bei vielen Mitarbeitern hängt die Leistungsbereitschaft stark davon ab, ob sie bei ihrem Heimleiter erfahren, wie ihre Leistungen beurteilt werden. Der Heimleiter muß aber neben den positiven Dingen auch die unerfreulichen Dinge in annehmbarer Weise mit dem Mitarbeiter besprechen und daraus Anregungen und Hilfen für den Mitarbeiter ableiten.

Bewertungskriterien und Gesichtspunkte einer Beurteilung

Persönliche Sauberkeit und Ordnung
▷ Sinn für Ordnung
▷ gepflegte äußere Erscheinung
▷ die persönliche Erscheinung sollte noch verbessert werden
▷ an sich sauber
▷ Kleider unordentlich
▷ äußere Erscheinung unsauber.

Arbeitsbereitschaft
▷ greift zu
▷ auch bei besonderen Anforderungen gutes Arbeiten
▷ hat Initiative
▷ Unangenehmes wird selbstverständlich getan
▷ strebsam und fleißig
▷ gute regelmäßige Leistungen
▷ gewandt und weiß sich zu helfen
▷ meist bei der Sache
▷ nicht allzu eifrig
▷ ausreichend geschickt und anstellig
▷ unregelmäßige Leistungen
▷ braucht Ansporn
▷ schwerfällig
▷ zerstreut
▷ ablenkbar
▷ verliert oft die Arbeitsübersicht
▷ trotz Ansporn unzulänglich
▷ ungeschickt

- ▷ sehr langsam
- ▷ äußerst schwerfällig
- ▷ ergreift ungeeignete Maßnahmen
- ▷ hat Schwierigkeiten und braucht Zeit.

Arbeitsweise

- ▷ vorbildlich in Ordnung und Sauberkeit
- ▷ sehr umsichtig
- ▷ sehr sorgfältig
- ▷ handelt übersichtlich in Notsituationen
- ▷ Zuverlässig
- ▷ allgemein ordentlich und sauber
- ▷ teilt Arbeit gut ein
- ▷ arbeitet steril und ist um Hygiene bemüht
- ▷ ziemlich geschickt
- ▷ ab und zu etwas umständlich
- ▷ läßt sich an Ordnung gewöhnen
- ▷ achtet zu wenig auf den Arbeitsplatz
- ▷ tut nichts aus eigenem Antrieb
- ▷ passiv und bequem
- ▷ vergißt manches
- ▷ oft Fehler
- ▷ paßt sich der Arbeitsweise nicht an
- ▷ kein Sinn für Teamarbeit
- ▷ arbeitet flüchtig
- ▷ handelt nicht nach Anordnung
- ▷ arbeitet sehr fehlerhaft
- ▷ unbeholfen und ungeschickt
- ▷ verliert oft die Übersicht
- ▷ behält schlecht.

Selbständigkeit

- ▷ sicher bei Entscheidungen
- ▷ Schwierigkeiten spornen an
- ▷ besitzt gesunden Ehrgeiz
- ▷ klar im Urteil
- ▷ bei Entscheidungen sicher
- ▷ selbständig
- ▷ sehr vorsichtig
- ▷ sieht Arbeiten ohne fremde Hinweise
- ▷ handelt übersichtig und einsichtig
- ▷ weiß sich zu helfen
- ▷ weicht Verantwortung aus
- ▷ sehr unsicher bei Entscheidungen
- ▷ traut sich nichts zu
- ▷ braucht Anleitung und Führung

- ▷ macht nur Arbeiten, die ihm Spaß machen
- ▷ wird schnell unsicher
- ▷ sehr zögernd
- ▷ hat keine eigene Initiative
- ▷ selbst einfache Tätigkeiten nur nach genauer Anweisung möglich
- ▷ besonders unter Zeitdruck unterlaufen große Fehler
- ▷ schwerfällig
- ▷ mißversteht vieles
- ▷ vergißt oft einen Teil
- ▷ nimmt wenig an.

Mündliche Wiedergabe und Beobachtung
- ▷ kann Beobachtungen klar und gut wiedergeben
- ▷ erfaßt das Wesentliche sehr gut
- ▷ ausgeprägte, gute Beobachtungsgabe
- ▷ beobachtet gut
- ▷ vergißt gelegentlich Einzelheiten
- ▷ formuliert nicht immer genau
- ▷ braucht Zeit zum Begreifen
- ▷ unsicher im Erfassen des Wichtigen
- ▷ muß sich anstrengen
- ▷ gelegentlich ungenau
- ▷ schlechte Wiedergabe
- ▷ berichtet nicht immer sachlich
- ▷ fällt unberechtigte Werturteile
- ▷ übersieht das Wesentliche
- ▷ weiß kaum was zum berichten
- ▷ hat keinen Einblick und Verständnis für seine Arbeit
- ▷ berichtet flüchtig
- ▷ vergreift sich manchmal im Ton
- ▷ hat keinen Blick für Besonderheiten.

Verhalten gegenüber Kollegen
- ▷ gewinnend und sicher im Auftreten
- ▷ hilfsbereit und freundlich
- ▷ versteht eine gute Atmosphäre zu schaffen
- ▷ korrekte Umgangsformen
- ▷ fühlt sich mitverantwortlich
- ▷ Solidaritätsbewußtsein
- ▷ guter Sinn für Zusammenarbeit
- ▷ ausgeglichen rechte Distanz
- ▷ fällt nicht auf
- ▷ läßt andere Meinung gelten
- ▷ zugänglich
- ▷ im allgemeinen freundlich
- ▷ ruhig und zurückhaltend

- Mitläufer
- mißtrauisch
- überheblich
- geht nicht aus sich heraus
- läßt andere nicht zu Wort kommen
- versucht sich herauszustellen
- wirkt störend
- geltungssüchtig
- intrigiert
- vergreift sich im Ton
- kann sich nicht anpassen
- sucht eigene Fehler bei anderen
- weiß sich nicht zu benehmen.

Verhalten gegenüber Vorgesetzten
- in natürlicher Weise kontaktbereit
- nimmt Kritik an
- jederzeit freundlich und hilfsbereit
- offen
- erbittet wo nötig Anleitung
- korrekt
- sieht eigene Fehler ein und versucht sich zu ändern
- gelegentlich unklares Verhalten
- wenig Distanz
- oft anmaßend und führt das große Wort
- handelt oft ohne Anweisung und auf eigenen Vorteil bedacht
- nicht ehrlich in der Aussage
- ohne Verantwortungsgefühl
- aufsässig.

Verhalten gegenüber den Heimbewohnern
- liebevoll
- fühlt sich gut ein
- sehr taktvoll
- bleibt geduldig und objektiv
- hat sehr schnell Vertrauen und Kontakt
- sieht Bedürfnisse der Heimbewohner
- kann gut organisieren
- ist um das Wohl der Heimbewohner bedacht und setzt sich sehr für sie ein
- ruhig und bestimmt
- fröhlich
- im allgemeinen freundlich
- gelegentlich etwas ungeduldig
- findet nicht immer den erforderlichen Kontakt
- kann sich den Situationen nicht anpassen

- geht nicht auf die Probleme der Heimbewohner ein
- unbeherrscht
- oft lieblos
- behandelt und spricht mit alten Menschen wie mit kleinen Kindern
- kein Einfühlungsvermögen
- herrschsüchtig
- ohne Distanz und Vertrauen
- keine guten Umgangsformen
- fällt oft Werturteile
- sehr launisch
- ist nicht bereit, einmal hart anzufassen
- sehr zerstreut und gleichgültig.

Einstellung zur Arbeit
- sehr arbeitsam
- hat Initiative
- interessiert und arbeitet mit Freude
- gute Auffassungsgabe
- sehr verantwortungsbewußt
- sehr sorgfältig und gewissenhaft
- geht in der Arbeit auf
- stets pünktlich
- setzt sich stark ein
- äußerst gewandt und treffend
- bekundet echte Freude an der Arbeit
- berufsbewußt
- gewissenhaft
- aufgeschlossen
- weiß sich zu helfen
- anregungsbedürftig
- erfüllt die beruflichen Pflichten
- durchschnittlich
- wenig teilnehmend
- willig
- allgemein zuverlässig
- ist nur zögernd bereit, sich etwas neues anzueignen
- uninteressiert
- trotz Antrieb unzulänglich
- unpünktlich
- behält schlecht
- nimmt wenig an
- kein Gefühl für berufliche Pflichten
- arbeitet widerwillig
- unzuverlässig und gleichgültig
- fahrlässig
- verkrampft

▷ unzureichendes Verantwortungsgefühl
▷ schikanierend.
Eine Beurteilung soll nicht dazu dienen, den anderen zu verurteilen, sondern Unterlagen für die Entscheidung sammeln. Die eigene Meinung des Heimleiters ist nicht ausschlaggebend für die Beurteilung. Um aber über den Mitarbeiter eine Beurteilung abgeben zu können, sollte man sich zuerst durch die eigenen Vorurteile hindurcharbeiten, von denen wir alle nicht frei sind. Es ist oft sinnvoll, zunächst mit dem zu beurteilenden Mitarbeiter ein Gespräch zu führen. Eine besonders gefährliche Fehlerquelle ist der äußere Anschein. Hier heißt es, sich von gefühlsmäßigen Vorurteilen zu lösen; das sagt aber nicht, daß persönliche Fragen genauso wichtig sind wie fachliche. Man erhält durch Fragen über Hobbys, bisherige Arbeiten, Entlassungen, Familie, ein vollständigeres Bild vom zu Beurteilenden.
Dies alles schließt nicht aus, daß jeder Heimleiter seine Mitarbeiter individuell zu beurteilen hat.

Zeugniskriterien

Der Heimleiter ist verpflichtet, ausscheidenden Mitarbeitern über Art und Dauer ihrer bisherigen Tätigkeit, die erbrachten Leistungen und persönliche Führung ein Zeugnis zu geben. Bei Beendigung des Arbeitsverhältnisses hat jeder Mitarbeiter das Recht auf Erteilung eines Arbeitszeugnisses (§§ 113 Gewerbeordnung, 73 HGB, 630 BGB, Berufsausbildungsgesetz). Dieses muß für die Gesamtbeurteilung wesentliche Angaben enthalten und den neuen Arbeitgeber so weit unterrichten, wie es dessen Interesse verlangt. Jedes Zeugnis muß – entsprechend seiner Bedeutung als Urkunde – in seiner äußeren Form angemessen gestaltet sein. Es sollte, neben der Dauer der Beschäftigung, auch über Leistung und Führung des Mitarbeiters Aufschluß geben. Ein Zeugnis, gerade in der Altenarbeit, beschränkt sich nicht nur auf Tatsachenangaben, sondern auf Werturteile über Leistung und Führung des Betroffenen. Es sollte schriftlich erteilt werden und auf dem Geschäftsbogen des Heimes niedergeschrieben sein. Korrekturen und Radierungen müssen vermieden werden; falls eine inhaltliche Änderung des Zeugnisses notwendig werden sollte, so muß es neu geschrieben werden. Änderungen darf man nicht einfügen, denn es könnte sonst der Verdacht aufkommen, der Mitarbeiter selbst habe diese vorgenommen. Die Person des Mitarbeiters ist genau zu bezeichnen. Hierzu gehören der volle Vor- und Familienname, bei Frauen auch der Geburtsname sowie die volle Anschrift des Heimes, Ort und Datum der Ausstellung. Es ist wichtig, darauf zu achten, daß der Mitarbeiter das Zeugnis als Unterlage für neue Bewerbungen braucht; somit ist es wahrheitsgemäß auszufüllen. Damit ist aber nicht gemeint, daß der Heimleiter ungünstige Vorkommnisse offenbaren muß oder darf, und es darf das weitere Fortkommen nicht unnötig erschweren.

Es geht bei der Zeugnisausstellung darum, ein wahrheitsgetreues, aber wohlwollendes Bild des Mitarbeiters aufzuzeigen, ohne daß es übertrieben den beruflichen Werdegang darstellt. Vorfälle oder andere Vergehen, die einmalig waren, sollten im Zeugnis nicht auftauchen.

Bei der Darstellung der Beschäftigung muß die Tätigkeit klar beschrieben werden. So ist, neben der Berufsbezeichnung, das Aufgabengebiet, welches der Mitarbeiter erfüllt, so genau wie möglich anzugeben. Weitere Punkte sind die Dauer der Beschäftigung mit Angabe des Ein- und Austrittsdatums.

Es darf der Grundsatz gelten, daß das Privatleben des Mitarbeiters, seine religiöse, weltanschauliche oder politische Einstellung im Zeugnis nichts zu suchen haben. Wenn ein Mitarbeiter in seiner Freizeit einen über seinen Durst trinkt, so gehört dies nicht in das Zeugnis; es sei denn, daß infolge der Trinkerei der Mitarbeiter seinen Dienst nicht ordentlich versieht oder unpünktlich wird. Eine Bescheinigung der Ehrlichkeit im Zeugnis ist gerade für den Altenpflegeberuf von größter Wichtigkeit und sollte wegen der speziellen Versuchungen des Berufes in keinem Zeugnis fehlen. Wie erwähnt, sollte sich der Heimleiter von subjektiven Einflüssen freimachen und die Leistung des Mitarbeiters genau beurteilen. Zu den Leistungen zählen die beruflichen Kenntnisse, seine Fähigkeiten und die Einsatzfreudigkeit. Der Heimleiter ist verpflichtet, das Zeugnis so auszustellen, daß es einer gerichtlichen Prüfung standhält. Die Beurteilung muß also klar sein; alle Doppelauslegungen sind zu vermeiden.

Bei ungünstigen Angaben ist äußerste Vorsicht geboten. Sie dürfen nur dann im Zeugnis erscheinen, wenn die ungünstigen Angaben für das Gesamtbeurteilungsbild charakteristisch sind. Die oft gebrauchten Pauschalurteile wie „seinen Aufgaben nicht gewachsen" oder „unzuverlässig" sind nicht mit in das Zeugnis zu nehmen. Ein Zeugnis zu formulieren, bleibt im einzelnen die Sache des jeweiligen Heimleiters. Es bleibt seiner Entscheidung frei, welche Leistungen – ob negativ oder positiv – er im Zeugnis berücksichtigen will. Wichtig aber bleibt, daß das Zeugnis nichts Falsches enthalten und daß es nichts auslassen darf.

Der Mitarbeiter sollte durch das Zeugnis eine wahrheitsgetreue Gesamtbeurteilung in seiner Eigenschaft als Mitarbeiter bescheinigt bekommen. Wenn im Zeugnis Angaben enthalten sind, die nicht den Tatsachen entsprechen oder unvollständig sind, so kann er eine Berichtigung des Zeugnisses verlangen. Ist der Berichtigungsanspruch des Mitarbeiters berechtigt, so sollte der Heimleiter gegen Rückgabe des alten Zeugnisses ein geändertes, neues Zeugnis ausstellen. Auch ist von großer Wichtigkeit, daß das Zeugnis pünktlich ausgestellt wird, damit keine falschen Eindrücke über den ausscheidenden Mitarbeiter entstehen können.

Denn Mitarbeiter, die bei einer Bewerbung kein Zeugnis über ihr letztes Arbeitsverhältnis vorlegen können, werden oft nicht eingestellt, weil man annimmt, daß hinter dieser Sache etwas Negatives stehe. Der Heimleiter muß, wenn dadurch Schaden entsteht, für diesen haften! Genauso verhält es sich auch, wenn Schaden durch ein falsches Zeugnis entsteht.

Die Erteilung von Referenzen ist aufgrund der Fürsorgepflicht, die der Heimleiter innehat, gegeben, und er hat Dritten über Verhalten und Leistung des Mitarbeiters Auskunft zu erteilen, sofern der Mitarbeiter dies wünscht. Diese Auskunft kann aber nur solchen Personen gegeben werden, die ein berechtigtes Interesse daran haben, z.B. andere Heimleiter, die beabsichtigen, den Mitarbeiter einzustellen.
Es ist üblich und auch zulässig, wenn sich der neue Heimleiter nähere Angaben oder Aufschlüsse des Arbeitszeugnisses erbittet. Wenn ein Mitarbeiter in ungekündigter Stellung den Wunsch äußert, man möge bei seinem alten Arbeitgeber keine Auskünfte einholen, so ist dieser Wunsch zu respektieren, damit dem Mitarbeiter keine Schäden entstehen können.
Beim Aufbau des Arbeitszeugnisses, welches den Anforderungen des Arbeitslebens entsprechen soll, wären folgende Punkte zu beachten:
Zunächst kommen die persönlichen Daten des Mitarbeiters, Beginn und Ende der Tätigkeit, eine Beschreibung seiner Arbeit, des beruflichen Werdeganges mit einer Leistungsbeurteilung sowie eine Aussage über Führung und Umweltbeziehungen des Mitarbeiters; auch sollte das Zeugnis Angaben über die Lösung des Arbeitsverhältnisses enthalten, und als Abschluß sind dem Mitarbeiter gute Wünsche und Dankesworte mit auf den Weg zu geben. Hier sei nochmals darauf hingewiesen, daß durch bestimmte Formulierungen eine indirekte Leistungsbewertung vorgenommen wird, was durchaus üblich ist.
Mit der Aussage „Die Mitarbeiterin hat sich stets bemüht, ihre Arbeit zu unserer Zufriedenheit zu erledigen", wird eine Unfähigkeit ausgesprochen. Bei noch brauchbaren Leistungen besteht die Formulierung: „... zu unserer Zufriedenheit erfüllte sie ihre Aufgaben." Wenn die Mitarbeiterin gute Leistungen bringt, so formuliert man: „... zu unserer vollen Zufriedenheit erfüllte sie ihre Aufgaben." Sehr gute Leistungen werden mit der Formulierung: „... zu unserer vollsten Zufriedenheit erfüllte sie ihre Aufgaben." ausgedrückt.
Wenn die Leistungen der Mitarbeiterin Anerkennung und Lob verdienen, so ist dies im Zeugnis festzuhalten. Jedem Heimleiter sollte bekannt sein, daß leere und knappe Aussagen als schlechte Leistungen zu bewerten sind. Die Formulierungsformen müßten in ihrer eigentlichen Bedeutung allen Heimleitern bekannt sein.

Beispiele für Zeugnisentwürfe:

Zeugnisse ohne Aussage

> Frau Karin Schlüter, geb. Maier, geboren am 24.7.1948 in Stuttgart, war vom 1.5. bis 31.8.1976 im Altenheim als Pflegehelferin tätig.

Fräulein Elisabeth Maier, geboren am 12.2.1954 in München, trat am 17.4.1977 in den Dienst unseres Heimes. Sie hatte die Aufgabe, auf unserer Pflegestation die pflegebedürftigen Bewohner zu betreuen. Sie hat sich bemüht, ihre Arbeit zu unserer Zufriedenheit zu erledigen.
Fräulein Maier verläßt unser Heim zum 31.10.1987.

Zeugnisse mit guten Aussagen:

Herr Walter Günter, geboren am 18.6.1949, trat am 1.4.1975 als Krankenpfleger in unser Alten- und Pflegeheim ein. Er war auf der Pflegestation für schwerkranke Bewohner eingesetzt, und zwar im Tagesdienst. Diese Kranken sind zumeist schwere Pflegefälle; viele Patienten leiden an Inkontinenzerscheinungen und Blasenerkrankungen.
Herr Günter verfügt über eine große Berufserfahrung. Er versorgte diese Patienten mit viel Geschick und erheblicher Sachkenntnis zu unserer vollen Zufriedenheit. Sein Verhalten gegenüber Vorgesetzten und Kollegen war stets einwandfrei. Herr Günter scheidet zum 31.5.1978 auf eigenen Wunsch aus unserem Heim aus.
Wir wünschen ihm für die Zukunft alles Gute.

Fräulein Emma Groß, geboren am 7.12.1958 in Hamburg, war vom 1. Mai 1980 bis 30. Juni 1986 als Schwester in unserem Alten- und Pflegeheim beschäftigt.
Nach kurzer Einarbeitungszeit hat Schwester Emma sowohl im Altenheim als auch bei den Schwerkranken Dienst getan. Auf der Pflegestation nahm sie schon bald den Posten der stellvertretenden Stationsschwester wahr.
Schwester Emma erwies sich als eine sehr freundliche, vielseitige, absolut vertrauenswürdige und gewissenhafte Schwester. Ihr Hauptinteresse war stets den Hilfsbedürftigen und den Schwerkranken zugewendet, die sie mit ausgeprägtem Verantwortungsgefühl, Liebe und Verständnis pflegte. Dabei war sie stets bescheiden und stellte ihre eigene Person in den Hintergrund. Wegen ihrer immer freundlichen und hilfsbereiten Art war sie bei Kollegen, Bewohnern und Vorgesetzten gleichermaßen beliebt. Sie verstand es auch in schwierigen Situationen, wie sie immer wieder einmal im täglichen Ablauf vorkommen, schlichtend einzugreifen. In der Ausführung ihrer pflegerischen Aufgaben war sie gewissenhaft und mit einem über das übliche Maß hinausreichenden Verständnis

begabt. Sie erledigte all ihre Aufgaben zu unserer vollsten Zufriedenheit. Schwester Emma verläßt uns zum 30. Juni 1986 aus persönlichen Gründen auf eigenen Wunsch.
Wir verlieren in Schwester Emma eine überdurchschnittlich gute Schwester.
Für ihren langjährigen wertvollen Einsatz sind wir Schwester Emma sehr zu Dank verpflichtet.
Wir wünschen ihr für den ferneren Lebensweg alles Gute und Gesundheit.

Zeugnis für einen Mitarbeiter, der sehr schlechte Leistungen brachte und sich Kollegen und Vorgesetzten unverträglich zeigte und dem fristgerecht gekündigt wird:

Herr Martin Klein, geboren am 3.2.1957 in Ulm, trat am 1. März 1984 in die Dienste unseres Heimes. Er war als ungelernter Pfleger auf unserer Pflegestation eingesetzt. Herr Klein bemühte sich, die ihm übertragenen Arbeiten zu unserer Zufriedenheit zu erledigen. Die Zusammenarbeit mit Kollegen und Vorgesetzten verlief nicht immer so, wie wir dies gewünscht hätten.
Aus diesen Gründen sehen wir uns veranlaßt, das Arbeitsverhältnis mit Herrn Klein fristgerecht zum 30. September 1984 zu beenden.

Zwischenzeugnis

Herr Willi Sauter, geboren am 18.9.1949 in Siegen, ist seit dem 1. April 1976 als Krankenhilfspfleger in unserem Alten- und Pflegeheim angestellt.
In dieser Eigenschaft ist er auf der Pflegestation für schwerkranke Männer eingesetzt. Diese Kranken sind schwerstpflegebedürftig. Hervorzuheben ist seine Geschicklichkeit im oft schwierigen Katheterisieren der Prostatiker. Außerdem besorgt er auf Station die Sterilisation der Instrumente und Spritzen.
Hervorzuheben wäre, daß Herr Sauter ein flinker, geschickter und aufmerksamer Pfleger seinen Patienten gegenüber ist. Es mangelt ihm auch nicht an Improvisationsgabe. Durch seine flinke Arbeitweise und sein Entgegenkommen war er auch stets in der Lage, immer noch Zeit zu finden, seinen Kolleginnen auf der anderen Station zu helfen.

> Wir würden es Herrn Sauter wünschen, wenn er seine erworbenen Kenntnisse auf einer Altenpflegeschule endgültig zu einem Abschluß als vollgültiger Altenpfleger abrunden könnte.

Personalakten

Eine lückenlose und ordnungsgemäße Führung der Personalakten empfiehlt sich schon im Hinblick auf das Recht des Mitarbeiters auf Einsichtnahme in diese. Im Heimgesetz ist ebenfalls eine Buchführungspflicht vorgeschrieben: § 8 des Heimgesetzes besagt, „der Träger einer Einrichtung ist verpflichtet, Bücher zu führen".
Um die Einhaltung der Erfordernisse an Ort und Stelle überprüfen zu können, ist den Heimaufsichtsbehörden das Recht eingeräumt worden, in den für die Einrichtung benutzten Grundstücken und Räumen Prüfungen und Besichtigungen vorzunehmen. Die Beamten der Behörde dürfen zu diesem Zweck auch „in die geschäftlichen Unterlagen des Trägers und Leiters der Einrichtung Einsicht nehmen ..." (§ 9 Abs. 2).
Der Sinn der Personalakte ist dadurch gekennzeichnet, daß sie für den Heimleiter die Quelle personeller Entscheidungen und Unterlagen sind. Außerdem besteht die Möglichkeit, daß der Heimleiter Aufzeichnungen über seine Mitarbeiter macht. Zu den Personalakten gehören auch die Schriftstücke wie Karteikarten mit Übersicht über Urlaub. Bei einer ordentlichen Personalaktenführung ist es wichtig, daß diese vollständig sind. Es dürfen keine unbekannten Nebenakten ohne Wissen des Mitarbeiters geführt werden. Eine vollständige Personalaktenkartei bringt viele Vorteile für die betriebliche Zusammenarbeit, denn mit ihr kann man sich ein lückenloses Bild der Mitarbeiter machen. Ein genauer Einsatz der Mitarbeiter ist durch die Möglichkeit der Übersicht gegeben, denn die Personalakten zeigen den Werdegang, die Vorzüge und Schwächen, Verwendungsmöglichkeiten, die Leistungsfähigkeit, die Begabung und den Charakter.
Der Mitarbeiter muß das Vertrauen haben, daß alle ihn betreffenden Vorgänge zu den Personalakten genommen werden und dort verbleiben: Wenn der Mitarbeiter sich über den Inhalt seiner Personalakte informieren will, dann hat er das Recht, diese einzusehen. Aus einer vollständigen Personalakte und durch die verschiedenen Schriftstücke und Beurteilungen lassen sich Persönlichkeitsmerkmale des Mitarbeiters schnell erkennen. Die Personalakte und das dadurch entstehende Bild kommt ohne das direkte Zutun des Mitarbeiters zustande, denn der Mitarbeiter kann über seine Personalakte nicht verfügen. Das Führen der Personalakte verlangt Gewissenhaftigkeit und das notwendige Verantwortungsbewußtsein des Heimleiters. In der Personalakte sollten Unterlagen wie Lebenslauf, Bewerbungsunterlagen, den Schulabschluß, Prüfungen, Befähigung, bisherige Beschäftigung, Dienstverträge, Vorgänge über Ein-

gruppierungen, ärztliche Gutachten, Beurteilungen und Zeugnisse liegen.

Schon aus Gründen der Zweckmäßigkeit sind die Personalakten nur an einer Stelle zu führen. Auch sollten die Personalakten von Angestellten und Arbeitern nicht an verschiedenen Stellen und nach unterschiedlichen Gesichtspunkten angelegt werden.

Die Personalakten sind dem Mitarbeiter auf Verlangen zur Einsicht vorzulegen. Es empfiehlt sich aber, die Einsicht der Personalakten nur unter Aufsicht zu gewähren, und dem Mitarbeiter genügend Zeit zu lassen, seine Personalakte zu studieren. Die Aufsicht ist notwendig, um sicherzustellen, daß aus der Personalakte keine Unterlagen entnommen oder hinzugefügt werden. Es ist aber jedem Heimleiter zu empfehlen, den Zeitpunkt der Einsichtnahme zu notieren.

Es ist zulässig, daß der Mitarbeiter bei der Einsicht einen Dritten hinzuziehen oder sich durch einen Bevollmächtigten vertreten lassen kann.

Die Vollmacht ist ebenfalls zu den Akten zu nehmen. Für den Heimleiter, der die Personalakten führt, ist es sehr wichtig, daß eine laufende Vervollständigung und objektive Aussagefähigkeit erhalten bleibt: dazu ist der Heimleiter besonders dann verpflichtet, wenn nachteilige Angaben durch das Verhalten des Mitarbeiters längst korrigiert sind. Selbstverständlich ist, wie im BAT, § 13 Absatz 2, festgehalten wird: „Der Angestellte muß über Beschwerden und Behauptungen tatsächlicher Art, die für ihn ungünstig sind oder ihm nachteilig werden können, vor Aufnahme in die Personalakten gehört werden. Seine Äußerung ist zu den Personalakten zu nehmen."

Überhaupt sollte der Heimleiter, wenn der Mitarbeiter etwas zur Erklärung der Personalakte abzugeben hat, das Schriftstück der Akte beifügen. So kann es für den künftigen Leser der Personalakte leichter sein, einen genauen Überblick zu erhalten. Von Vorteil ist es auch, die Schriftstücke fortlaufend zu numerieren; damit ist immer eine Kontrolle möglich, ob die Akte vollständig ist. Zu überlegen ist, ob nach einer gewissen Zeit für den Mitarbeiter nachteilige Vorgänge aus der Akte zu entfernen sind, wenn er sich in der Zwischenzeit ordentlich verhalten hat. Man sollte negative Vorgänge nicht zu lange nachwirken lassen, auch wenn die Meinung besteht, die Beurteilung würde oft gerechter sein, wenn man zurückliegende Dinge mitberücksichtigt. Der Heimleiter sollte sich deshalb dazu durchringen, Verweise und Verwarnungen oder andere negative Angaben nach einer gewissen Zeit aus der Personalakte zu entfernen, wenn sich der Mitarbeiter in der Zwischenzeit bewährt hat. Eine solche positive Einstellung und Verfahrensweise sollte den Mitarbeitern im Heim nicht unbekannt bleiben, da das Betriebsklima dadurch positiv beeinflußt werden kann.

Fortbildung für Mitarbeiter

Bedingt durch die schnelle Entwicklung des Altenpflegeberufes, wird sich das Informationsvolumen vervielfachen. Dies zur Kenntnis zu nehmen, ist besonders wichtig für jeden Heimleiter. Die Fortbildung ist von primärer Bedeutung für jedes Alten- und Pflegeheim, da letztlich die Bewohner davon profitieren. Fortbildungsveranstaltungen, ob intern oder extern, müssen deshalb als Investitionen betrachtet werden, die Nutzen bringen. Die Fortbildungspolitik muß klare und fortschrittliche Grundsatzerklärungen beinhalten, und der Heimleiter muß hinter dieser Zielsetzung stehen.
Wenn gewährleistet sein soll, daß Fortbildungsmaßnahmen zu dem gewünschten Erfolg führen, so muß der Heimleiter eine klare und systematische Fortbildungspolitik betreiben. Damit die Mitarbeiter motiviert werden, sind entsprechende Grundsatzerklärungen von großer Bedeutung. Sie sind ein wesentlicher Beitrag dazu, beim Mitarbeiter eine Vorstellung über Notwendigkeit, Umfang und Ziele der Fortbildungsmaßnahmen entstehen zu lassen.
Mit der Fortbildung soll erreicht werden, daß eine generelle Erweiterung des Wissens der Mitarbeiter erfolgt, um durchdachte und bessere Lösungen und Entscheidungen zu erzielen. Damit wird eine Verbesserung der Zusammenarbeit zwischen allen Mitarbeitern und ein besseres Verständnis für die Heimbewohner geweckt. Eine ständige, systematisch betriebene Fortbildung der interessierten und dazu motivierten Mitarbeiter bringt den gewünschten Erfolg mit einer guten Mitarbeiterführung.
Der Heimleiter sollte regelmäßige Beratungsgespräche durchführen, denn es handelt sich um eine permanente Planung und Weiterbildung Förderungswürdiger, die für den einzelnen erst endet, wenn er aus irgendeinem Grund nicht mehr förderungswürdig ist. Gleichzeitig zur Fortbildungsplanung geht die Planung des Einsatzes für die Mitarbeiter und die Berücksichtigung von Aufstiegsmöglichkeiten. Sonst besteht die Gefahr, daß junge, strebsame und qualifizierte Mitarbeiter das Heim verlassen, um anderswo rascher vorwärtszukommen. Eine allgemeine Tatsache sagt „Die Besten sind gerade die Mobilsten". Aus diesem Grund sind gewisse Vorkehrungen zu schaffen, die den bewährten Kräften die Zuversicht auf einen Aufstieg geben. Langfristige Stellenplanüberlegungen sollten aber durchgeführt werden, ohne daß feste Zusagen an den betreffenden Mitarbeiter im voraus gemacht werden.
Bei der Planung über die geeignete Neubesetzung einer Führungsstelle spielt die Fortbildung eine bedeutende Rolle. Für eine kurzfristige Besetzung von Führungsstellen sollten geeignete Mitarbeiter zur Verfügung stehen.
Der Heimleiter sollte eine erste Entscheidung darüber treffen, ob eine Fortbildungsmaßnahme innerbetrieblich oder außerbetrieblich durchgeführt werden soll. Wenn ein größerer Kreis von Mitarbeitern im gleichen Themenkreis gefördert werden soll, sollte die Durchführung in eigener

Regie geschehen. Voraussetzung dafür aber ist, daß die geeigneten technischen Hilfsmittel, Schulungsräume und Referenten vorhanden sind. Bei der Abstimmung der Fortbildungsprogramme auf die jeweiligen Gegebenheiten ist darauf zu achten, daß das Programm nicht völlig am Bildungsziel vorbeigeht. Es muß mit größter Sorgfalt geprüft werden, ob das Angebot mit dem bestehenden Bedarf übereinstimmt. Der Bedarf kann in Gesprächen mit den Mitarbeitern ermittelt werden.

Die Durchführung innerbetrieblicher Fortbildungsmaßnahmen sollte für jeden dynamischen Heimleiter selbstverständlich sein. Die Bedeutung der innerbetrieblichen Weiter-, Aus- und Fortbildung hat für den Mitarbeiter wie für das Heim sich wechselseitig beeinflussende positive Wirkungen. Soll gewährleistet sein, daß Maßnahmen der internen Aus-, Weiter- und Fortbildung zu dem gewünschten Erfolg führen, so muß von dem Heimleiter eine durchsichtige Fortbildungspolitik betrieben werden, die eng mit der quantitativen und vor allem qualitativen, langfristigen Personalplanung gekoppelt sein muß. Zur Motivation der Mitarbeiter zur internen Teilnahme an einer Maßnahme sind entsprechende Informationen von großer Bedeutung.

Die Durchführung solcher internen Maßnahmen sollte nach einem vorher festgelegten Plan erfolgen. Wichtig ist die Problemanalyse, d.h. die Feststellung, ob eine solche Maßnahme überhaupt notwendig ist oder nicht und in welchem Umfang. Auszugehen ist hierbei von der Analyse des Ist-Zustandes, dem die Darstellung des Soll-Zustandes gegenüberzustellen ist. Wenn interne Fortbildungsmaßnahmen durchgeführt werden, wird sich ein Teil davon auf die Freizeit erstrecken müssen. Das erfordert eine besondere Einsatzbereitschaft von jedem, und somit stellt sich auch schnell heraus, wer von den Mitarbeitern wirklich bereit ist, für sein Fortkommen den notwendigen Aufwand zu erbringen. Es sollte aber versucht werden, die Maßnahmen nicht in die Abendstunden oder an die Wochenenden zu legen.

Allgemein gesehen läßt sich als Nebeneffekt auch die physische und psychische Belastung der Mitarbeiter ermitteln. Wer neben der täglichen guten Arbeitsleistung nicht die Kraft besitzt, auch teilweise in seiner Freizeit hart weiterzumachen, wird den auf ihn zukommenden Anforderungen selten gewachsen sein.

In der weiteren Stufe ist die Planung der Maßnahme darzustellen, wobei insbesondere Stoffplan, Organisation und Person des Referenten sowie die äußeren Bedingungen für die Durchführung der Maßnahme festzulegen sind.

Weiter sollte sich der Heimleiter überlegen, welche Motivation und Erfolgskontrolle der Maßnahme zu bestimmen sind mit der entscheidenden Frage, ob oder gegebenenfalls welches weitere Thema notwendig erscheint.

Von den Mitarbeitern werden folgende Themen als wichtig für eine solche Maßnahme angesehen:

▷ psychische Veränderungen, Unruhezustände, Depressionen und Wirkungen von Medikamenten – (Referent: Arzt)
▷ allgemeine Erkrankungen – Antidecubitusmaßnahmen
▷ Gespräche mit Sterbenden – (Referent: Theologe)
▷ Erkrankungen der ableitenden Harnwege – (Referent: Urologe).

Maßnahmen, die überwiegend im Interesse des Betriebes liegen, werden durch Zuschüsse nicht gefördert, wenn die Maßnahmen vom Heim getragen werden. Allerdings wird die Maßnahme dann gefördert, wenn dafür ein besonderes arbeitsmarktpolitisches Interesse besteht. Die allgemeinen Voraussetzungen für die Gewährung von Leistungen zur individuellen Förderung der beruflichen Fortbildung werden nach § 36 AFG nur gewährt, wenn
a) der Antragsteller anschließend eine beitragspflichtige Tätigkeit ausüben will,
b) der Antragsteller für die angestrebte Tätigkeit geeignet ist und voraussichtlich mit Erfolg an der Maßnahme teilnehmen wird; dieses wird man grundsätzlich vermuten dürfen,
c) die Teilnahme an der Maßnahme im Hinblick auf die allgemeinen Ziele der Arbeitsförderung (§ 2 AFG) und unter Berücksichtigung von Lage und Entwicklung des Arbeitsmarktes zweckmäßig ist. Zu beachten ist hierbei, daß das Grundrecht auf freie Wahl des Berufes und der Ausbildungsstätte (Artikel 12 GG) gewährleistet ist.
Durch die Teilnahme an derartigen Fortbildungsmaßnahmen ist es dem einzelnen möglich, seine beruflichen Kenntnisse und Fähigkeiten den veränderten Arbeitsbedingungen anzupassen und zu verbessern. Somit dient die Fortbildung der beruflichen Anpassung und dem sozialen Aufstieg des Mitarbeiters. Die berufliche Fortbildung setzt bereits vorhandene berufliche Kenntnisse, die durch eine abgeschlossene Berufsausbildung erworben wurden, voraus.
Zu diesen Überlegungen kommt noch hinzu, daß die Bundesanstalt für Arbeit die berufliche Fortbildung – besonders zum beruflichen Aufstieg und zur Anpassung der Kenntnisse und Fähigkeiten an die beruflichen Anforderungen – fördert (§§ 41 bis 46 AFG). Auch besteht die Möglichkeit, durch Übernahme der Kosten und durch Zahlung eines Unterhaltsgeldes nach dem AFG, die Mitarbeiter an Fortbildungsveranstaltungen teilnehmen zu lassen.
Nach Besuch einer solchen Veranstaltung ist die Frage nach der Verwendbarkeit des erworbenen Wissens von großer Bedeutung. Die teilnehmenden Mitarbeiter müssen zu der Fortbildungsmaßnahme Stellung nehmen und Vorschläge machen, welche Wege zu deren Durchführung erforderlich sind und welche Ergebnisse dadurch erwartet werden. Nicht zuletzt gilt es festzustellen, ob nach Absolvierung einer Maßnahme eine Änderung in der Leistung der Arbeitsweise des Mitarbeiters oder seines Bereiches eingetreten ist.

Der Erfolg der Fortbildung wird sowohl von der Qualität der Maßnahme, als auch von der Aufnahme und Verarbeitung des gebotenen Stoffes durch die Mitarbeiter bestimmt. Nicht jeder Mitarbeiter wird bei gleichem Stoff denselben Lernerfolg erzielen.
Informationen über Fortbildungsmaßnahmen kann man bei folgenden Stellen erhalten: Fachzeitschriften, Verbänden, Organisationen, Sozialbehörden, Schulen und sonstigen Zusammenschlüssen.

Informationen und Fortbildungsmöglichkeiten für Mitarbeiter

In noch größerer Vielseitigkeit als bei den Heimleitern werden für die Mitarbeiter der stationären Pflege Fachveranstaltungen unterschiedlichster Art und Themen angeboten.
Solche Veranstaltungen gibt es für Mitarbeiter des Pflegedienstes ebenso wie für die Hauswirtschaft, für die leitenden Mitarbeiter in Küche und Speisesaal wie auch für die Nachtwachen. Teilweise handelt es sich um Einzelveranstaltungen zu ausgewählten Themen von ein bis zwei Tagen Dauer; andererseits gibt es aber auch Lehrgänge, die über mehrere Wochen oder Monate laufen oder berufsbegleitend besucht werden. Von den großen Lehrgängen seien beispielhaft erwähnt die REFA-Kurse für Hauswirtschaftsleiterinnen oder Fortbildungsveranstaltungen zur Geronto-Psychiatrie. Es gibt mehrtägige Seminare, die in den Bereich der Computerbedienung in Altenheimen einführen, wie auch Seminare über den Umgang mit schwerstpflegebedürftigen und sterbenden Patienten. Es ist unmöglich, auch nur eine teilweise Übersicht der Veranstalter bzw. Organisatoren zusammenzustellen: Berufsfachverbände engagieren sich hier ebenso wie die Verbände der freien Wohlfahrtspflege, Wirtschaftsunternehmen wie Seminardienste. Hinweise auf derartige Veranstaltungen erhält man am ehesten über die einschlägigen Fachzeitschriften.
Natürlich sind auch die bereits erwähnten Fachmessen für die Mitarbeiter durchaus einen Besuch wert! Der Küchenleiter findet hier neue Geräte und Anlagen, deren Einsatz im eigenen Haus seine Arbeit erleichtern und qualitativ verbessern könnte. Die Mitarbeiter aus dem Pflegedienst sehen neuartige Transporthilfen im Einsatz, die ihnen die eigene körperliche Schwerarbeit wesentlich erleichtern könnten.
Die regelmäßige Durchsicht von berufsspezifischen Fachzeitschriften ist genauso wichtig wie die Wissensvermittlung durch Fachbücher.
Das Fachgespräch mit Kollegen sollte gesucht werden: In manchen Orten gibt es regelmäßige „Stammtisch-Treffen" von Altenpflegern, wie auch Altenpflegeschulen regelmäßig ihre Absolventen zu gemeinsamen Jahrestagungen einladen.
Ein Problem soll in diesem Zusammenhang der „Fortbildung" doch noch ganz kurz angesprochen werden: Leider haben sehr viele Träger und Heimleitungen Angst davor, ihre Mitarbeiter zur Teilnahme an solchen Veranstaltungen freizustellen. Vordergründig wird als Ursache dafür genannt, daß der Personalengpaß so groß sei, daß auf keine einzige Kraft

verzichtet werden könnte. Im Hintergrund steht allerdings viel mehr die Sorge, daß der besser qualifizierte Mitarbeiter „abgeworben" werden könnte, bzw. sich mit seinem größeren Fachwissen um einen anderen Arbeitsplatz bemühen könnte. So findet man fast immer in Fortbildungsveranstaltungen einige Mitarbeiter aus Heimen, die die Kursgebühren aus eigener Tasche bezahlen und für den Besuch ihren Urlaub opfern. Daß sich diese interessierten Mitarbeiter dann auch nach einem anderen Arbeitsplatz umsehen, ist nur allzu verständlich!

ns die helfen

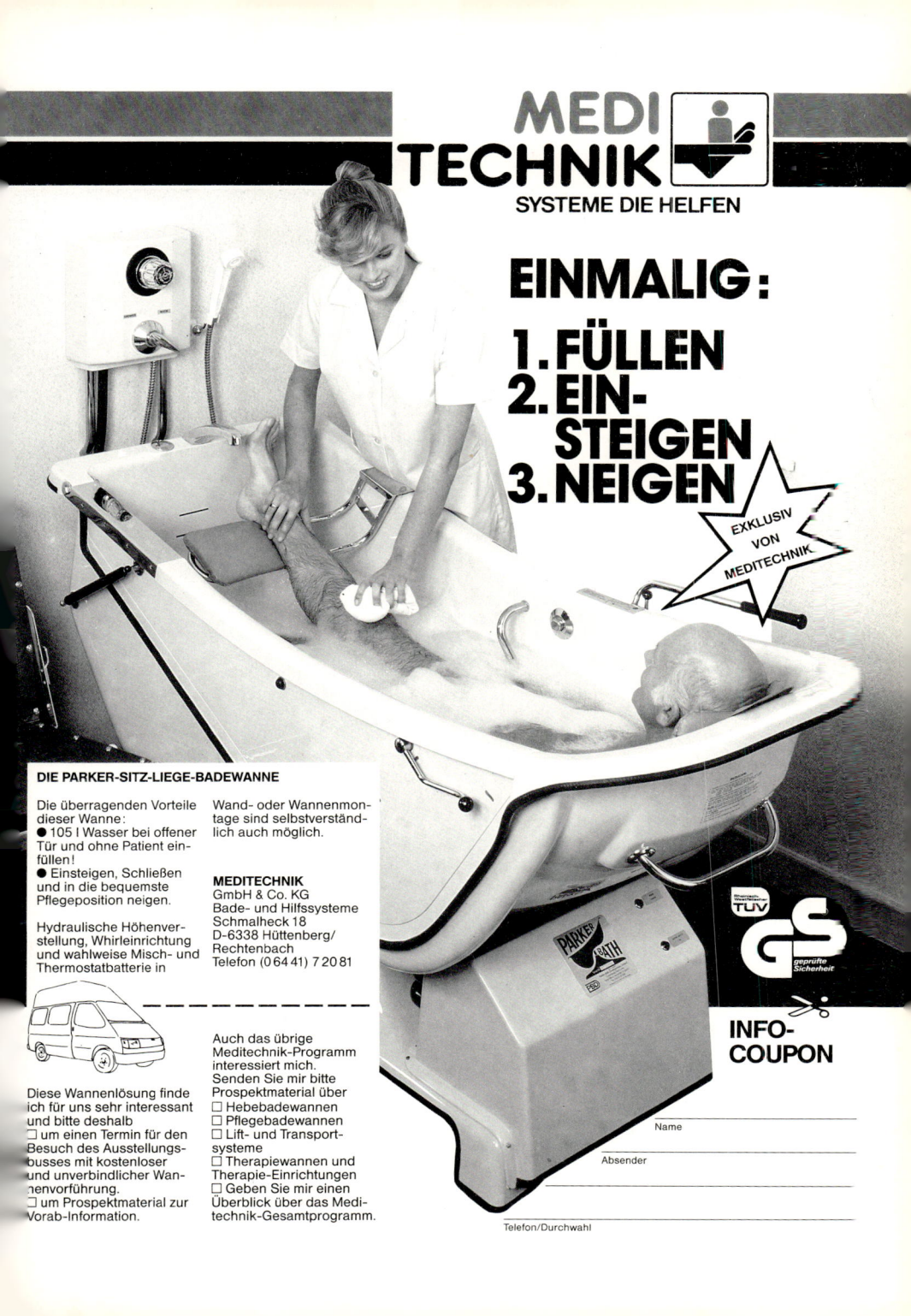

MEDI TECHNIK
SYSTEME DIE HELFEN

EINMALIG:
1. FÜLLEN
2. EIN-STEIGEN
3. NEIGEN

EXKLUSIV VON MEDITECHNIK

DIE PARKER-SITZ-LIEGE-BADEWANNE

Die überragenden Vorteile dieser Wanne:
- 105 l Wasser bei offener Tür und ohne Patient einfüllen!
- Einsteigen, Schließen und in die bequemste Pflegeposition neigen.

Hydraulische Höhenverstellung, Whirleinrichtung und wahlweise Misch- und Thermostatbatterie in

Wand- oder Wannenmontage sind selbstverständlich auch möglich.

MEDITECHNIK
GmbH & Co. KG
Bade- und Hilfssysteme
Schmalheck 18
D-6338 Hüttenberg/Rechtenbach
Telefon (0 64 41) 7 20 81

Diese Wannenlösung finde ich für uns sehr interessant und bitte deshalb
☐ um einen Termin für den Besuch des Ausstellungsbusses mit kostenloser und unverbindlicher Wannenvorführung.
☐ um Prospektmaterial zur Vorab-Information.

Auch das übrige Meditechnik-Programm interessiert mich. Senden Sie mir bitte Prospektmaterial über
☐ Hebebadewannen
☐ Pflegebadewannen
☐ Lift- und Transportsysteme
☐ Therapiewannen und Therapie-Einrichtungen
☐ Geben Sie mir einen Überblick über das Meditechnik-Gesamtprogramm.

INFO-COUPON

Name
_____

Absender
_____
_____

Telefon/Durchwahl

TÜV Rheinland GS geprüfte Sicherheit

PARKER BATH

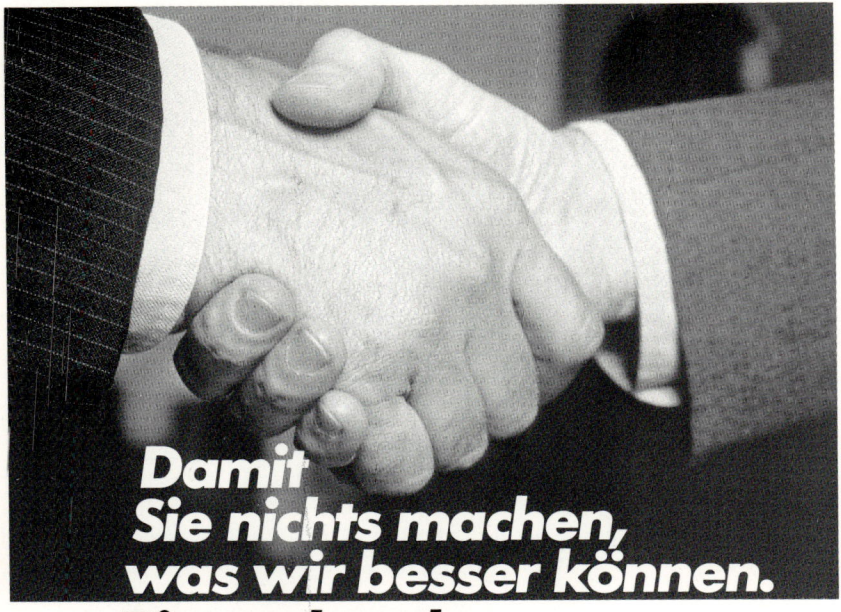

Damit Sie nichts machen, was wir besser können.
Piepenbrock.
Eine saubere Sache.

Wer produziert, verwaltet oder verkauft, sollte seine ganze Kraft dem Produzieren, Verwalten und Verkaufen widmen. Und uns das machen lassen, was wir besser können — besser und kostengünstiger. Unser Geschäft sind Dienstleistungen unterschiedlichster Art. Seit 75 Jahren. Gebäude- und Glasreinigung, Verpflegungs- und Wirtschaftsdienste, Krankenhausreinigung und Desinfektion, Sicherheitsdienste, Industriewartung, Begrünungen und mehr. Annähernd 25 000 Mitarbeiter in 90 Tochtergesellschaften.

Piepenbrock Dienstleistungsgruppe

Zentralverwaltung:
Postfach 34 49 · Hannoversche Straße 91–95 · 4500 Osnabrück
Telefon (05 41) 58 41-0 · Teletex 26 27–5 41 81 11 · Telefax 58 41-338

3. Kapitel

Heimleiter, Heimträger und Verbände

Die überwiegende Zahl der ungefähr 6000 Alten- und Altenpflegeheime in der Bundesrepublik Deutschland ist einem Träger angeschlossen, der oftmals eine größere Anzahl von Häusern betreut; damit werden die Funktionen des Heimleiters eingeschränkt.
Nur wenige Heime sind völlig selbständig; man findet diese Form eigentlich nur auf dem gewerblichen Sektor, d.h. den privaten Heimen. Aber selbst hier ist es in vielen Fällen so, daß ein privater Träger mehrere Heime besitzt, die in Form einer Gesellschaft (GmbH, eingetr. Verein, Kommanditgesellschaft) organisiert sind.
Die weitaus wichtigsten Träger sind die freigemeinnützigen, d.h. in erster Linie die Wohlfahrtsverbände. Hierunter fallen fast 60 % aller Heime. Die „Privaten" umfassen knapp 30 %, und die öffentliche Hand, d.h. Städte und Gemeinden, stellen knapp 15 % der Träger.
Es ist einleuchtend, daß ein Träger sehr großen Wert darauf legt, speziell bei der Einstellung eines Heimleiters ein (meist sogar alleiniges) Mitspracherecht zu haben.
Unabhängig von den Trägern sind in den letzten Jahren auch Heimleiter-Verbände entstanden. Ursprünglich war man davon ausgegangen, daß jeder Träger seine Häuser so umfassend betreute, daß sich eine weitere Zusammenarbeit auf kollegialer Basis erübrigte. Aber andererseits haben die Fachreferate der Altenhilfe bei den Trägern so vielseitige Aufgaben wahrzunehmen, daß die speziellen Belange der stationären Altenhilfe meistens zu wenig Berücksichtigung fanden.
So ist die Mitgliedschaft eines Heimes bei einem bestimmten Träger und gleichzeitig bei einem Verband nichts ungewöhnliches mehr. Auch die Mitgliedschaft in mehreren Verbänden kommt vor.

Heimleiter aus der Sicht des Trägers

Im Heimgesetz § 2 (2) ist festgelegt:

> "Die Selbständigkeit der Träger der Einrichtung in Zielsetzung und Durchführung ihrer Aufgaben bleibt unberührt."

Damit kann von Einheitslösungen abgerückt werden und die Träger haben die Möglichkeit der Selbständigkeit und der freien Entfaltung. Es sollte der Grundsatz der Zusammenarbeit gelten, der festlegt, daß Heimträger und Heimleiter eine vernünftige, praxisbezogene Aufgabenvertei-

lung vornehmen, damit es zu keinen Unstimmigkeiten in der Heimführung kommen kann.
Der Heimleiter ist eine Persönlichkeit und muß auch als solche vom Heimträger gesehen und anerkannt werden. Er ist es, der die gemeinsam erarbeiteten Ziele zu verwirklichen hat.
Im bezug auf den Führungsstil ist es von großer Wichtigkeit, daß neben der Aufgabenverteilung auch die Kompetenzverteilung, d.h. die Verantwortung in dem dazugehörigen Maß mitübertragen werden. Nur wenn sich Heimleiter und Heimträger über den Führungsstil, über das Ziel der Arbeit und dessen Weg dorthin einig sind, kann eine optimale Betreuung und Versorgung der Heimbewohner erreicht werden.

Heimträger – Arten und Rechtsformen

Träger der verschiedenen Alteneinrichtungen, wie z.B. Altenpflegeheime, Altenheime und Altenwohnheime, sind öffentliche oder private Träger sowie die Verbände der freien Wohlfahrtspflege. Die Stadt- und Landkreise haben als örtliche Sozialhilfeträger (öffentliche Fürsorge) gemäß § 75 des Bundessozialhilfegesetzes (BSHG) Altenhilfe zu gewähren. Sie sollen bei der Durchführung ihrer Aufgaben mit den Verbänden der Freien Wohlfahrtspflege zusammenarbeiten und dabei deren Selbständigkeit in Zielsetzung und Durchführung ihrer Aufgaben achten. Die Zusammenarbeit soll so ausgerichtet sein, daß sich die Sozialhilfe und die Tätigkeiten der freien Wohlfahrtspflege zum Wohle des Hilfesuchenden ergänzen. Die örtlichen Sozialhilfeträger haben nach § 93 Abs. 1 dieses Gesetzes darauf hinzuwirken, daß die für diese Leistungen erforderlichen Einrichtungen ausreichend zur Verfügung stehen. Die Träger der Sozialhilfe können die Verbände der freien Wohlfahrtspflege an der Durchführung ihrer Aufgaben beteiligen oder ihnen, wenn sie damit einverstanden sind, auch die Durchführung von Aufgaben übertragen (§ 10 BSHG).
Träger der freien Wohlfahrtspflege sind in ihrer Organisation frei und bestimmen auch die Voraussetzungen, die Art und das Maß ihrer Hilfe im Gegensatz zu der staatlich geordneten Sozialhilfe selbst. Sie sind auch frei in der Auswahl des Personenkreises der von ihnen zu Betreuenden; dabei steht es dem Hilfesuchenden frei, sich an das Sozialamt als Träger der öffentlichen Hand oder an einen Träger der freien Wohlfahrtspflege oder an einen privaten Träger zu wenden.
Bei den Verbänden der Freien Wohlfahrtspflege sind die Träger juristische Personen des Privatrechts und Personenvereinigungen des öffentlichen Rechts. Die Träger der freien Wohlfahrtspflege leisten Hilfe zum Wohle der Allgemeinheit und nicht zum Erwerb.

Die Wohlfahrtsverbände

Die Hilfen der Freien Wohlfahrtspflege erstrecken sich auf das erzieherische, sittliche und das gesundheitliche Wohl Gefährdeter oder Notleidender und Alter. Durch ihre Maßnahmen schaffen sie Abhilfe oder beugen der Not vor.

Allein auf dem Gebiet der Altenhilfe betreuen die sechs Wohlfahrtsverbände 8.929 Einrichtungen, in denen 125.315 Mitarbeiterinnen und Mitarbeiter tätig sind. Dabei handelt es sich allerdings keinesfalls nur um Alten- und Altenpflegeheime, sondern auch um die Betreuung von Altenklubs, Beratungsstellen, Einrichtungen der Altenerholung, Altentagesstätten, Altenfortbildung, Besuchsdienste sowie teilstationäre Dienste und Sozialstationen.

Zur spezifischen Entwicklung der Freien Wohlfahrtspflege: Seit Mitte des 19. Jahrhunderts erfolgte die Gründung der Spitzenverbände, die auch heute noch die Strukturen der Freien Wohlfahrtspflege bestimmen.

1848: Der Zentralausschuß für die Innere Mission der Deutschen Evangelischen Kirche als Vorläufer des Diakonischen Werkes der EKD (1957) entstand.
1897: Deutscher Caritasverband;
1917: Zentral-Wohlfahrtsstelle der Deutschen Juden;
1919: Arbeiterwohlfahrt;
1921: Die „Vaterländischen Frauenvereine vom Roten Kreuz" (1866 als Vorläufer des Deutschen Roten Kreuzes);
1924: Deutscher Paritätischer Wohlfahrtsverband.

Deutscher Caritasverband e.V.
Karlstraße 40 7800 Freiburg i. Br.

Die organisierte christliche Nächstenliebe wurde im 19. Jahrhundert vor allem von Ordensgemeinschaften, Pfarreien und Einzelinitiativen getragen. Katholische Sozialpolitiker forderten seit der Mitte des 19. Jahrhunderts die Schaffung eines katholisch-caritativen Zentralverbandes und fanden in dem jungen Priester Lorenz Werthmann die dynamische Persönlichkeit zur Realisierung dieses Zieles. Mit einem im Frühjahr 1895 in Freiburg gebildeten „Charitas-Comitö" bereitete Werthmann die Gründung des „Caritasverbandes für das katholische Deutschland" vor, die er am 9. November 1897 in Köln vollzog.

Der Erste Weltkrieg, der neue Arten der Not brachte, zeigte deutlich die Gefahren auf, die dem Verband noch im Stadium seines Aufbaus durch unzulängliche Infrastruktur, Finanzplanung und Aufgabenkonzeption drohten. 1916 legitimierten die deutschen Bischöfe den Caritasverband als Sozialdienst der katholischen Kirche und sicherten ihm ihre Förderung zu.

Als der Gründerpräsident Werthmann 1921 starb, hatte der Verband eine feste organisatorische Basis gewonnen.

Die partnerschaftliche Zusammenarbeit zwischen Staat und freien Wohlfahrtsverbänden endete 1933 mit der nationalsozialistischen Diktatur.

Kontrolliert und überwacht, in seinen Tätigkeitsbereichen eingeengt, durch Verhaftungen von Mitarbeitern an der Zentrale und im Lande eingeschüchtert, blieb der Deutsche Caritasverband dennoch am Leben: als arbeitsfähige und nicht gleichgeschaltete Institution christlich fundierter Nächstenliebe.

Im Jahre 1945 war der Caritasverband (neben dem neugegründeten Hilfswerk der evangelischen Kirche) als einzige überregionale Organisation zur Linderung der Not sofort arbeitsfähig und bereit.

Rehabilitation von Behinderten, Beratung und Hilfe für Suchtkranke, Sorge für ausländische Arbeitnehmer, Flüchtlinge und Obdachlose, Familienhilfe, vor allem auch Hilfen für alte Menschen sind für den Caritasverband Verpflichtung zu helfendem Tun.

Der organisatorische Aufbau der Caritas entspricht etwa dem der Kirche: Orts- und Kreiscaritasverbände, Diözesencaritasverbände, Deutscher Caritasverband (Zentrale). Angeschlossen sind caritative Fachverbände, Verbände ehrenamtlicher Helferinnen und Helfer, wie z.B. die Vinzenz- und Caritas-Konferenzen, die Sozialdienste katholischer Frauen und Männer, der Malteser-Hilfsdienst, der Kreuzbund usw., ferner caritative Genossenschaften, die alle ihre Selbständigkeit behalten. Dazu gehört auch der „Verband katholischer Heime und Einrichtungen der Altenhilfe in Deutschland".

Während der DCV selbst nicht Träger von Einrichtungen ist, können es alle genannten Verbände und Organisationen sein.

Diakonisches Werk der Evangelischen Kirche in Deutschland
Stafflenbergstraße 76, 7000 Stuttgart 1

Das Diakonische Werk mit Sitz in Stuttgart entstand durch den 1957 eingeleiteten und 1975 vollzogenen Zusammenschluß des „Centralausschusses für Innere Mission der Deutschen Evangelischen Kirche" mit dem „Zentralbüro des Hilfswerks der EKD". Mitglieder des DW sind die Diakonischen Werke der 17 EKD-Gliedkirchen, 10 Freikirchen und rund 100 Fachverbände. Die Mitglieder repräsentieren rund 18.000 selbständige Einrichtungen mit über 260.000 hauptamtlichen Mitarbeitern. Außerdem: über 5.000 diakonische Selbsthilfe- und Helfergruppen. Hunderttausende der Mitglieder der 12.000 Gemeinden der Landes- und Freikirchen arbeiten ehrenamtlich in der Diakonie mit.

Das DW fördert und unterstützt die Arbeit seiner Mitglieder vor allem auf folgenden Arbeitsfeldern:

① Anstaltsdiakonie (Krankenhäuser, Behinderteneinrichtungen, Diakonissen- und Schwesternschaften, Diakonenanstalten und damit verbundene soziale und sozialpädagogische Ausbildungsstätten);
② Heimerziehung;
③ Altenhilfe (Altenpflege-, Alten- und Wohnheime, meist Kombination dieser drei Typen; ergänzt durch Selbsthilfegruppen, Seniorenklubs, Essen auf Rädern, häusliche Krankenpflege);
④ Kindertagesstätten;
⑤ Beratungsdienste;
⑥ Seelsorge an Sondergruppen;
⑦ Ökumenische Diakonie („Brot für die Welt", Nothilfeprogramme, „Kirchen helfen Kirchen", Katastrophenhilfe, Kooperation mit „Dienste für Übersee" und der Evangelischen Zentralstelle für Entwicklungshilfe).

Das oberste Organ des DW ist die Diakonische Konferenz. Sie wird gebildet von zehn Vertretern der EKD, je einem Vertreter jeder Freikirche, je einem Vertreter jedes gliedkirchlichen DW, bis zu 25 Vertretern der Fachverbände, bis zu 15 vom Diakonischen Rat zu berufenden Personen. Das DW wird – im Rahmen der Beschlüsse der Diakonischen Konferenz – vom Diakonischen Rat geleitet.

Die Geschäfte des DW führt die Hauptgeschäftsstelle in Stuttgart mit Außenstellen in Berlin und Bremen.

Der Hauptgeschäftsstelle ist die Diakonische Akademie angeschlossen, die der Fort- und Weiterbildung von Führungskräften für die verschiedenen diakonischen Arbeitsbereiche dient.

Dem DW sind u.a. angeschlossen (1986/87): 267 Krankenhäuser und Sanatorien mit 59.229 Betten. Jugendhilfe: Heime 853 mit 52.676 Betten; 70.007 Kindergärten mit rund 4.000.000 Plätzen. Familienhilfe: Vor allem ambulante sozialpflegerische Dienste (Gemeinde-Krankenpflegestationen, Diakonie- bzw. Sozialstationen, Dorfhelferinnen-Stationen): 2.341.

Altenhilfe: Wohnanlagen und Heime: 1.932 mit 113.533 Betten. Ambulante Altenhilfe: überwiegend unter Familienhilfe enthalten. Behindertenhilfe: (Heime/Anstalten und Tageseinrichtungen) 764 Einrichtungen mit 85.533 Betten bzw. Plätzen. Hilfen für Personen in besonderen sozialen Situationen: Heime und Tageseinrichtungen: 240 Einrichtungen mit 12.829 Betten bzw. Plätzen.

Ausbildungs-, Fort- und Weiterbildungsstätten für soziale Berufe: 436 Einrichtungen mit 33.204 Plätzen.
Insgesamt 18.413 Einrichtungen mit 844.682 Betten bzw. Plätzen; die Zahl der hauptamtlichen vollzeit- und teilzeitbeschäftigten Mitarbeiter beträgt (Stand 1986) über 268.000.

Deutsches Rotes Kreuz
Friedrich-Ebert-Allee 71, 5300 Bonn 1

Unter dem Symbol des Roten Kreuzes wurde bereits im November 1863 die erste Rotkreuzgemeinschaft in einem deutschen Land gegründet, und zwar als Württembergischer Sanitätsverein in Stuttgart.
In den Folgejahren kamen ab 1864 bis 1866 weitere deutsche Landesorganisationen hinzu. Im Jahre 1921 kam es dann zu einer Zusammenfassung der Rotkreuz-Landesvereine mit Landesfrauenvereinen zum Deutschen Roten Kreuz e.V. (DRK). Der satzungsgemäße Schwerpunkt lag in der Zeit der Weimarer Republik in der „Verhütung, Bekämpfung und Linderung gesundheitlicher, wirtschaftlicher und sittlicher Not". 1924 wurde das DRK Mitglied der „Deutschen Liga der Freien Wohlfahrtspflege" und damit „Spitzenverband der Freien Wohlfahrtspflege".
1950 gründeten die in der Bundesrepublik Deutschland tätigen Landesverbände das Deutsche Rote Kreuz e.V. Als föderativer Verband mit rund vier Millionen Mitgliedern ist es die größte nationale Hilfsgesellschaft in der Bundesrepublik sowie auch wieder Spitzenverband der Freien Wohlfahrtspflege. Die Mitgliedsverbände sind gegenwärtig 14 Landesverbände, die im wesentlichen den Bundesländern entsprechen, und der Verband der Schwesternschaften vom Deutschen Roten Kreuz mit 35 Schwesternschaften.
In über 7.500 Gemeinschaften sind heute mehr als 240.000 Männer, Frauen und Jugendliche ehrenamtlich tätig. In den Schwesternschaften wirken 18.000 Schwestern und Schwesternschülerinnen mit.
Die Arbeit des Roten Kreuzes gründet sich auf dem Prinzip der Menschlichkeit. Das DRK macht bei seiner Hilfe keinen Unterschied nach Staatsangehörigkeit, Rasse, Religion, sozialer Stellung und politischer Zugehörigkeit.
Als Spitzenverband der Freien Wohlfahrtspflege versucht das DRK bei Problemen und Notsituationen der Mitbürger Hilfen zu leisten und zeitgemäße Angebote zu machen.

Zu den Aufgaben und Hilfen im Bereich der sozialen Arbeit des DRK gehören heute beispielsweise:
▷ Beratung in sozialen Fragen und Nöten
▷ stationäre und häusliche Krankenpflege
▷ ambulante soziale und sozialpflegerische Dienste
▷ Hilfe für alte, behinderte und kranke Menschen
▷ Familienhilfe und Familienbildung
▷ Kinder- und Jugendhilfe
▷ Kur- und Erholungsangebote

▷ Beratung und Betreuung von Aussiedlern und Flüchtlingen sowie ausländischen Arbeitnehmern und deren Familienangehörigen
▷ Hilfen zur Erhaltung und Stabilisierung der Gesundheit
▷ Bildungs- und Kursangebote für die Bevölkerung.

Die Beratung für die verschiedenen Bereiche der sozialen Arbeit erfolgt in den Dienststellen und Einrichtungen der örtlichen DRK-Verbände.
Eine Aufgabe, die in alle Fachgebiete der sozialen Arbeit hineinreicht sind Besuchsdienste für besondere Personengruppen. Dies gilt auch für die Nachbarschaftshilfe.
Eine unverzichtbare Voraussetzung für diese sachgerechte soziale Arbeit ist die qualifizierte Aus- und Fortbildung aller haupt- und ehrenamtlichen Mitarbeiterinnen und Mitarbeiter. Im Bereich der Berufsausbildung ist das DRK Träger einer Reihe von Schulen und Fachseminaren, insbesondere für das Gebiet der Altenhilfe, wo staatlich anerkannte Altenpflegerinnen/pfleger ausgebildet werden.
Der eigentliche Schwerpunkt liegt aber im Bereich der Fortbildung.

Arbeiterwohlfahrt
Oppelner Straße 130, 5300 Bonn 1

Der Name kennzeichnet die Herkunft, nicht die Zielgruppe. Die Arbeiterwohlfahrt (AW) hat sich von einer Selbsthilfeorganisation der Arbeiterschaft – im Dezember 1919 von der sozialdemokratischen Marie Juchacz gegründet – zu einem konfessionell und parteipolitisch ungebundenen, gegenüber allen Gruppen der Gesellschaft offenen Verband entwickelt.
Ursprünglich hatte die Arbeiterwohlfahrt keineswegs das Ziel verfolgt, selbst Träger sozialer Maßnahmen zu sein, sondern sie wollte vorrangig die breite Mitwirkung der Arbeiterschaft für fortschrittliche sozialgesetzliche Regelungen und soziale Praxis mobilisieren. 1933 wurde die AW als einziger Wohlfahrtsverband verboten.
Nach dem zweiten Weltkrieg entstand die AW neu. Von der vorher so bedeutenden Organisation mit ihren Einrichtungen war nichts übrig geblieben als der gute Wille und die Erfahrungen einiger weniger Menschen, die die Arbeit wieder aufnahmen. Doch nach 1949 bestanden nach nur vierjähriger Aufbauarbeit 5.000 Ortsausschüsse, arbeiteten 50.000 ehrenamtliche Helfer und Helferinnen, zahlten 300.000 Mitglieder laufende Beiträge.
Heute ist die AW in 27 Landes- und Bezirksverbänden organisiert.
40.000 Hauptamtliche und ca. 80.000 Ehrenamtliche arbeiten auf den verschiedensten Feldern moderner Sozialarbeit. Der Verband unterhält

mehr als 4.500 Einrichtungen. 590.000 Mitglieder sichern mit ihren Beiträgen der AW die finanzielle Unabhängigkeit.
Die sozialen Aktivitäten begannen in der Zeit nach dem 2. Weltkrieg mit der Betreuung von Kriegsgefangenen und Heimkehrern, mit Nähstuben und der Kindererholungsfürsorge. Heute unterhält die AW eine dichte Kette von sozialen Einrichtungen und Diensten: Schwerpunkte sind die Alten- und Familienhilfe, die Kur- und Erholungseinrichtungen, die soziale Beratung der größten ausländischen Arbeitnehmergruppe.

Deutscher Paritätischer Wohlfahrtsverband
Heinrich-Hoffmann-Straße 3, 6000 Frankfurt/M. 71

Der Deutsche Paritätische Wohlfahrtsverband (DPWV) fördert und repräsentiert als Spitzenverband der Freien Wohlfahrtspflege mit seinen zehn Landesverbänden derzeit über 4.900 Mitgliedsorganisationen mit etwa 16.000 Einrichtungen, Diensten, Selbsthilfegruppen im gesamten Bundesgebiet.
Hervorgegangen aus der „Vereinigung der freien privaten gemeinnützigen Kranken- und Pflegeanstalten Deutschlands" wurde der Verband 1924 gegründet und 1925 in „Fünfter Wohlfahrtsverband" benannt. Auf diese Zeit geht das Emblem des DPWV zurück, das, abgeleitet aus der Abkürzung V.W.V., den Beitritt als fünfter Verband zur Liga der Freien Wohlfahrtspflege symbolisiert. Im Jahr 1930 wählte man dann die heute geltende Bezeichnung Deutscher Paritätischer Wohlfahrtsverband. Mit der Machtübernahme durch die Nationalsozialisten wurde der Verband 1934 aufgelöst und nach dem II. Weltkrieg 1945 zunächst in einzelnen Bundesländern, 1949 schließlich als Bundesorganisation erneut gegründet.
Der DPWV arbeitet ohne konfessionelle und parteipolitische Bindungen. Mit den Grundsätzen der Pluralität, Offenheit und Toleranz umfaßt der Verband über die Bandbreite der fachlichen Ansätze seiner Mitgliedsorganisationen das gesamte Spektrum freier sozialer Arbeit. Als gemeinsames Dach ist der DPWV ein Zweckverband mit dem Gedanken der Parität als gesellschaftliche dynamischem Prinzip. Die Mitgliedsorganisationen des DPWV und die von ihnen getragenen Einrichtungen sind satzungsgemäß zu gegenseitiger Rücksichtnahme, Förderung und Ergänzung angehalten. Sie leisten in sämtlichen Bereichen der Freien Wohlfahrtspflege einen wesentlichen Beitrag zum sozialen Leben in der Bundesrepublik Deutschland.
Charakteristisch für den DPWV ist seine Nähe zum Selbsthilfegedanken und damit den Selbsthilfegruppen und Selbsthilfeorganisationen. Vor allem seit Beginn der sechziger Jahre haben sich dem DPWV Selbsthilfeinitiativen vielfältigster Ausprägung mit der Zielsetzung angeschlossen, Not- und Mißständen durch unmittelbare, sozial wirksame Aktionen

entgegenzutreten. Bei Anteilen von etwa 40 Prozent an der Gesamtzahl der Mitgliedsorganisationen gilt das in besonderem Maß für den Bereich der Behindertenhilfe und hier vor allem für Selbsthilfeinitiativen behinderter Menschen. – Damit weist der DPWV eine Struktur mit anderen fachlichen Schwerpunkten auf, als sie bei den anderen Spitzenverbänden der Freien Wohlfahrtspflege zu finden sind. Die ständig wachsende Zahl der Mitgliedsorganisationen und -einrichtungen im DPWV von rund 600 im Jahr 1960 auf über 4.900 im Jahr 1987 mag dabei für eine ständig wachsende Bereitschaft des sozialen Engagements der Menschen in der Bundesrepublik stehen.

Insgesamt engagieren sich mehr als fünf Millionen Bürger ehrenamtlich innerhalb des DPWV; 125.000 hauptamtliche Mitarbeiter sind z.Z. im Verband und seinen Mitgliedsorganisationen tätig.

Zentralwohlfahrtsstelle der Juden in Deutschland
Hebelstraße 6, 6000 Frankfurt 1

Im Jahre 1917 wurde in Berlin, getragen von der damals rund 600.000 Menschen (ca. 1% der Gesamtbevölkerung) umfassenden jüdischen Gemeinschaft, die „Zentralwohlfahrtsstelle der deutschen Juden e.V." in Deutschland gegründet. Sie betrieb keine Einzelfürsorge; diese Aufgabe oblag den jüdischen Gemeinden und Vereinen. Die „Zentralwohlfahrtsstelle" wurde 1926 als Spitzenverband der Freien Wohlfahrtspflege anerkannt und im Jahre 1939 in die „Rechtsvereinigung der deutschen Juden" eingegliedert, als deren „Abteilung Fürsorge" sie 1943 ihre Tätigkeit einstellen mußte.

Nachdem 1945 ein kleiner Kreis von Menschen die soziale Betreuung der damals mit 22.000 Menschen noch bestehenden jüdischen Gemeinschaft wieder aufgenommen hatte, wurde 1951 als Nachfolgeorganisation die „Zentralwohlfahrtsstelle der Juden in Deutschland e.V." gegründet. Der Vorstand setzt sich aus sieben Mitgliedern und zwei Stellvertretern zusammen, die von einer Mitgliederversammlung gewählt werden. Die Organisation gliedert sich in neun Landesverbände und fünf selbständige jüdische Gemeinden.

Im Jahre 1979 standen der jüdischen Gemeinschaft (27.350 Mitglieder jüdischer Gemeinden) in der geschlossenen Fürsorge 14 Einrichtungen mit rund 1.250 Betten (1925: 207 Anstalten mit 9.313 Betten), in der halboffenen Fürsorge 26 Kindergärten, Jugendzentren und Heime mit 1.960 Plätzen (1925: 82 Einrichtungen mit 4.547 Plätzen) und in der offenen Fürsorge 81 Beratungsstellen (1925: 2.515 Einrichtungen) zur Verfügung.

Wegen der Überalterung der jüdischen Gemeinschaft (mehr als ein Drittel der Mitglieder jüdischer Gemeinden ist über 60 Jahre alt) stellt die offene Altenhilfe einen Schwerpunkt der Arbeit dar. Ein anderer Akzent ist durch die Zuwanderung von Flüchtlingen aus den Ostblockstaaten gegeben. Schließlich bildet die Jugendarbeit einen weiteren Schwerpunkt.

Heimträger – Aufgabenbereich und Zuständigkeiten

Über den Aufgaben- und Zuständigkeitsbereich des Trägers lassen sich keine Richtlinien aufstellen, da sie sehr unterschiedlich nach der jeweiligen beschlossenen Zuständigkeitsordnung oder Satzung ausgeführt werden.
Ich möchte mich auf allgemeine Aufgaben und Zuständigkeiten beschränken, die aber bei jedem Träger unterschiedlich gehandhabt werden. Nicht zuletzt kommt es auf den Heimleiter an, an den Trägeraufgaben und Zuständigkeiten delegiert werden.
Der Träger hat die Aufgabe, die vorhandene Einrichtung zeitgerecht zu organisieren und finanziell zu sichern.

▷ Dem Träger obliegt die Gesamtverantwortung der Einrichtung, er wird durch den Heimleiter in der Einrichtung vertreten.
▷ Der Träger hat die unmittelbare Dienst- und Fachaufsicht über den Heimleiter.
▷ Dienstanweisung und Zuständigkeitsordnung für den Heimleiter erstellen und dessen Einhaltung überwachen, sowie laufende Besprechungen mit dem Heimleiter durchführen und anfallende Probleme erörtern und gemeinsam zu lösen versuchen.
▷ Der Träger ist zuständig für die Einstellung und Vergütung der Mitarbeiter, soweit er dies nicht an den Heimleiter delegiert hat. Oft stellt der Träger einvernehmlich mit dem Heimleiter nur die leitenden Mitarbeiter ein. Er ist verpflichtet, vor jeder Entscheidung den Heimleiter zu hören. Er erstellt die Arbeitsverträge und führt auf Antrag des Heimleiters Stellenanhebungen sowie Entlassungen durch.
▷ Der Träger führt rechtsgeschäftliche Handlungen durch, soweit die Handlungen nicht durch Vollmacht an den Heimleiter übertragen sind.
▷ Der Träger überwacht die Anweisungen und Vorschriften bei der Erfüllung des Wirtschaftsplanes, der Arbeitsschutz-, Unfall- und Brandschutzbestimmungen.
▷ Der Träger stellt die zur Betriebsführung erforderlichen Mittel bereit, und schließt mit dem Bewerber für eine Neuaufnahme den nach dem Heimgesetz erforderlichen Heimvertrag ab, soweit dies nicht delegiert ist.
▷ Der Träger überwacht die einwandfreie Geschäftsführung, die Rechnungsstellung, die Eingänge der Gelder und die Bezahlung der laufenden Betriebsausgaben.
▷ Bei Neu-, Um oder Anbauten hat der Träger den Heimleiter zur Beratung hinzuzuziehen.

▷ Der Träger übt das Hausrecht aus, er wird durch den Heimleiter vertreten.
▷ Der Träger beschließt und genehmigt die Pflegesätze, Unkostenbeiträge, Heimkosten, Nebenkosten, Hausordnungen, Haushaltspläne sowie die Betriebskosten.
▷ Der Träger überwacht die Belegung der Einrichtung. Hierbei ist im Einvernehmen mit dem Heimleiter zu belegen.
▷ Öffentlichkeitsarbeit, d.h. Repräsentation der Einrichtung nach außen, soweit dies nicht vom Heimleiter wahrgenommen wird.
▷ Zusammenarbeit und die Kooperation von Verbänden, Initiativgruppen und Vereinigungen fördern.
▷ Der Träger hat den Heimleiter laufend über Neuerungen und Änderungen in der Altenarbeit zu informieren.
▷ Eine gegenseitige laufende Information zwischen Heimträger und Heimleiter ist unerläßlich.

Zusammenarbeit mit dem Träger

Es ist selbstverständlich, daß in einem Alten- und Pflegeheim eine starke funktions- und handlungsfähige Heimleitung vorhanden sein muß. Die demokratischen Strukturen dürfen die Zusammenarbeit zwischen Träger und Heimleiter bei der Ausübung der Tätigkeit nicht hindern, sondern sollen im Gegenteil förderlich sein.
Durch den Träger wird sichergestellt, daß der Heimleiter bis zu einem bestimmten Maß allein Entscheidungen fällen kann. Die Funktion des Trägers und des Heimleiters sind eng ineinander verzahnt. Zu einer guten Zusammenarbeit gehören, daß Konzeption und Richtlinien der Heimführung gemeinsam erarbeitet und durchgeführt werden. Es ist wichtig, daß hinter den Funktionen des Heimleiters das Ziel einer optimalen Arbeit mit alten Menschen steht, worin das Kreative und Dynamische voll entfaltet werden kann. Selbstverständlich sollte der Heimleiter dem Träger direkt unterstellt sein. Er erhält nur von dort seine Weisungen (geregelt durch Dienstanweisung) und Aufgaben mit der dazugehörigen Verantwortung.
In der Zusammenarbeit muß herausgestellt werden, daß der Heimleiter sich nicht begnügen kann mit dem bloßen Verwalten von Bestehendem sowie der Ausführung von verschiedenen Tätigkeiten, die von Mitarbeitern z.B. Hausmeister, Pflege- oder Wirtschaftspersonal, ausgeführt werden müßten. Er soll schöpferische Ideen entwickeln und sie mit der Unterstützung des Trägers verwirklichen können.
Der Träger muß einem Heimleiter voll vertrauen, denn in einer erstarrten und deswegen etablierten Organisation wird kaum nach einem dynamischen Heimleiter gefragt werden. Hier hat der statisch veranlagte Heimleiter eine bessere Chance, denn er fühlt sich sozusagen vom Beginn seines Einsatzes her der betrieblichen Tradition verbunden. Er paßt sich ihr in jedem Fall an. Er führt seine Mitarbeiter nicht dadurch,

daß er ihnen Ziele setzt und sie selbständig arbeiten läßt, sondern nach streng einzuhaltenden Richtlinien.

Nur wer als Heimleiter und Heimträger dynamisch ist, kann das Konzept und die Richtlinien einer wirksamen Heimführung erarbeiten. Wichtig bei der Zusammenarbeit ist vor allem eine überschaubare und verständliche Organisation mit einer klaren Kompetenzabgrenzung und die Vermeidung von Kompetenzkonflikten. Aber ebenso sind klare Dienstwege und Instanzenwege sowie klare Über- und Unterordnungsverhältnisse zu schaffen. Eine genaue Information über Arbeitsverhältnisse und Arbeitsbedingungen sowie Organisation der Trägers ist zu gewährleisten.

Wichtig ist auch die Information über wirtschaftliche, personalpolitische, soziale sowie tarifpolitische Fragen, und zwar hinsichtlich von Tatsachen, Plänen sowie Begründungen für bereits durchgeführte Maßnahmen sowie auch künftige Vorhaben des Trägers.

Eine der wesentlichen Schwierigkeiten in der Zusammenarbeit mit dem Träger liegt oft darin, daß das Aufgabengebiet des Heimleiters nicht klar genug festgelegt ist. Große organisatorische Probleme findet man bei Mehrfachunterstellungen, Kompetenzüberschneidungen und falscher Aufgabenverteilung. Bei den Mehrfachunterstellungen findet man in der Praxis, daß jemand (z.B. der Hausmeister) mehreren Vorgesetzten zugleich direkt unterstellt ist. Er bekommt Anweisungen vom Träger und vom Heimleiter. Dies führt zu sachlichen und menschlichen Schwierigkeiten, da niemand zwei Herren zugleich dienen kann. Mehrfachunterstellungen verletzen einen fundamentalen Grundsatz der Organisation, und es besteht die Gefahr, daß der eigentliche Vorgesetzte, der Heimleiter, in vielen Teilbereichen seiner Vorgesetztenfunktion entkleidet wird. Dadurch wird er für die Mitarbeiter nur noch Kontroll- und Anordnungsorgan. Die Praxis zeigt, daß sich jeder bei der betriebshierarchischen Führung berechtigt fühlt, dem gleichen Mitarbeiter unmittelbar und direkt Anordnungen zu geben, und so greift der Träger in das Betriebsgeschehen unmittelbar ein und umgeht damit den Heimleiter. Die Folge dieses Handelns ist eine allgemeine Unsicherheit bezüglich der Kompetenzen, abgesehen von der psychischen Wirkung auf den übergangenen Heimleiter. Das Übergehen des Heimleiters sowohl von oben nach unten als auch von unten nach oben schadet dem Heimleiter und damit seinem Führungsstil, und letztendlich dem Heimbewohner. Bei einer echten und gewollten Zusammenarbeit zwischen dem Träger und dem Heimleiter muß grundsätzlich bei betrieblichen Anordnungen und Informationen der Instanzenweg eingehalten werden und jeder Mitarbeiter, auch die funktionstragenden Mitarbeiter, sollten dem Heimleiter direkt unterstellt sein. Der Heimleiter hat sich ebenso an den Instanzenweg zu halten; Zwischeninstanzen sollen nur in Ausnahmefällen übergangen und anschließend sofort über den Vorgang informiert werden.

Wenn keine echte Zusammenarbeit zwischen dem Träger und dem Heimleiter zustande kommt, wird sich der Heimleiter durch solche

Umstände überfordert vorkommen, sich vorzeitig verschließen oder aber rechtzeitig die Stellung wechseln.

Dienstanweisung für den Heimleiter

Das Zusammenarbeiten zwischen dem Träger, dem Heimleiter und den Mitarbeitern muß durch klare Grundsätze in eine feste Ordnung gebracht werden. Diese klaren Grundsätze sollten in der Dienstanweisung für den Heimleiter fest umrissen sein. Aus der Dienstanweisung muß ersichtlich werden, wo die Verantwortung und die Kompetenzen liegen. Immer muß der Grundsatz gelten: keine Verantwortung ohne Kompetenz, keine Zusammenarbeit ohne gegenseitige Information und Absprachen, d.h., der Heimleiter hat seine Geschäfte nicht nur verwaltungsmäßig zu bewältigen. Der Heimleiter hat darauf zu achten, daß die nachgeordneten Mitarbeiter die für sie wesentlichen Informationen erhalten. Der Heimleiter ist die organisatorische Grundlage der systematischen Information von dem Träger zu den Mitarbeitern und umgekehrt. Es ist ein Vorurteil, daß ein gut funktionierender Heimbetrieb mit klaren Grundsätzen, festgelegt in einer Dienstanweisung, nur in großen Heimen sinnvoll am Platze sei. Dem kann nicht stark genug widersprochen werden. Wichtig ist, unabhängig von der Heimgröße, daß die Marschroute den Heimmöglichkeiten optimal angepaßt werden muß. Und mit dieser Marschroute muß das Ziel des Trägers angestrebt werden. Dieses Ziel – und alle Unterziele – kann man unter dem Begriff gemeinsame Zielfunktion vereinigen. Allererste und oberste Aufgabe des Trägers und des Heimleiters ist es, in einer Zielentscheidung die Zielfunktion in der Dienstanweisung zu formulieren. Die daraus folgenden Entscheidungen sind alle nur noch Mittelentscheidungen.
Mittelentscheidungen deshalb, weil mit ihnen die Wahl der Mittel festgelegt wird, mit deren Hilfe die Zielfunktion erreicht wird.
Interessen- und Zielkonflikte können entstehen, wenn zum Beispiel Abteilungen, die im Hinblick auf das Hauptziel zusammenarbeiten müssen, unterschiedlichen Zielen nachgehen, die sich nicht miteinander harmonisieren lassen. Es ist wichtig, daß bei der Festlegung der Unterziele das Hauptziel im Auge behalten wird. Der Idealfall wäre nun, daß das Hauptziel des Heimleiters nebst seinen Unterzielen systematisch verwirklicht würde. aber jeder noch so präzise Planungs- und Entscheidungsauftrag hat Unvollkommenheiten. Sie sind auf Routineverhalten, mangelnde Information oder Interessen- und Zielkonflikte zurückzuführen. Die Führungsaufgaben kann der Heimleiter nur zur Zufriedenheit aller wahrnehmen, wenn er die echte Entscheidungskompetenz und den Entscheidungswillen hat. Ein Heimträger, der seinen Heimleiter und seine Mitarbeiter beruflich begeistern kann, wird es nicht schwer haben, echten Einsatz und Erfolge zu erzielen. Das Wichtigste zur Erreichung des Hauptzieles ist, eine klar umrissenen Dienstanweisung, die bei neuen Erkenntnissen fortgeschrieben werden muß.

Beispiel einer Dienstanweisung

I. Dienstanweisung für den Heimleiter: Dem Heimleiter obliegt die unmittelbare Dienstaufsicht über das gesamte Personal im Altenheim.
Er vertritt das Altenheim nach innen und außen.
Er trägt die Verantwortung für eine leistungsfähige und wirtschaftliche Verwaltung des Altenheims.
Zu seinen Aufgaben gehören insbesondere: Vertretung des Altenheims in allen Geschäften der laufenden Verwaltung.
Anforderung der Haushaltsmittel unter Berücksichtigung der Anmeldungen der Abteilungen sowie die Vorbereitung und rechtzeitige Vorlage der Betriebskostenberechnung für das folgende Rechnungsjahr einschließlich Stellenplan.
Entscheidung im Beschaffungswesen und Vergabe von Dienstleistungsaufträgen im Rahmen der zur Verfügung stehenden Haushaltsmittel.
Überwachung der Rechnungsstellung und des Rechnungseinzugs, soweit dies nicht Aufgabe des Trägers ist.
Personalverwaltung, soweit nicht die Zuständigkeit des Personalamtes gegeben ist.
Organisation der Arbeitsbereiche einschließlich Erstellen der erforderlichen Arbeitsanweisungen.
Bearbeitung von Bewerbungen.
Erstellen von Vorlagen bei Einstellung, Verbesserung, Entlassung, Höhergruppierung.
Dienstbesprechungen im Bereich Verwaltung, Bewirtschaftung und Technik.
Besprechungen mit dem Heimbeirat (Speiseplan, Veranstaltungen etc.) unter Hinzuziehen der beteiligten Mitarbeiter.
Dienstbesprechungen mit den Pflegedienstleitern. In Zusammenarbeit mit der Pflegedienstleiterin:
Beschäftigung von Aushilfskräften.
Entscheidung über Aufnahmen und Verlegungen im Wohn- und Pflegeheim.
Belegung und Einteilung der Zimmer im Wohn- und Pflegeheim.
Überwachung und Einhaltung von arbeitsrechtlichen und Arbeitsschutzbestimmungen, soweit hierfür nicht besondere Vorschriften bestehen.
Wahrnehmung des Personenstandsrechtes.
Entgegennahme der Post für den gesamten Bereich des Altenheimes.
Ausübung der hauspolizeilichen Befugnisse.
Monatliche bzw. stichprobenartige Überprüfungen der Handkasse.

Führung des schwierigen Schriftwechsels bzw. entsprechende Anweisung an die Mitarbeiter.

II. Für die Regelung des Dienstbetriebes wird folgende Dienstanweisung erlassen:
Dem Heimleiter obliegt die verantwortliche Gesamtleitung und Berichterstattung gegenüber dem Träger.
Die Heimleitung vertritt den Träger im Heim, sie ist Vorgesetzte im Sinne arbeitsvertraglicher Bestimmungen und übt Dienstaufsicht über alle Mitarbeiter aus.
Sie organisiert den Dienst und veranlaßt, daß Dienstpläne rechtzeitig aufgestellt und bekanntgegeben werden.
Die Heimleitung kann und darf nicht alles selbst tun. Sie braucht Mitarbeiter, die möglichst weitgehend nach Maßgabe ihrer Zuständigkeit und fachlichen Kenntnis eigenverantwortlich tätig sind.
Zur Erfüllung der Führungsaufgabe gehört es, die Fähigkeiten der Mitarbeiter zu entwickeln und mit größtmöglichem Nutzen einzusetzen. Das Weisungsrecht in Grundsatzfragen wird durch die Delegation nicht berührt. Die Heimleitung ist verpflichtet, in regelmäßig wiederkehrenden Zeitabständen Einblick in Arbeitsbereiche zu nehmen und im Bedarfsfalle die geeigneten Maßnahmen zu treffen.
Der Heimleiter repräsentiert das Heim nach außen, soweit dies nicht dem Träger vorbehalten ist.
Die Heimleitung informiert die Presse über Aktivitäten im Heim. Die Berichterstattung bei besonderen Vorkommnissen bedarf der Genehmigung durch den Vorstand.
Die Heimleitung organisiert den Empfang der Post und regelt im Einvernehmen mit der Hauptverwaltung die Berechtigung für die Annahme von Postsendungen. Einschreibe- und Wertsendungen sind über ein Posteingangsbuch zu führen, in welchem der Verbleib der Sendung nachgewiesen werden kann.
Die Heimleitung nimmt das Hausrecht wahr. Sie muß gewährleisten, daß sie selbst oder eine informierte, verantwortliche Mitarbeiterin oder ein Mitarbeiter rund um die Uhr im Heim erreichbar sind. Diese Mitarbeiter müssen in der Lage sein, im Katastrophenfall die nötigen Maßnahmen einzuleiten (Feuer, Unfall, Einbruch oder technische Pannen). Die Zuständigkeit für die Einstellung, Vergütung und Entlassung aller Mitarbeiter liegt grundsätzlich bei dem Träger. Dieser ist verpflichtet, vor seiner Entscheidung die Heimleitung hören.
Die Heimleitung hat das Recht, beim Träger personelle Anträge zu stellen.

Bewerber sind vor ihrer Einstellung über ihren Aufgabenbereich und über die allgemeinen Arbeitsbedingungen zu informieren.
Ausländische Arbeitskräfte dürfen erst eingestellt werden, wenn eine Arbeitserlaubnis nachgewiesen wird und die ausländerpolizeilichen Voraussetzungen erfüllt sind.
Neue Mitarbeiter sollen im Mitarbeiterkreis vorgestellt werden.
Mitarbeiter, die eigene Zuständigkeiten haben, sollen den Heimbewohnern, mindestens aber dem Heimbeirat, vorgestellt werden.
Die Mitarbeiter sind darüber zu informieren, daß dem Heimbeirat ein Weisungsrecht nicht zusteht.
Die Heimleitung ist bei der Aufstellung des zuständigen Haushaltsplanes zu hören.
Ihr obliegt die Ausführung des Haushaltsplans im Rahmen der vom Träger gegebenen Vorschriften und Anweisungen. Sie muß sich wenigstens vierteljährlich von der Ausführung des Planes überzeugen (Vergleich mit den Planansätzen).
Die Heimleitung ist verpflichtet, erkennbare Überschreitungen alsbald schriftlich dem Träger mitzuteilen.
Die Heimleitung verwaltet eine kleine Auslagenkasse, deren Höhe von dem Träger bestimmt wird.
Das von den Sozialhilfeträgern bewilligte Taschengeld ist den Bewohnern gegen Unterschrift auszuhändigen.
Die Aufnahme in das Heim setzt regelmäßig den Abschluß eines Heimvertrages nach dem Heimgesetz voraus. Vor der Vereinbarung des Vertrages muß der Bewohner oder müssen seine Angehörigen über den Vertragsinhalt belehrt werden. Dabei muß besonders darauf geachtet werden, daß bei mehrstufigen Häusern die Dienstleistungsmöglichkeiten erläutert werden.
Die Hausordnung ist Bestandteil des Vertrages.
Es ist Aufgabe der Verwaltung, Vormerkungen entgegenzunehmen. Dabei sind die Voraussetzungen zu klären, die erfüllt sein müssen, um eine nicht nur vorübergehende Betreuung im Heim sicherzustellen. Dies gilt auch für die Kostenfrage. Der Träger behält sich vor, im Einzelfall Weisungen zu erteilen.
Besondere Aktivitäten der Heimbewohner können im Einvernehmen mit dem Träger finanziell gefördert werden.
Die Heimleitung bietet für die Bewohner eine feste wöchentliche Sprechstunde an.
Ziel der Altenpflege ist es, die Betagten an der Gestaltung der Heimgemeinschaften zu beteiligen und sie zu persönlichen Aktivitäten anzuregen.
Um diesem Ziel näherzukommen, ist die Heimleitung gehalten,
a) den Heimbeirat regelmäßig zu informieren und vor wichtigen Entscheidungen zu hören,

> b) ein beschäftigungstherapeutisches Programm bzw. Veranstaltung anzubieten und durchzuführen.

Die Träger und die Heimleitung sollten sich bewußt sein, daß es wichtig ist, eine klare Dienstanweisung zu haben. Durch eine solche Dienstanweisung können viele Schwierigkeiten in der Zusammenarbeit mit dem Träger und den Mitarbeitern vermieden werden. Außerdem weiß man welche Kompetenzen der Heimleiter hat und wie sein Träger die Arbeit sieht.
Der Heimleiter weiß, daß die ihm übertragene Verantwortung gewertet wird für die Auswirkung und Qualität seiner Arbeit, für das Einsetzen und Überwachen von den Anlagen, Betriebsmitteln, Material und Geldmitteln sowie das Einsetzen, Führen und Beaufsichtigen von Mitarbeitern, für das vertrauenswürdige Behandeln von Heimangelegenheiten und für die Pflege von außer- und innerbetrieblichen Kontakten. Zu den Aufgaben des Heimleiters gehört auch die Übertragung der erforderlichen und notwendigen Verantwortung, ohne die die Heimführung nicht mit dem nötigen Elan und der nötigen Freude ausgeführt werden kann.

Eingruppierungen für Heimleiter

Bei der Eingruppierung des Heimleiters kommt es darauf an, bei welchem Träger er angestellt ist und welche Aus- oder Vorbildungen er hat.
Viele Träger gruppieren ihre Heimleiter nach dem Bundesangestelltentarif (BAT) oder in Anlehnung an den BAT ein. Die allgemein anerkannten Eingruppierungen nach dem BAT liegen für den Heimleiter zwischen der Vergütungsgruppe III bis V b je nach Ausbildung.
"§ 22 BAT Eingruppierung" (1) Die Eingruppierung der Angestellten richtet sich nach den Tätigkeitsmerkmalen der Vergütungsordnung (Anlage 1 a und 1 b). Der Angestellte erhält Vergütung nach der Vergütungsgruppe, in der er eingruppiert ist.
(2) Der Angestellte ist in der Vergütungsgruppe eingruppiert, deren Tätigkeitsmerkmalen die gesamte von ihm nicht nur vorübergehend auszuübende Tätigkeit entspricht. Die gesamte auszuübende Tätigkeit entspricht den Tätigkeitsmerkmalen einer Vergütungsgruppe, wenn zeitlich mindestens zur Hälfte Arbeitsvorgänge anfallen, die für sich genommen die Anforderungen eines Tätigkeitsmerkmals oder mehrerer Tätigkeitsmerkmale dieser Vergütungsgruppe erfüllen. Kann die Erfüllung einer Anforderung in der Regel erst bei der Betrachtung mehrerer Arbeitsvorgänge festgestellt werden (z.B. vielseitige Fachkenntnisse), sind diese Arbeitsvorgänge für die Feststellung, ob diese Anforderung erfüllt ist, insoweit zusammen zu beurteilen. Werden in einem Tätigkeitsmerkmal mehrere Anforderungen gestellt, gilt das in Unterabsatz 2, Satz 1

bestimmte Maß, ebenfalls bezogen auf die gesamte auszuübende Tätigkeit, für jede Anforderung.
Ist in einem Tätigkeitsmerkmal ein von Unterabsatz 2 oder 3 abweichendes zeitliches Maß bestimmt, gilt dieses. Ist in einem Tätigkeitsmerkmal als Anforderung eine Voraussetzung in der Person des Angestellten bestimmt, muß auch diese Anforderung erfüllt sein.
(3) Die Vergütungsgruppe des Angestellten ist im Arbeitsvertrag anzugeben.
Protokollnotiz zu Absatz 2:
1. Arbeitsvorgänge sind Arbeitsleistungen (einschließlich Zusammenhangsarbeiten) die, bezogen auf den Aufgabenkreis des Angestellten, zu einem bei natürlicher Betrachtung abgrenzbaren Arbeitsergebnis führen (z.B. unterschriftsreife Bearbeitung eines Aktenvorgangs, Erstellung eines EKG, Fertigung einer Bauzeichnung, Eintragung in das Grundbuch, Konstruktion einer Brücke oder eines Brückenteils, Bearbeitung eines Antrags auf Wohngeld, Festsetzung einer Leistung nach dem Bundessozialhilfegesetz). Jeder einzelne Arbeitsvorgang ist als solcher zu bewerten und darf dabei hinsichtlich der Anforderungen zeitlich nicht aufgespalten werden.
2. Eine Anforderung im Sinne des Unterabsatzes 2 ist auch das in einem Tätigkeitsmerkmal geforderte Herausgeben der Tätigkeit aus einer niedrigeren Vergütungsgruppe.
Wenn auch viele Eingruppierungen für die Heimleiter nach dem BAT geschehen und der BAT auch bei Stellenangeboten immer wieder genannt wird, so sucht man im BAT vergebens nach der Berufsbezeichnung „Altenheim- oder Heimleiter" mit den vorgegebenen Tätigkeitsmerkmalen. Dadurch ist dem Träger sehr viel Spielraum gelassen, wie er seinen Heimleiter einstuft. Hierbei spielt auch noch die Ansicht des Trägers über den Beruf des Heimleiters mit seiner Verantwortung eine Rolle.
Anders sieht es bei den Beschlüssen der „Ständigen arbeitsrechtlichen Kommission" des Deutschen Caritasverbandes, Freiburg, in den „Richtlinien für Arbeitsverträge in den Einrichtungen des Deutschen Caritasverbandes (CAVR)" aus.

"Vergütungsgruppen – nach Tätigkeitsmerkmalen

Vergütungsgruppe 3
4. Leiter(innen) von Altenheimen mit entsprechender Ausbildung, in Einrichtungen mit mindestens 200 Betten[1]

Vergütungsgruppe 4 a
10. Leiter(innen) von Altenheimen mit entsprechender Ausbildung, in Einrichtungen mit mindestens 100 Betten[1]

Vergütungsgruppe 4 b
15. Leiter(innen) von Altenheimen mit entsprechender Ausbil-

dung, in Einrichtungen mit mehr als 50 Betten nach fünfjähriger Bewährung in dieser Tätigkeit[1)]
Vergütungsgruppe 5 b
24. Leiter(innen) von Altenheimen"

Demnach würden sich folgende Brutto-Bezüge bei einem verheirateten Heimleiter/in ohne Kinder mit tarifvertraglicher Zulage und Ortszuschlag ergeben:

Verg. Gruppe:	Zahl der Plätze	nach vollend. 29. Lebensjahr	nach vollend. 41. Lebensjahr
3	mind. 200	4.156,43 DM	4.940,55 DM
4a	mind. 100	3.806,10 DM	4.467,17 DM
4b	über 50	3.487,00 DM	3.973,89 DM
5b	unter 50	3.131,39 DM	3.598,53 DM

Jedem Heimleiter sei aber anzuraten, in Zusammenarbeit mit dem Träger bei der Pflegesatzkommission ein auf sein Haus abgestimmtes Gehalt auszuhandeln. Bei dem großen Verantwortungsbereich des Heimleiters (und den Pflegesatzkommissionen ist dies durchaus bekannt) ist ein Gehalt, in dem auch die Überstunden berücksichtigt sind, durchaus vertretbar.

Die Praxis bei den Pflegesatzverhandlungen zeigt keine starre Haltung der Kommission, und viele Heimleiter werden außertariflich bezahlt. Der Heimleiter muß seine Verantwortung, seine Arbeit und des ganzen Bereich vernünftig darstellen.

Heimleiter-Verbände

Bereits in den 60er Jahren setzte sich die Erkenntnis durch, daß Heimleiter in eigenen Verbänden enger zusammenarbeiten und Erfahrungen austauschen können, unabhängig von der Zugehörigkeit zu den üblichen

---

[1)] Anmerkungen zu den Tätigkeitsmerkmalen
Die Voraussetzung einer entsprechenden Ausbildung im Sinne dieses Tätigkeitsmerkmals ist erfüllt bei Krankenschwestern mit einjähriger Zusatzausbildung und bei Sozialarbeitern. Krankenschwestern, die vor der Einführung der einjährigen Zusatzausbildung eine Zusatzausbildung mit gleicher Zielsetzung absolviert haben, erfüllen dieses Tätigkeitsmerkmal.
Es gibt auch Eingruppierungen, die auf „freie Vereinbarungen" abgeschlossen sind. So gibt es Heimleiter, die „außertarifliche Verträge" mit ihrem Träger vereinbart haben.
Einige Verbände haben eigene Tarifwerke, in denen die Heimleiter eingestuft sind. Auch gibt es Heimleiter, die je nach Ausbildungsvoraussetzung als Beamte angestellt und dementsprechend vom Inspektor bis zum Amtmann eingestuft sind.
Bei den Eingruppierungen sollten Träger und Heimleiter die Verantwortung und die Aufgaben richtig einschätzen und so den Heimleiter richtig einstufen.
Nur ein richtig eingesetzter und eingruppierter Heimleiter, gleich in welchem Tarif es ist, wird die Arbeit mit Freude und Energie ausführen.

Trägern, seien es Wohlfahrts- oder Kommunalverbände. Dabei verfügten alle Wohlfahrtsverbände bereits seit langem über eigene Fachreferate zum Themengebiet „Altenarbeit", aber die Heimleiter als solche fanden darin keine besondere Berücksichtigung. Andererseits hatte man praktische Erfahrungen im Krankenhaussektor gesehen: Unabhängig von den Krankenhausträgern gab es schon seit vielen Jahren sowohl verbandliche Zusammenschlüsse der Ärzte, der Krankenschwestern und des Pflegepersonals und zum anderen auch der Verwaltungsleiter der deutschen Krankenanstalten.

Ein besonderes Problem für die Heimleiterverbände lag und liegt allerdings darin, daß die eine Gruppe von Mitgliedern einen solchen Zusammenschluß als Berufsverband erwartete, während andere solche Zusammenschlüsse als soziale Einrichtungen sehen wollten, als gemeinsames Arbeitsfeld für Heimleitungen und Heimbewohner. Nicht unerwähnt bleiben darf in diesem Zusammenhang der Faktor, wie die Gruppierung als wirtschaftliche Vereinigung von seiten der Finanzbehörden angesehen wird und daher steuerpflichtig ist, während soziale Verbände gemeinnützig sein können, dadurch steuerliche Einsparungen möglich sind und daß sie vor allem auch (abzugsfähige) Spenden entgegen nehmen können.

Der erste Zusammenschluß dieser Art war der Verband privater Altenheime (VPA) in Berlin. In dieser Stadt gab es, bedingt durch die Kriegsfolgen, eine besonders starke Massierung von Alten- und Altenpflegeheimen, andererseits einen jahrelang dauernden Mangel an Plätzen. Dadurch wurden zahlreiche Privatpersonen geradezu ermuntert, Großwohnungen oder auch Villengebäude zu privaten Altenheimen umzufunktionieren. Viele Betreiber solcher Einrichtungen hatten keinerlei berufliche Qualifikation oder Ausbildung; es ging wirklich sehr oft nur darum, auf leichte Weise möglichst viel Geld zu verdienen (Mit fünf Mark bist Du dabei ...). Daraus resultierten dann wieder erhebliche Mißstände in sehr vielen Heimen, die Sozialbehörden und eine breite Öffentlichkeit wurden aufmerksam.

Verantwortungsbewußte Heimleiter sahen in einem beruflichen Zusammenschluß die beste Möglichkeit, eine Gewähr für fachliche Leitung des Heimes zu übernehmen. Allerdings dauerte der Reinigungs- und Selbstreinigungsprozeß etliche Jahre, bis wirklich erreicht wurde, daß die Verbandsmitgliedschaft als Qualitätsmerkmal gelten konnte.

Im Jahr 1963 entstand in der Bundesrepublik der „Bundesverband Privater Alten- und Pflegeheime", mit Sitz in Hamburg. Der BPA als Dachverband verfügt inzwischen über eigene Landesverbände in allen Bundesländern und Berlin. Der BPA sieht sich als reiner Berufsverband für Leitungen „gewerblicher" Alten- und Altenpflegeheime.

Durch Abspaltung aus dem BPA entstanden in folgenden Jahren die „Freie Altenhilfe auf Bundesebene" (FAB) mit Sitz in Bad Ems, sowie der „Verband privater Alten- und Altenpflegeheime in Baden-Württemberg"

(VPA) in Stuttgart. Auch diese Verbände verstehen sich ausschließlich als Berufsverbände für die Leiter privater Einrichtungen.
1985 entstand in Hannover die „Arbeitsgemeinschaft privater Heime e.V." (APH). Die Mitglieder dieses Verbandes, der überwiegend in Norddeutschland arbeitet, sind nicht nur die Betreiber von Alten- und Altenpflegeheimen, sondern ebenso von Behindertenheimen und privaten Kinderheimen.
Unabhängig von diesen Verbänden der privaten Heime wurden auch mehrere Versuche unternommen, einen Heimleiterverband ins Leben zu rufen, in dem leitende Mitarbeiter von Alten- und Altenpflegeheimen zusammenarbeiteten, unabhängig vom Träger oder Art der Einrichtung. Hier sollten private Heimleiter ebenso angesprochen werden wie die Leitungen von Häusern der Wohlfahrtsverbände, wie auch kommunaler Heime. Zunächst war versucht worden, einen solchen Verband als Untergliederung des seit Jahrzehnten bestehenden Verbandes der Verwaltungsleiter deutscher Krankenanstalten zu organisieren. Das scheiterte ebenso wie mehrere Versuche, solche Verbände zunächst auf regionaler Ebene, evtl. in Form von Arbeitsgemeinschaften zu begründen. Erst 1976 kam es zur Gründung des „Verband der Leiter von Altenheimen e.V." (VLA), der sich innerhalb weniger Jahre zu beachtlicher Größe entwickelte. Gründungsort und Sitz des VLA war Mainz. Anläßlich des 10-jährigen Bestehens, das 1986 in Mainz gefeiert wurde, konnte er auf weit über 700 Mitglieder zurückblicken, d.h. mehr als 10% aller deutschen Heimleitungen!
Allerdings blieb auch der VLA von Spaltungstendenzen nicht verschont. So kam es zur Gründung des „Verband der Bayerischen Heimleiter zur Förderung der stationären Altenhilfe" (VBH), Nürnberg, und des „Heimleiterverband zur Förderung der Alten- und Behindertenhilfe" (hv) in Soltau. Diese beiden letztgenannten sehen sich allerdings weniger als reine Berufsverbände, sondern als gemeinnützige Sozialverbände.
Alle diese Verbände stehen den Mitgliedern mit Rat und Tat zur Seite, sie unterrichten regelmäßig durch Mitteilungsblätter, sie veranstalten Mitgliederversammlungen und organisieren Vortragsveranstaltungen und Seminare. Die meisten Verbände stellen an die Qualifikation der Heimleitungen und an die Ausstattung der Häuser gewisse Mindestforderungen, so daß die Verbandszugehörigkeit gegenüber der Öffentlichkeit wie auch den Sozialbehörden als Qualitätssiegel gelten könnte.
Die Verbände sind (mit wechselndem Erfolg) darum bemüht, von den obersten Sozialbehörden als Gesprächspartner in gleicher Form wie die Wohlfahrtsverbände anerkannt zu werden, sowohl Einflußnahme auf die Gesetzgebung zu erhalten wie vor allem auch an der Festlegung der Pflegesätze der Sozialhilfe berücksichtigt zu sein.
Weiterhin sollen die leitenden Verbandsgremien besonders eng mit der Heimaufsicht zusammenarbeiten und sie können an den Kontrollbesuchen in Heimen ihrer Mitglieder beteiligt werden.

Wichtiger Partner auch der Heimleiterverbände ist der „Deutsche Berufsverband staatlich anerkannter Altenpflegerinnen und Altenpfleger e.V." (DBVA).
Weitere Organisationen, die den Altenheimleitungen aktive Hilfe und auch Förderung bieten, gibt es eine ganze Anzahl, die nach unterschiedlichen Aufgabenschwerpunkten zu beurteilen und daher kaum miteinander zu vergleichen sind.
Dazu gehören u.a. – Aufzählung ohne Anspruch auf Vollzähligkeit – Altenpflegeschulen, von denen es inzwischen fast 200 in der Bundesrepublik Deutschland einschließlich Berlins gibt.
Das „Kuratorium Deutscher Altershilfe" (KDA) in Köln, 1963 gegründet, das besonders praxisnahe Möglichkeiten der Altenhilfe entwickelt und fördert. Neben umfassenden statistischen Arbeiten werden hier Schwerpunktuntersuchungen durchgeführt z.B. über Tagespflegeheime, Aufteilung von Arbeitszeit, Mahlzeitendienste, bauliche Ausstattung von Heimen, Kurzzeitpflege und vieles andere mehr.
Das „Deutsche Zentrum für Altersfragen e.V." in Berlin befaßt sich in erster Linie mit wissenschaftlichen Untersuchungen über die unterschiedlichsten Themen der Altenarbeit innerhalb der Sozialpolitik.
Über die einzelnen Projekte werden Bücher veröffentlicht; innerhalb dieser Reihe von Informationsschriften und Handbüchern sind bisher mehr als 80 Bände erschienen.
Der „Deutsche Verein für öffentliche und private Fürsorge" (DV) in Frankfurt/Main, gegründet 1880, macht Forschungsarbeiten und Fortbildung auf sämtlichen Gebieten der Sozialpolitik. Innerhalb der Organisation gibt es einen eigenen Fachausschuß für Altenhilfe.
Weiter zu erwähnen wären die „Deutsche Gesellschaft für Gerontologie" sowie die „Deutsche Gesellschaft für Geriatrie", die in erster Linie medizinische Themen in Verbindung mit Alter und Altern behandeln. Die „Deutsche Gesellschaft für Gerontologie" hat allerdings auch zahlreiche Themen auf dem sozialpolitischen Sektor behandelt.
Nur aus dem Namen einer solchen Organisation kann man allerdings keine klaren Rückschlüsse auf die speziellen Möglichkeiten und Aufgaben ziehen! Während das „Kuratorium Deutscher Altershilfe" umfassende Untersuchungen durchführt und veröffentlicht, z.B. auch zur Verbesserung der Wohnqualität für ältere Menschen, ist das „Kuratorium Wohnen im Alter", eine Dachorganisation mehrerer privater Altenwohnstifte. Gleiches gilt z.B. auch für die GDA – Gemeinschaft Deutsche Altenhilfe, für das Collegium Augustinum oder die D.S.K. – Deutsche Seniorenförderung und Krankenhilfe e.V.
Die „Interessengemeinschaft der Bewohner von Altenwohnstiften, Altenwohnheimen und gleichartigen Einrichtungen e.V.", Swisttal, setzt sich speziell für die Rechte von Heimbewohnern ein, insbesondere im Hinblick auf die Mitbestimmung; die Mitglieder sind zum überwiegenden Teil die Bewohner von gewerblich betriebenen Altenwohnstiften.

STAR-H-Autonom: Mit diesen Bausteinen können Sie eine sichere und erfolgreiche Zukunft für Ihre Heimverwaltung aufbauen!

STAR-H ist das autonome bildschirm- und dialogorientierte EDV-PC-System, mit dem Sie Baustein für Baustein Ihre Heimverwaltung auf eine solide und zukunftsorientierte Erfolgsbasis stellen.

STAR-H ist eine dezentrale Heimlösung, spezialisiert auf Ihre Bedürfnisse, leicht und ohne spezielle EDV-Kenntnisse zu bedienen. Die Systemleistungen decken alle Bedarfsebenen einer modernen Heimverwaltung ab. Wirtschaftlich im Betrieb und in der Anschaffung, sorgt STAR-H für eine neue Ökonomie in der Heimführung. Von der Belegungsplanung über Heimbewohnerverwaltung, Pflegekostenabrechnung, Statistiken, Materialverwaltung bis hin zur Taschengeldverwaltung, bringt STAR-H eine neue Effizienz in die Heimverwaltung und damit einen Gewinn für Ihre Arbeit.

STAR-H kommt aus gutem Hause: Aus dem RKD! Das gibt Ihnen die Sicherheit, eine ausgereifte Lösung aus erfahrener Hand zu erhalten.

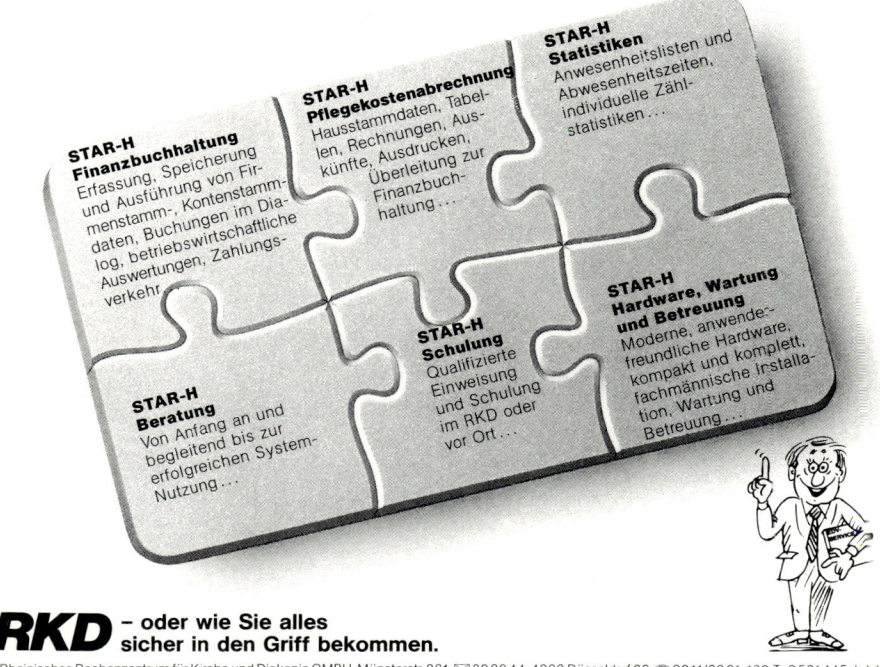

STAR-H Finanzbuchhaltung
Erfassung, Speicherung und Ausführung von Firmenstamm-, Kontenstammdaten, Buchungen im Dialog, betriebswirtschaftliche Auswertungen, Zahlungsverkehr

STAR-H Pflegekostenabrechnung
Hausstammdaten, Tabellen, Rechnungen, Auskünfte, Ausdrucken, Überleitung zur Finanzbuchhaltung...

STAR-H Statistiken
Anwesenheitslisten und Anwesenheitszeiten, individuelle Zählstatistiken...

STAR-H Beratung
Von Anfang an und begleitend bis zur erfolgreichen System-Nutzung...

STAR-H Schulung
Qualifizierte Einweisung und Schulung im RKD oder vor Ort...

STAR-H Hardware, Wartung und Betreuung
Moderne, anwenderfreundliche Hardware, kompakt und komplett, fachmännische Installation, Wartung und Betreuung...

RKD – oder wie Sie alles sicher in den Griff bekommen.

Rheinisches Rechenzentrum für Kirche und Diakonie GMBH, Münsterstr. 261, ✉ 32 09 44, 4000 Düsseldorf 30, ☏ 02 11/63 91-163, Tx 8 581 445 rkd d

Wenn Sie mehr wissen wollen:

Das Kissen-Programm für die moderne Krankenpflege. Rhombo-fill. Rhombo-med.

sympathisch · hygienisch · wirtschaftlich

56 Seiten Informationen für alle, die mehr wissen wollen über Kissenkomfort in der Krankenpflege, über Lagerungstechniken und Druckentlastung, über Bettenhygiene und Wirtschaftlichkeit…

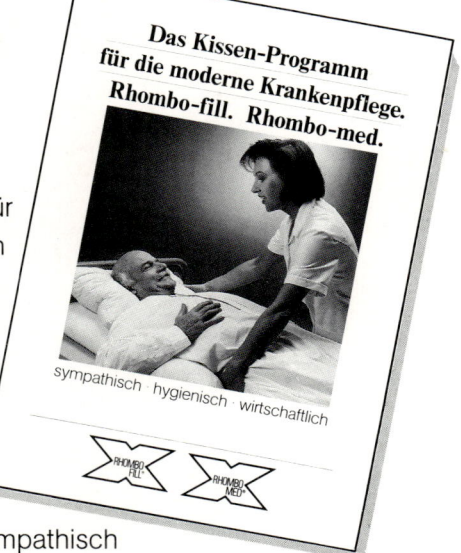

Alles, was Rhombo-fill so sympathisch und Rhombo-med so nützlich macht, steht in diesem Kissenbuch. Fordern Sie es an bei der LÜCK GmbH, Postfach 207, D-4290 Bocholt. Fachberatung: Klaus Ewald, Telefon 071 57/ 61937.

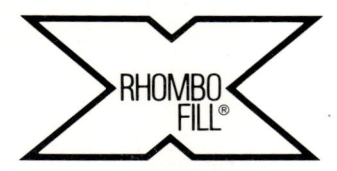

RHOMBO FILL®

Rhombo-fill und Rhombo-med sind eingetragene Warenzeichen der LÜCK GmbH.
Vertretungen in der Schweiz, in Österreich, Belgien, Luxemburg und vielen anderen Ländern.

4. Kapitel

Heimleiter und Heimbewohner

Alte Menschen zum „alten Eisen"?

Von offizieller Seite wird viel über das Alter und die Nöte, die es mit sich bringt, geschrieben und gesprochen.
Und doch erfährt das Problem in weiten Bevölkerungskreisen nicht die Beachtung, die es erfordern müßte. Man liest in der Zeitung eine Notiz, daß ein älterer Mensch freiwillig aus dem Leben schied, nachdem er keinen Ausweg aus der Not und Einsamkeit mehr sah, oder man nimmt zur Kenntnis, daß wieder ein Alten- und Pflegeheim seiner Bestimmung übergeben wurde, um dann weiterzublättern und sich dem aktuellen Zeitgeschehen zuzuwenden.
Aber gehen uns die Probleme, die die alten Menschen und das Alter mit sich bringt, wirklich so wenig an, daß wir einfach darüber hinwegsehen können, oder betreffen sie nur Menschen, die gemeinhin als alt und pflegebedürftig angesehen werden? Haben wir uns schon Gedanken gemacht, wie die alten Menschen ihre Situation im Alten- und Pflegeheim erleben? Fühlen sie sich von der Familie bzw. von der Gesellschaft abgeschoben? Wie beurteilen sie die Gesellschaft und welches Verhältnis haben sie zu ihr? Trotz der positiven Gegebenheiten wie „grundsätzliche Zufriedenheit; beste Versorgung und Betreuung; abwechslungsreicher Tagesablauf mit vielerlei Programmpunkten (Vorträge, Filme, Konzerte, Werk- und Singgruppen) und dem Gefühl der Sicherheit und Geborgenheit" ist bei vielen Heimbewohnern klar erkennbar, daß sie regelrecht das Gefühl der Abgeschobenheit haben. „Solange man gebraucht wurde und arbeiten konnte, war alles gut, aber jetzt ist man abgeschrieben. Die sagen immer, was willst du denn, du hast ja alles und brauchst dich um nichts zu kümmern"; und wenn sie zu Besuch kommen, dann schauen sie nach einer Stunde schon auf die Uhr." So sind alte Menschen in die Isolation gedrängt! Isolation, eines der Hauptprobleme unserer heutigen Gesellschaft, macht alten Menschen meist noch mehr zu schaffen als jüngeren. Sie fühlen sich zu oft abgeschoben und dem „alten Eisen" zugerechnet. Denn mit dem Altwerden ändert sich auch die Umgebung des Menschen, zumal, wenn eine Übersiedlung in ein Altenheim vorliegt; durch den Verlust des Bekanntenkreises tut sich oft eine nicht zu schließende Lücke im Leben des Betagten auf. Demzufolge ist nach Aussagen der alten Menschen auf einmal niemand mehr da, mit dem sie sich über ihnen vertraute Dinge unterhalten können, über gemeinsam Erlebtes oder einfach über Vergangenes.

Durch Fortschritte der Medizin ist die Lebenserwartung gestiegen und damit für viele Menschen der Wunsch nach einem langen Leben in Erfüllung gegangen. Wurde aber mit der längeren Lebenserwartung und Lebenszeit auch der Segen der hohen Jahre gewonnen? Sieht der alte Mensch die Phase des Nichtmehrjungseins als nutzlose Zeit und als Endstation an? Oder bedeutet sie für ihn Ziel und Erfüllung? Der Mensch ist eine Leib-Seele-Einheit, und von daher sollten auch die natürlichen Altersvorgänge nicht überbewertet werden. Der Zugewinn an Lebensjahren geht keineswegs mit dem Erwerb an erfülltem und gesundem Leben einher. Krankheit, Altersabbau, Sinnentleerung machen vielmehr den Gewinn an Lebensjahren zur Qual und nicht zur Freude.

Wir müssen lernen, nicht Jahre an das Leben zu reihen, sondern ein vollendetes Leben an die Jahre. Ein Leben, von dem man am Ende wirklich sagen kann: „Wenn's köstlich gewesen ist, so ist's Müh' und Arbeit gewesen."

Die Grundlage der gesamten Betreuung liegt in der Ehrfurcht vor dem Alter. Bringen wir dem Alter noch die nötige Ehrfurcht entgegen? Oder sind uns unsere Alten über, sind unsere alten Menschen nur geduldet, ja, empfinden wir sie bisweilen vielleicht auch als Last?

Wer in der Altenarbeit steht, weiß, daß das Bedürfnis nach mehr Kontakt mit der Außenwelt sehr groß ist. Es hängt allerdings von vielen Faktoren ab und ist daher sehr unterschiedlich stark bzw. bei vielen Heimbewohnern sicher gar nicht vorhanden; das Heim und die zwischenmenschlichen Kontakte im Heim genügen zur Befriedigung aller Bedürfnisse einschließlich der sozialen. Das Alter und die körperliche Verfassung sowie die Umgebung spielen sicher eine große Rolle. Die Schnellebigkeit unseres Zeitalters tut noch ein übriges, um den alten Menschen in die Not zu treiben.

Der alte Mensch soll vor allem Gelegenheit haben, mit jüngeren Kontakte zu unterhalten. Hier sind es vorwiegend die Kinder, die die Eltern in die eigenen familiären Bindungen mit einbeziehen sollten. Neben der Familie machen es sich die Verbände der freien Wohlfahrtspflege, die Kirchen und die Sozialhilfeträger sowie andere Verbände zur Aufgabe, der Gefahr der Isolation vorzubeugen, nicht zuletzt durch die Schaffung von modernen Alteneinrichtungen, Begegnungszentren und Altenclubs. Es gibt genug Möglichkeiten, Kontakte zu schaffen und sinnvollen Tätigkeiten nachzugehen. Aber nur die wenigsten Menschen können das aus eigener Initiative. Sie brauchen die Hilfe der anderen. Es ist unsere Aufgabe, die Arbeit in Alten- und Pflegeheimen so zu gestalten, daß auch bei ihnen die Aktivität so lange wie möglich erhalten bleibt und möglichst noch gestärkt wird, so daß sich die alten Menschen nicht abgeschoben, „zum alten Eisen" geworfen vorkommen.

Vor der Heimaufnahme

Viele alte Menschen fühlen sich rüstig und gesund und sind deshalb nicht bereit, sich über Krankheit und Hilflosigkeit Gedanken zu machen.
Viele glauben, später in die Familie eines Kindes aufgenommen und gepflegt zu werden. Das wäre natürlich die idealste Lösung, und viele alte Menschen glauben, die Kinder seien immer noch das beste und schönste Altenheim. Oft denken sie aber auch an Freunde oder gute Bekannte, die ihnen eine Versorgung angedeihen lassen.
Für den Heimleiter ist es deshalb wichtig, diese Punkte zu beachten, wenn sich ein alter Mensch um einen Heimplatz bewirbt. Denn damit beginnt die eigentliche Aufgabe und Vorbereitung zur Aufnahme eines künftigen Heimbewohners.
Gerade in der Vorbereitung gilt es, persönliche Kontakte zwischen dem Bewerber und dem Heim herzustellen. Dazu gehört, daß nach den ersten schriftlichen Mitteilungen der Heimleiter oder der für die Aufnahme zuständige Mitarbeiter den Bewerber in seiner Wohnung besucht. Dabei lernt man den künftigen Heimbewohner kennen und kann sich ein Bild von ihm machen. Hier gilt es, in einer freundlichen Atmosphäre ein erstes Bewerbungsgespräch zu führen, um zwischenmenschliche Beziehungen herzustellen. Das Bewerbungsgespräch ist die Voraussetzung dafür, daß die Vorbereitung auf den Einzug in das Heim sinnvoll geplant werden kann. Weiter soll es dazu dienen, physische und psychische Schwierigkeiten zu erkennen und deren Beseitigung zum Ziel zu haben.
Die Bemühungen, den alten Menschen gerecht zu werden, basieren darauf, daß wir ihre Probleme und Bedürfnisse kennenlernen und verstehen. Das hat nicht zur Folge, daß wir ihre Wünsche unbedingt als gerechtfertigt anerkennen und zu erfüllen versuchen. Vielmehr kommt es darauf an, den alten Menschen zu helfen, ihre eigene Lage zu erkennen und ihnen bei der Vorbereitung zur Heimaufnahme behilflich zu sein.
Da ist die Sorge wegen des Umzugs und der Auflösung des Haushalts. Leider ist es nicht möglich, daß der alte Mensch den Hausrat einer Mehrzimmerwohnung mit ins Alten- und Pflegeheim bringen kann. Der Heimleiter sollte den alten Menschen davon überzeugen, daß er sich von solchen Problemen nicht unterkriegen lassen soll. Wenn keine Angehörigen beim Umzug oder bei der Haushaltsauflösung helfen, sollte es selbstverständlich sein, Hilfe anzubieten und zu vermitteln.
Ein weiteres Problem sind die oft beträchtlichen Heimkosten.
Die älteren Menschen weisen darauf hin, daß ihre Rente oder Pension nicht ausreicht und daß sie nicht möchten, daß ihre Kinder zur Kostenübernahme herangezogen werden. In einem solchen Fall muß der Heimleiter als Vermittler auftreten und den Bewerber mit den zuständigen Fachleuten des Sozialamtes in Verbindung bringen.
Gerade für das Bewerbungsgespräch ist ein guter Anfang und Einstieg von großer Bedeutung. Geduld ist erforderlich, denn langatmige und unbeholfene Erzählungen sowie häufige Wiederholungen begleiten das

Gespräch und dürfen nicht als uninteressant angesehen werden. Der Bewerber muß die innere Anteilnahme beim Heimleiter spüren, und er muß fühlen, daß der Heimleiter ihn anerkennt und daß er im Heim Bestätigung und Ermutigung finden wird. Der Bewerber muß Vertrauen zum Heimleiter gewinnen. Mit diesem Vertrauen muß der Heimleiter versuchen, dem Bewerber die Furcht vor der Heimaufnahme zu nehmen. Viele alte Menschen glauben, daß sie mit ihrem Heimeintritt ihre persönliche Freiheit und ihre Selbständigkeit total aufgeben. Sicher haben nicht wenige Heime selbst schuld daran, daß diese Furcht bei den alten Menschen besteht.
Das erste Bewerbungsgespräch sollte, wenn es nicht im Heim selbst stattgefunden hat, mit der Einladung zu einer Haus- und Zimmerbesichtigung enden.
Dabei ist es von großer Wichtigkeit, den Bewerber richtig zu empfangen und ein Vorgespräch mit ihm zu führen. Schon hier kommt es auf die Atmosphäre an, denn ein bequemer Stuhl zum Ausruhen nach der Mühe des Herkommens wird dem Bewerber wohltun. Nach diesem Vorgespräch sollte die Besichtigung stattfinden. Dabei muß der Bewerber die Gelegenheit haben, mit anderen Heimbewohnern zu sprechen. Es sollte dem Bewerber nichts beschönigt werden. Der Heimleiter sollte dem Bewerber das Gefühl der Sicherheit, des Schutzes und der Geborgenheit des Heimes zu vermitteln versuchen, denn es ist Tag und Nacht immer jemand da, der helfen kann.
Gut wäre, wenn man eine solche Besichtigung an einen Tag legt, an dem eine Veranstaltung im Heim stattfindet. Dabei sollte der Heimleiter den Bewerber zu dieser Veranstaltung einladen!
Nach der Besichtigung sollte der Bewerber überzeugt sein, daß es im vorgezeigten Alten- und Pflegeheim freundlich und individuell eingerichtete Zimmer gibt; daß die gemeinsamen Mahlzeiten an hübsch gedeckten Tischen im Speisesaal eingenommen werden können; daß die Mitarbeiter den Heimbewohnern und Bewerbern freundlich begegnen (im Gegensatz zu vielen Krankenhäusern und leider auch Alten- und Pflegeheimen, in denen kaum noch ein Gruß erwidert wird, wenn man als Fremder durch eine Station geht!); daß keine zu starre Hausordnung vorliegt; daß die Möglichkeit besteht, sein Leben noch leben zu dürfen; daß er sich seinen Neigungen widmen kann, wie z.B. Werk- oder Arbeitsgruppen, Vorlese- oder Singgruppen, Kegel- oder Wandergruppen usw.
Wer die Freude bei einem Bewerber miterlebt hat, wenn man ihm sagt, daß er einige persönliche Möbelstücke mitbringen dürfe, der wird immer wieder gestatten, daß der künftige Heimbewohner ihm besonders wertvolle Gegenstände einbringen darf.
Jeder Heimleiter weiß, daß die Möbel und Bilder des alten Menschen für ihn Erinnerung und ein Stück Lebensweg sind, von denen er sich nicht trennen möchte.

Ein Heim kann nach noch so modernen Gesichtspunkten gebaut und geführt werden; aber der künftige Heimbewohner wird sich in „seinem Zimmer" mit seinen paar „persönlichen Gegenständen" erst richtig wohl fühlen.
Wenn der Aufnahmetermin feststeht, sollte er dem Bewerber rechtzeitig bekanntgegeben werden. Auch danach darf der persönliche Kontakt nicht abreißen. Vielmehr gilt es, noch evtl. Hilfe anzubieten oder Institutionen zu vermitteln, die bei der Haushaltsauflösung behilflich sind. Der künftige Heimbewohner sollte vorher noch einmal ins Heim eingeladen werden, damit man ihm sein Zimmer schon einmal zeigen kann, und es können noch anstehende Probleme besprochen werden. Viel Unsicherheit und Aufregung bereiten dem alten Menschen noch die Formalitäten der polizeilichen Ummeldung und die Mitteilungen an die Post, Rentenstelle, Versicherungen, Rundfunkgebührenbefreiung, Wohngeldstelle usw.
Die Aufnahme eines neuen Heimbewohners fängt mit der Bewerbung um einen Heimplatz an. Es sollte die Aufgabe des Heimleiters sein, schon frühzeitig mit dem künftigen Heimbewohner Kontakt aufzunehmen, um das Heim und seine Bewohner sowie Mitarbeiter bekanntzumachen. Damit zieht der künftige Heimbewohner nicht mehr ins Ungewisse, sondern in eine ihm vertraute oder bekannte Umgebung.

Probewohnen und Gästebetten

Auch der sorgfältig vorbereitete Schritt in ein Alten- und Pflegeheim wird überschattet sein mit Unsicherheit und Angstgefühlen. Diese Unsicherheit und Angst begleiten neue Bewohner vom Tag der Antragstellung auf einen Heimplatz bis hin zur Aufnahme; selbst im Heim ist er oft davon nicht ausgenommen.
Um diese Unsicherheit und Angstgefühle abzubauen, ist das Angebot des Probewohnens sehr vorteilhaft. Dadurch lernt der künftige Heimbewohner die Heimatmosphäre und das Heimleben vor seinem endgültigen Einzug kennen.
Wir wissen, daß der alte Mensch sich meist schwer von seiner gewohnten Umgebung trennt. Deshalb sollte dem alten Menschen beim Probewohnen immer wieder klargemacht werden, daß er die Möglichkeit hat, das eine oder andere ihm gehörende Möbelstück oder eine ganze Zimmereinrichtung, soweit der dafür erforderliche Platz bei einem Einzug besteht, mitzubringen. Für den alten Menschen bedeuten seine Möbel eine Stück Vergangenheit, an das er sich klammert, das ihm einen inneren Halt gibt. Der Bewerber muß durch den täglichen normalen Heimablauf überzeugt sein, daß das Leben im Heim nichts Außergewöhnliches ist und daß das Heim nicht als „letzte Station" oder Abstellgleis anzusehen ist. Die Kontakte mit Bekannten, Freunden und Kindern dürfen nicht abreißen, auch nicht, wenn das Heim nicht in der Nähe der früheren Wohnung gelegen ist.

In der Zeit des Probewohnens wird der Bewerber den Heimbewohnern vorgestellt und durch das Haus geführt. So ist es möglich, daß er das Haus mit seinen Bewohnern und Mitarbeitern kennenlernt und sich an die veränderte Lebenssituation gewöhnt. In dem neuen und völlig ungewohnten Lebensstil braucht der alte Mensch Zeit, sich zurechtzufinden. Es sollte versucht werden, den Bewerber in das Gemeinschaftsleben des Heimes, so als wäre er ein Heimbewohner, mit einzubeziehen. Es muß schon in der Zeit des Probewohnens gelingen, den Bewerber in die Organisation des Hauses zu integrieren. Es gilt, dem Bewerber Hoffnung und Mut zu machen, aber auch offen und ehrlich über das Heimleben, seine Vorteile und seine Nachteile zu sprechen.
Mit dem Probewohnen gibt man dem Bewerber die Möglichkeit, sich mit dem Haus vertraut zu machen, und wenn er sich fest für das Heim entschieden hat, so kommt er in eine ihm bekannte und angenommene Umgebung.
Bezüglich der Kosten für das Probewohnen werden dem Bewerber nicht die vollen Tagessätze angerechnet, da er ja nicht die gesamte Heimversorgung in Anspruch nimmt. Die Unterbringung des Bewerbers sollte in einem Gästezimmer erfolgen, das bei Bedarf auch für andere Unterbringungsmöglichkeiten zur Verfügung steht: So könnten diese Betten auch von besuchenden Angehörigen, die weit entfernt wohnen, in Anspruch genommen werden. In der Urlaubszeit stellt sich oft die Frage, wer während der Abwesenheit der Kinder die Versorgung und Betreuung des alten Menschen übernimmt. Auch bei einer vorübergehenden Erkrankung des Ehepartners eines alten Paares bietet das Gästebett und die damit verbundene Versorgung und Betreuung eine gute Möglichkeit und Hilfe.

Bei der Heimaufnahme

Von erheblicher Bedeutung bei der Heimaufnahme ist der festgelegte Ankunftstermin. Bevor der künftige Heimbewohner ankommt, sollte sich der Heimleiter noch vergewissern, ob das Zimmer für den Ankommenden gerichtet ist. Dazu sollte gehören, daß man einen Blumenstrauß als Empfang ins Zimmer stellt, daß die Zimmernachbarn verständigt werden, daß die zuständige Mitarbeiterin der Etage informiert ist. Auch die Platzordnung im Speisesaal ist vorzubereiten. Die funktionstragenden Mitarbeiter sind in der Dienstbesprechung über die Aufnahme und den Ankunftstermin zu informieren. Auch der Heimbeirat ist über die Aufnahme zu verständigen, und der Heimbeiratsvorsitzende wird möglichst am ersten Tag vorgestellt.
Die Ankunft eines neuen Heimbewohners muß gut vorbereitet sein, damit er schon bei der Aufnahme spürt, daß er erwartet wurde und nicht nur „so aufgenommen" ist.
Bei der Ankunft sollten der Heimleiter und die zuständige Schwester ihn empfangen und begrüßen. Diese Begrüßung kann durchaus im Büro des

Heimleiters stattfinden, so hat der neue Bewohner eine kleine Verschnaufpause nach der Anstrengung des Weges zum Heim. Dann sollte der neue Heimbewohner in Begleitung des Heimleiters und der bei der Begrüßung vorgestellten Schwester zu seinem Zimmer gebracht werden.

Die Schwester, die den Heimbewohner zu betreuen hat, hilft beim Auspacken und Weghängen der Kleider und Sachen. Der Heimleiter hat den neuen Heimbewohner mit den Gepflogenheiten und Örtlichkeiten im Haus bekanntzumachen, ohne in den ersten Tagen auf große Formalitäten einzugehen. Dem neuen Heimbewohner sollten die technischen Einrichtungen wie die Rufanlage, Aufzugbedienung, Beleuchtung und Heizung erklärt werden. Auch der Hinweis auf die Anschlagtafel darf nicht fehlen sowie die Ankündigung des Besuchs der Nachtschwester. Vor der ersten Mahlzeit hat der Heimleiter den neuen Heimbewohner abzuholen und in den Speiseraum zu begleiten. Hier wird der neue Heimbewohner vorgestellt und mit der Sitzordnung bekanntgemacht.

Es wäre gut, wenn der Heimleiter am ersten Abend noch einen Besuch machen könnte, um einmal nachzufragen, ob alles in Ordnung sei und um eine gute Nacht zu wünschen. Auch wäre eine Zeit auszumachen, wann der Hausmeister am nächsten Tag kommen kann, um Bilder aufzuhängen oder um bei sonstigen Dingen behilflich zu sein.

Auch sehr wichtig ist, daß man in der Küche Bescheid weiß, z.B. der neue Heimbewohner eine Diät bekommt, damit gleich das richtige Essen geschickt wird. Ebenso wichtig ist, daß das Namensschild des neuen Bewohners schon vorher an seiner Zimmertür angebracht wurde. Für den Heimbewohner gibt es das Gefühl der Sicherheit: „Hier weiß man schon von meiner Ankunft!" Für die übrigen Heimbewohner ist das Namensschild eine Gedächtnisstütze sowie ein Gewöhnen an den neuen Namen. Je besser eine Heimaufnahme vorbereitet ist, um so einfacher wird es der alte Mensch haben, sich im Heim einzuleben. Es ist die Aufgabe des Heimleiters, die Aufnahme so zu gestalten, daß der neue Heimbewohner das Gefühl des Dazugehörens bekommt. Er darf den Einzug in das Heim nicht als Zeichen des Abgeschoben-, des Abhängigseins oder des Überflüssigwerdens empfinden.

Natürlich ist der neue Bewohner nicht automatisch zufrieden, wenn er ins Heim eingezogen ist. Es muß daher auf seine jeweiligen Bedürfnisse ganz spezifisch eingegangen werden, um ihm so gut wie möglich die Kontinuität seines bisherigen Lebens zu erhalten. Dem Heimleiter muß es gelingen, die Voraussetzungen zu schaffen, daß sich der neue Heimbewohner seiner eigenen Stärken und Fähigkeiten bewußt wird, um sein eigenes Leben in Selbständigkeit, trotz mancher Schwierigkeiten auch im Heim, zu führen. Es kommt der Nachbar und hilft, damit der „Neue" sich zurechtfindet; da kommt ein Heimbeiratsmitglied und versucht Hinweise zu geben oder den „Neuen" zu Veranstaltungen abzuholen, um so das Einleben zu erleichtern.

Im Laufe der ersten Woche sollte der neue Heimbewohner dann voll informiert sein, d.h. gewisse Hinweise, die man am Tag der Aufnahme gegeben hat, noch einmal zu geben, da sie meistens in der ersten Aufregung vergessen werden. Der Heimleiter wird dem neuen Heimbewohner seine Sprechzeiten bekanntgeben und darauf hinweisen, daß er zu diesen Zeiten auf jeden Fall zu erreichen ist.
Entscheidend für die wirkliche Hilfe bei einer Neuaufnahme ist die menschliche Begegnung und wie der neue Heimbewohner als Außenseiter behandelt oder in das Leben des Heimes mit einbezogen wird.
Zugunsten des neuen Heimbewohners ist dabei zu beachten, daß er es trotz einer guten Vorstellung und Einführung nicht leicht hat, sich anfangs zurechtzufinden. Dies sind vorwiegend psychologische und soziologische Probleme, denn er ist unsicher und befangen, er weiß noch nicht, ob er mit seinem Einzug ins Heim zurechtkommen wird, ob ihn die Heimgemeinschaft aufnimmt und ob seine Vorstellungen über das Heimleben zutreffend sind oder nicht. Er erwartet deshalb zu Recht eine Starthilfe von seiten des Heimleiters, die sich keinesfalls in der reinen Vorstellung und Einführung erschöpfen darf.
Es ist jedem Heimleiter zu empfehlen, sich in die Lage des neuen Heimbewohners zu versetzen und die Vorstellung und Einführung so zu gestalten, wie er sie selbst gern hätte.

Heiminformation

Der Sinn der Information besteht darin, daß sich die Bewerber schon vor einer Heimaufnahme ausreichend informieren und sich ein Bild von dem Heim machen können.
Es gehört zur Selbstverständlichkeit, daß sowohl Bewerber als auch deren Angehörige und alle Heimbewohner solche Heiminformationen, die umfassend sein müssen, erhalten. Auch die „Hausordnung" gehört hierzu.
Hierbei werden die gesetzlichen Vorschriften nicht einbezogen, denn es gibt kein Patentrezept der richtigen Information. Die Methoden sind sowohl in zeitlicher, qualitativer und quantitativer Hinsicht sehr verschieden und sollten für jedes Heim individuell sein.

Muster einer Kurzinformation

> Verehrte Mitbürgerin,
> verehrter Mitbürger,
> der Träger des Seniorenheimes sowie die Mitarbeiterinnen und Mitarbeiter begrüßen Sie herzlich in diesem Haus, das für Sie zukünftig ein neuer Wohnbereich sein soll.
> Uns ist bekannt, daß der Übertritt aus dem privaten Wohnbereich in dieses Haus für Sie ein wesentlicher Lebenseinschnitt ist, der

durch anscheinend „kleinliche" Einzelheiten nicht erschwert werden soll.
Da aber jede Gemeinschaft einer bestimmten Ordnung unterliegt, bitten wir Sie herzlich, bei Gelegenheit die Hausordnung zu „studieren" und im Zeitpunkt der Aufnahme in die Heimgemeinschaft folgendes zu bedenken:

① Alle Ihre Wäschestücke sollten mit dem Namen gekennzeichnet sein. Wir sind dabei gern behilflich.
② Damit im Heim eine häusliche Atmosphäre entstehen kann, ist es wichtig, daß Sie auch Hausschuhe und einen Bademantel mitbringen.
③ Wenn Sie bereits einen Krankenschein bzw. Überweisungsschein im Besitz haben, sollten Sie ihn ins Heim mitbringen oder den Arzt informieren.
④ Die Sprechzeiten für den Heimleiter, Verwaltungsleiter sind am Büro angeschlagen. Sie können sich auch Termine geben lassen!
⑤ Sollten Sie Kummer haben, so kommen Sie zu uns. Wir sind gern bereit, Ihnen zu helfen, oder entsprechende Hilfe zu vermitteln. Sie können sich auch jederzeit an den Heimbeirat wenden.
⑥ Scheuen Sie sich nicht uns anzusprechen, wenn Sie etwas benötigen. Sie sollen wissen, daß wir für Sie da sind.

Wir wünschen Ihnen, daß Sie sich schnell einleben und bald Freunde und Bekannte finden. Gegenseitiger Besuch ist nicht nur erlaubt, sondern wird von uns gern gesehen.

Mit freundlichen Grüßen
Ihre
Mitarbeiter des Seniorenheimes

Der Heimvertrag

Grundsätzlich ist mit jedem Heimbewohner ein schriftlicher Vertrag zu schließen. Das ist vorgeschrieben in § 4 Heimgesetz:
„Zwischen dem Träger und dem Bewerber ist ein Heimvertrag abzuschließen.
Soweit für rechtlich-öffentliche Anstalten eine Benutzungsordnung erlassen ist, kann der Heimvertrag darauf verweisen. Vor Abschluß des Heimvertrages ist der Bewerber schriftlich über die zu der Beurteilung des Vertrages oder der Benutzungsordnung erforderlichen Angaben insbesondere die Leistungen und Ausstattung der Einrichtung und die Rechte und Pflichten der Bewohner zu informieren."
Der Heimvertrag im juristischen Sinne ist recht kompliziert, weil er sowohl Elemente des privaten wie auch des öffentlichen Rechtes enthält.

Manche seiner Inhalte sind aus dem Mietrecht übernommen, andere betreffen das Beherbergungsrecht, die Fürsorgepflicht u.v.a.m.
Der Vertrag für ein Altenheim umfaßt ganz andere Positionen wie der für ein Pflegeheim.
In den vergangenen Jahren wurden von verschiedenen Organisationen Standardverträge entwickelt, deren Anwendung sich in der Praxis bewährt hat. Bei Verwendung dieser Verträge besteht weitgehend die Gewähr, daß die möglichen juristischen Fußangeln berücksichtigt wurden.
Solche Musterverträge gibt es von einigen Wohlfahrtsverbänden wie auch von Heimleiter-Verbänden, von Landessozialämtern wie von auf dieses Thema spezialisierten Fachverlagen.
Das nachstehend abgedruckte Muster soll nur einen ungefähren Eindruck vom erforderlichen Inhalt eines Heimvertrages vermitteln

Hausordnung und Besuchszeiten

Über Hausordnungen wurde und wird wohl noch oft und lange diskutiert werden. Das Wort „Ordnung" sagt eigentlich schon, wofür die Hausordnung bestimmt ist. Bei aller Großzügigkeit ist es doch erforderlich, daß eine Hausordnung besteht. Selbstverständlich sollte das Heim eine Heimstatt sein und Geborgenheit bieten. Deshalb sind wechselseitige Rücksichtnahme und aufmerksame Hilfsbereitschaft geboten. Hierdurch soll eine Heimatmosphäre entstehen, in der sich alle Bewohner wohl fühlen. Teilweise sind die Rechte und Pflichten der Bewohner im Heimgesetz bestimmt. In der Hausordnung sollte auch festgehalten werden, ob die Bewohner eigene Möbel einbringen können, das Zimmer also nach ihrem Geschmack, im Einvernehmen mit der Heimleitung, einrichten. Ebenfalls sollten die täglichen Sprechstunden der Heimleitung in der Hausordnung stehen. Mit dem Eintritt in das Heim erkennt der Bewohner die Hausordnung an, denn sie ist Bestandteil des Heimvertrages. Deshalb sollte ihm auch ein eigenes Exemplar ausgehändigt werden.
Ebenso sollte allen Heimbewohnern ein Hausschlüssel ausgehändigt werden, evtl. gegen Hinterlegung eines Pfandes. Gut sind die Schließanlagen, bei denen die Zimmerschlüssel auch die Haustüre schließen.
Auch über die Besuchszeiten sollte die Hausordnung Aufschluß geben. Im Altenheim gibt es keine festgesetzten Besuchszeiten, aber die Mittagsruhe sollte respektiert werden. Auf den Pflegestationen gelten häufig folgende Besuchszeiten: 10.00 bis 12.00 Uhr und 16.00 bis 19.00 Uhr. Ausnahmen sind im Einvernehmen mit der Heimleitung und der Oberschwester möglich.
Bei den Krankenbesuchen spielt die Besuchszeit eine große Rolle. Oft wird die Frage gestellt, ob es tatsächlich erforderlich ist, eine feste Besuchszeit im Pflegeheim oder auf der Pflegestation einzuhalten. Für den Ablauf des Stationsdienstes ist es wohl unumgänglich, eine feste Besuchszeit zu haben, denn sonst muß allen Besuchern gestattet sein, zu jeder Tageszeit zu kommen. Dies könnte unter Umständen zu Komplika-

tionen führen, da es Angehörige gibt, die, wenn es keine feste Besuchszeit gibt, auf ihrem Recht bestehen, auch dann im Zimmer bleiben zu können, wenn die Mitarbeiter Pflegearbeiten zu verrichten haben.

Allerdings sollte man es erlauben, daß die Angehörigen die Heimbewohner auch außerhalb dieser Besuchszeiten besuchen dürfen. Hierbei hat man, wenn es erforderlich wird, die Möglichkeit, den Besucher aus dem Zimmer zu bitten, ohne daß dadurch Schwierigkeiten entstehen. Die Angehörigen oder Bekannten der Heimbewohner können sogar mithelfen, auch einige Arbeiten zu tun, wie Essen reichen oder mit dem Heimbewohner evtl. im Rollstuhl spazierengehen.

Ein großes Problem bei den Krankenbesuchen ist immer wieder, daß die Angehörigen oder Bekannten meinen, die Heimbewohner bekämen nicht genug zu essen, und deshalb müßten sie mitbringen, was die Taschen fassen. Gerade zu den Festtagen werden die Heimbewohner sprichwörtlich überfüttert. Hier liegt es am Heimleiter, den Besuchern klarzumachen, daß sie dem Patienten damit keinen Gefallen tun – eher das Gegenteil. Eine Spezialität, die sich der Heimbewohner zum Essen wünscht, sollten die Angehörigen, nach Absprache mit der zuständigen Schwester, gern mitbringen. Viele gutgemeinten Lebensmittel, die bei Besuchen mitgebracht wurden, müssen aber nach Tagen vernichtet werden oder die Heimbewohner essen sie noch, wenn sie schon nicht mehr einwandfrei sind.

Ein weiteres Problem liegt darin, daß die Heimbewohner dem Besuch vorjammern, daß sie keine Verdauung hätten oder nicht schlafen könnten. Sie bitten dann ihren Besuch, doch Abführmittel oder Schlaftabletten zu besorgen. Wenn keine Zusammenarbeit und kein Vertrauen zwischen dem Heimleiter und den Angehörigen besteht, werden die Medikamente ohne Absprache besorgt werden, und damit wird der ganze Behandlungs- und Therapieplan durcheinandergebracht.

Es ist nicht der Sinn eines Krankenbesuches, für bestimmte Lebensmittel oder Medikamente zu sorgen. Der Heimbewohner soll sich auf diesen Besuch freuen, weil er neue Gegebenheiten erfährt, am Zeitgeschehen teilnehmen kann und er dadurch in das Familien- und öffentliche Leben eingebunden ist.

Gut ist, wenn es eine Hausordnung gibt, diese allerdings sollte nicht in jeder Etage und in jedem Speiseraum aushängen. Der Heimleiter kann in Notfällen auf die Hausordnung verweisen, die der Bewohner bei seinem Einzug bekommen hat.

Eine Hausordnung, offen ausgehängt, wirkt wie ein ständiger Ordnungshüter, der viele Besucher und Bewohner abschreckt.

Spezielle Probleme der Heimbewohner

Heimbewohner mit Schwierigkeiten hat es schon immer gegeben. Doch mit der größeren Zahl von Alten- und Pflegeheimen sind auch die Aufmerksamkeit und das Bewußtsein der Öffentlichkeit für sie gewachsen.

In Zeitschriften, Fernsehen und Filmen geht es häufig um Probleme der Heimbewohner. Meist aber schadet diese Verallgemeinerung der Probleme der Heimbewohner den alten Menschen, die sich z.B. entschlossen haben, in ein Heim einzuziehen. Wird nicht in manchen Beiträgen das Alter und ganz besonders das Leben im Altenheim in den düstersten Farben gemalt?

Eines der zentralen Probleme ist das Zimmerproblem, da es noch nicht in allen Heimen nur Einzelzimmer gibt. Durch das Zusammenleben von zwei Menschen in einem Zimmer, die nicht so recht zusammenpassen und die nichts miteinander verbindet, entstehen oft große Probleme, die mit Streitigkeiten und Auseinandersetzungen enden. Welcher Heimleiter mußte hier nicht schon schlichtend eingreifen? Oft entsprechen die Ausstattung, die Größe und die Lage des Zimmers nicht den persönlichen Vorstellungen des Heimbewohners. Dazu kommt dann, daß der Mitbewohner spät ins Bett geht und noch schnarcht, dabei das Licht nicht ausmacht und sich nicht leise verhält. Oder der eine Heimbewohner möchte das Fernsehen anhaben – der andere die Zeitung lesen. Derartige Probleme könnten weiter aufgezeichnet werden.

Allerdings gibt es auch viele positive Erfahrungen über Doppelzimmer, nämlich die wirklich aktive Nachbarschaftshilfe. Hier hilft der Zimmernachbar im Krankheitsfall, beim Aufstehen und beim Reichen der Mahlzeiten. Daß die Doppelzimmer bei vielen, wenn sie sich vertragen und wenn sie zusammenpassen, der Vereinsamung entgegenwirken, darf nicht außer acht gelassen werden. Auch das Gefühl der Sicherheit „es ist jemand im Zimmer, wenn mir mal etwas passiert", spielt eine große Rolle. In allen Heimen sollte eine gewisse Mischung von Doppel- und Einzelzimmern vorhanden sein, um den Wünschen jedes Einzelnen gerecht werden zu können.

Ein weiteres Problem ist, daß sich Heimbewohner oft allein fühlen und nur oberflächlichen Kontakt zu anderen Heimbewohnern haben. Dies spielt besonders dann eine Rolle, wenn der Gesundheitszustand nachläßt und er sich nur noch wenig mit Freunden oder Bekannten außerhalb des Heims treffen kann. Auch an den regelmäßigen Veranstaltungen kann er dann evtl. nicht mehr so teilnehmen, weil er glaubt, die Hilfe von anderen nicht annehmen zu können. Bei dem Problem der Einsamkeit ist das Verhältnis zu den Kindern von großer Wichtigkeit; wie ist es denn mit den Besuchen der Kinder? Kommen sie häufig, nur zu besonderen Anlässen oder gar nie ins Heim? Ebenso ist es mit den Besuchen bei den Kindern: schafft der Bewohner es noch, zu seinen Kindern zu gehen; führt er die Besuche häufig durch oder auch nur noch zu besonderen Anlässen?

Viele Heimbewohner sind mißtrauisch, und ihre Vergeßlichkeit kann sie stark belasten. Sie haben schlechte Erfahrungen gemacht und wurden nicht ernstgenommen, betrogen oder gar verachtet. Außerdem haben viele alte Menschen eine starre und penible Tageseinteilung. Für einige Bewohner tritt manche Eigenschaft des Mitbewohners deutlich und störend zutage. Die Unnachgiebigkeit und Selbstbezogenheit sowie die Ungeduld können durchaus zu einem Problem werden.

Auch am gemeinsamen Essenstisch können Schwierigkeiten auftauchen. So wirkt mancher beim Essen unappetitlich, und auch in der Kleidung und im Aussehen wirkt er abstoßend. Hier ist es eine wichtige Aufgabe der Heimleitung, vorsichtig zu korrigieren.

Für einige Heimbewohner kann das Einleben und das Einordnen in die Heimgemeinschaft eine Hürde sein. Wenn auch kein Heim ohne Ordnung und Disziplin geführt werden kann, so muß diese Ordnung nicht mit überbetonter Strenge und Respekt oder gar mit Härte durchgesetzt werden. Ein solcher Führungsstil kann bei den Heimbewohnern Angst und Furcht auslösen, und mit Angst und Furcht ist Problemen nicht beizukommen. Auch die Mitarbeiter sind zu überzeugen, daß die Heimbewohner nicht in einem Abhängigkeitsverhältnis stehen. Der Heimleiter ist für die Heimatmosphäre zuständig und hat darauf zu achten, daß Geduld, Freundlichkeit und Höflichkeit auch bei den Mitarbeitern als oberster Grundsatz gesehen werden.

Ein weiteres Problem ist die jährliche Steigerung der Pflegekosten und der damit verbundene Verlust der Selbstzahlereigenschaft. Die Angst, zum Sozialhilfeempfänger zu werden, ist für viele Heimbewohner ein Schreckgespenst. Sie glauben, als Sozialhilfeempfänger Almosen zu bekommen, und das möchten sie nicht nach vielen Jahren harter Arbeit. Hier gilt es, den Heimbewohner zu beraten und eine Vermittlung von weiteren Hilfen bzw. die Vermittlung eines Kontaktes zu einem Spezialisten herzustellen, der in den besonderen Problemen und Fragen älterer Menschen Erfahrung hat.

Schon das Ausfüllen eines Formulars, wie z.B. ein Sozialhilfeantrag, ein Wohngeldantrag oder ein Antrag auf Rundfunkgebührenbefreiung wird für viele Heimbewohner zum Problem.

Auch bei Rentenanfragen benötigt der Heimbewohner oft einen Fachmann, den der Heimleiter vermitteln sollte. Auf die vielen alltäglichen Sorgen der Heimbewohner soll hier nicht näher eingegangen werden.

Für den Heimleiter gilt, wenn er die Probleme zu lösen versucht, daß er die innere Wirklichkeit des Heimbewohners erkennt oder sie im Gespräch herauszuarbeiten versteht.

Immer ist daran zu denken, daß der Heimbewohner den Kontakt mit dem Heimleiter wünscht. Er will mit seinen Sorgen und Nöten zu ihm kommen dürfen, und dabei Verständnis und Güte sowie Vermittlung von Hilfen erfahren. Der Heimbewohner erwartet vom Heimleiter nicht, daß er alles selbst macht, aber er erwartet zu Recht, daß der Heimleiter zur Beratung und Hilfe bereit ist.

Der Heimbewohner, gerade der mit Problemen, will sich aussprechen können und erwartet, daß man Zeit für ihn hat. Jeder Heimleiter sollte froh sein, wenn sich die Heimbewohner mit ihren Problemen an ihn wenden, denn damit zeigen sie ihr Vertrauen zum Heimleiter.

Er hat beratende und beurteilende sowie offene und befriedigende Informationen zu geben und hat fördernd jeden Heimbewohner ernst zu nehmen und den persönlichen Kontakt zu pflegen.

Gespräche mit Heimbewohnern

Bestimmt hat jeder Heimleiter schon einmal den Satz ausgesprochen „Das versteht sich doch von selbst". Wir wissen aber, daß diese Aussagen keinen Wert hat, und die meisten Mißverständnisse rühren daher, daß man glaubt, es ginge auch, ohne darüber zu sprechen. Aber niemand kann die Gedanken anderer Menschen lesen. Die alten Menschen wollen ihre Gedanken mit anderen teilen. Manchmal geht man davon aus, der andere wisse schon, was gemeint sei oder was man von ihm erwartet. Besser ist, daß weniger angenommen wird und daß man sich mehr ausspricht, denn gerade die unausgesprochenen Dinge tragen zu Mißverständnissen bei. Neben allen aktivierenden Maßnahmen ist das Gespräch mit den Heimbewohnern eine unabdingbare Aufgabe für den Heimleiter. Dies trifft besonders bei denen zu, die zu den allgemeinen Veranstaltungen nicht mehr kommen können oder die Probleme zu bewältigen haben. Solche Gespräche sind aber keine leichte Aufgabe und müssen in vielerlei Hinsicht gut vorbereitet sein.

Denn ist es nicht der Wunsch nach Kontakten, nach Begegnungen und Gesprächen mit einem Partner, der zuhört, der aus unseren Heimbewohnern spricht? Gesucht wird eine Gemeinschaft, die Geborgenheit bietet, die hilft in allen Nöten, die aber auch Kräfte anregt und Fähigkeiten fordert, damit sie sich selbst als Glied der Gemeinschaft erfahren. Der alte Mensch wird sich aber erst aussprechen, wenn er Vertrauen gefaßt hat. Hier liegt es an dem Heimleiter, lange genug zuzuhören, bis sich der Punkt zeigt, wo ein weiterführendes Gespräch angesetzt werden kann. Dieses sollte in aller Ruhe mit viel Takt und Geduld geführt werden.

Täglich erleben wir, daß die alten Menschen an ihrem Schicksal und an ihrer Umgebung etwas auszusetzen haben. Es wäre nicht gut, sich dieser Kritik einfach anzuschließen, um sich vielleicht Ärger zu ersparen oder beliebt zu machen. Auch da nicht, wo die Kritik berechtigt ist. Dazu gehört auch, daß falsche Meinungen oder Vorurteile des Gesprächspartners nicht einfach vom Tisch zu fegen sind oder gar zurückgewiesen werden sollen. Es gilt vielmehr, behutsam andere Aspekte in den Blick des alten Menschen zu bringen. Oft wird es lange dauern, bis Einsichten, die man vermitteln will, vom anderen angenommen werden. Wer aber ungeduldig wird und noch ständig betont, wie eilig er es hat, wird erst gar nicht ins Gespräch kommen.

Der Gesprächspartner muß das Gefühl haben, daß man Zeit für ihn hat, er will sich aussprechen können über seine Erfahrungen und Erinnerungen, aber auch über seine Sorgen, Verluste und Befürchtungen. Wir müssen diese Zeit aufbringen, auch wenn wir glauben, unsere Arbeit verschlinge uns!

Im Gegenteil: man sollte im Gespräch versuchen, den alten Menschen spüren zu lassen, daß man ihm dankbar ist, daß er etwas zu geben hat. In den Gesprächen wird der alte Mensch oft erst von den Umständen seines Lebens berichten, von Ereignissen seiner Familie und von Krankheiten und Beschwerden. Es liegt an uns, die Ratlosigkeit, Vergeßlichkeit, Unkonzentriertheit zu erkennen und uns Zeit zu lassen, echte Not herauszuhören, um Wege der Hilfe zu suchen und anzubieten. Viele Fragen und Gespräche mit den Heimbewohnern lassen erkennen, daß ihnen der Gesprächspartner fehlt, der auf sie eingeht. Es darf dem Heimleiter nicht gleichgültig sein, was dem Heimbewohner wichtig ist, auch wenn es jetzt gilt, ihn vorsichtig auf Themen zu lenken, die für ihn wichtiger geworden sind.

Der alte Mensch ist vor allem ernst zu nehmen. Wer seinen Gesprächspartner nicht ernst nimmt, sollte besser keine Gespräche führen, denn er zerschlägt mehr, als er gutmachen kann. Ist man im Gespräch mit alten Menschen nicht leicht geneigt, den Gesprächspartner nicht so ernst zu nehmen? „Was der uns erzählt, hat er doch schon so oft erzählt", und gerade deshalb ist es so bitter notwendig, sich vorher auf den alten Menschen einzustellen und sich in ihn hineinzudenken. Zu einer guten Gesprächsführung gerade mit alten Menschen gehört vor allem das richtige Zuhören. Wenn man dem alten Menschen zuhört und ihm beim Gespräch Aufmerksamkeit schenkt, empfindet er das als hohe Ehre. Man gibt ihm damit zu verstehen, daß man seine Meinung zu würdigen weiß, seine Gedanken ernst nimmt und ihn als Mensch schätzt.

Wer mit Älteren spricht, muß sich Mühe geben, sich selbst nicht in der Rolle des großmütigen Gönners zu sehen, der etwas von seiner Kraft und Zeit an den armen alten Menschen verschenkt. Und wer versucht, den Gesprächspartner zu überreden statt zu überzeugen, verbaut sich den Weg zu einem erfolgversprechenden Gespräch.

Im Gespräch mit alten Menschen wird man immer mit einigen typischen Schwierigkeiten zu rechnen haben. Durch ihre oft schlechten Erfahrungen sind sie mißtrauisch geworden. Man muß langsam ihr Vertrauen zu gewinnen versuchen und darf sich durch ihr Mißtrauen nicht kränken lassen. Weiter sollte man berücksichtigen, daß sie rasch ermüdbar sind und oft ein falsches Bild vom Heimleiter haben; er kann helfen – sie sind hilfsbedürftig; er ist stark – sie sind schwach; der Heimleiter ist der, der etwas zu geben hat – sie fühlen sich oft in die Rolle des Empfängers gedrängt. Man sollte sich schon aus Höflichkeit bemühen, den Gesprächspartner in dem, was er gesagt und als sein Problem bezeichnet hat, zu bestätigen und ihn dann nach seinen Vorstellungen bezüglich einer Problemlösung zu fragen. Der Heimleiter wird aber zuerst bestätigen müssen, daß er zugehört hat, und dann muß er anerkennen, was der Gesprächspartner ihm gesagt hat.

Es ist deswegen Interesse an den Mitteilungen des anderen zu zeigen; man sollte Kritik nicht übelnehmen und keinesfalls Ruhe für das einzig Erstrebenswerte halten. Auch sollte der Heimleiter keine Angst davor haben, sich als Sprecher oder Zuhörer zu engagieren, weil er glaubt, Schweigen könne den Frieden bewahren. Kein Gespräch sollte mit der Redensart: das kümmert mich nicht, oder: darüber wollen wir nicht sprechen, oder: das ist alles, was ich zu sagen hätte, enden. Die Anerkennung des anderen ist eine wichtige Voraussetzung für ein gutes Gespräch. Dazu gehört, daß man sich auf das konzentriert, was gesagt wird, und nicht mit den Papieren auf seinem Schreibtisch raschelt, nicht liest und sich nebenbei mit etwas anderem beschäftigt. Man sollte nicht dauernd auf die Uhr sehen oder mit irgendeinem Gegenstand herumspielen. Man sollte sich nicht recken und nicht gähnen, denn damit zeigt man sein Desinteresse, und das Gespräch wird blockiert. Durch Rückfragen bemüht man sich um Klarheit und Vollständigkeit und achtet gleichzeitig auf Gemütsbewegungen, Haltungen und Gefühle. Das Ziel besteht darin, den Gesprächspartner, seine Probleme und seine Schwierigkeiten besser verstehen zu lernen. Dazu gehört auch, daß man zuhört, ohne zu unterbrechen, bis der Gesprächspartner seinen Bericht beendet hat.

Ein gutes Gespräch kann die Möglichkeit bieten, den anderen in seinen Gefühlen, seinen Bedürfnissen und seinen Vorstellungen zu verstehen. Wenn der Heimleiter zu Gesprächen bereit ist, wird er für die Heimbewohner eine gute Atmosphäre schaffen, in der die Motivation verstärkt, das Denken stimuliert und das gegenseitige Verständnis gefördert wird. Voraussetzung für eine erfolgreiche Menschenführung ist neben der Einstellung zu dieser Arbeit eine gute Gesprächsführung, die versucht, den Blick über den kleinen Umkreis des Lebensraumes alter Menschen zu weiten.

Gespräche über das, was in der Stadt vorgeht, was sich so ereignet, welchen Beitrag gerade dieser alte Mensch in der Gesellschaft und in der Gemeinschaft geleistet hat und noch leisten kann, sind oft Themen, die über die schmerzlich empfundene Einsamkeit oder Abkapselung hinweghelfen können. Der Heimleiter und seine Mitarbeiter müssen fähig sein, das Leben der Älteren mit seinen Erfahrungen einzufangen, es wieder anzuregen und mit dem Zeitgeschehen zu verbinden. Gespräche gehören entscheidend zur Atmosphäre warmer Menschlichkeit, die die soziale Rehabilitation der älteren Menschen ermöglicht.

Gespräche mit Angehörigen

Es ist sehr wichtig, daß der Heimleiter und die Angehörigen der Heimbewohner engen Kontakt haben. Das Bedürfnis mitzuteilen ist eine Art der Information, die genutzt werden sollte. Mitteilen bedeutet für die Angehörigen und den Heimleiter, daß man ein Team ist und als Team zusammenarbeiten sollte, um ein gemeinsames Ziel zum Wohle der Heimbewohner zu erreichen.

Als Heimleiter sollte man bereit sein, den Angehörigen auch seine Gefühle mitzuteilen, wenn man erreichen will, daß die Angehörigen ihrerseits Gefühle und Kritik dem Heimleiter offen mitteilen. Alle in der Altenarbeit Tätigen wissen, daß Probleme existieren; und so banal diese Bemerkung klingen mag: es gibt Menschen, die dennoch die Existenz von Problemen nicht zugeben wollen. Oder sie zögern, Probleme als solche anzuerkennen und zu ihrer Lösung beizutragen. Wenn ein Heimleiter seinen Aufgaben gerecht werden will, muß er die ihm bekannten Probleme, die Probleme, die die Mitarbeiter mit dem Heimbewohner haben, und die Probleme, die die Angehörigen aus der Sicht des Heimbewohners aufzeigen, genau kennen. Erst wenn ihm diese Dinge voll bewußt sind, kann eine Lösung mit den Beteiligten angestrebt werden. Um das Problem, seine Ursache und eine Lösung zu finden, müssen Gespräche mit den Angehörigen geführt werden.

Den meisten Heimleitern ist es oft unangenehm zu kritisieren, wenn sie glauben, daß die Begegnungen zwischen den Angehörigen und dem Heimbewohner besser sein könnten.

Sicherlich ist es auch nicht schön, Angehörige oder Heimbewohner tadeln zu müssen; aber gehört es nicht zu den Aufgaben des Heimleiters, sich auf das Problem zu konzentrieren, um so zu einer besseren Zufriedenheit beizutragen? Der Heimleiter muß – genauso wie die Angehörigen – Kritik äußern dürfen und dabei darauf achten, daß das Problem, und nicht die Person, Gegenstand der Kritik ist.

Die Kritik sollte deshalb stets gegen eine bestimmte Handlung und nie gegen den Menschen selber gerichtet sein.

Gut wäre es, das Problem im Dialog aufzugreifen, denn damit trägt man dazu bei, Fakten, Erfahrungen, Informationen und vielleicht ein Gefühl der Anteilnahme zu vermitteln.

Der Heimleiter sollte stets bedenken, daß schon leichte Verärgerungen, wenn sie nicht geäußert werden, zu schwerwiegenden, emotionellen Spannungen führen können. Niemand darf seine Probleme für sich behalten, denn dann kann es geschehen, daß sie plötzlich entladen und unlösbar werden. Man kann solche Situation vermeiden, indem rechtzeitig mit dem Betreffenden ein Gespräch über Probleme geführt wird.

Besser ist noch, wenn man sich zu einem solchen Gespräch vorher verabredet und nicht voller Emotionen und Verwirrung den Angehörigen anspricht.

Wenn der Heimleiter eine solche Verabredung trifft, sollte er bereits angeben, aus welchem Anlaß er den Angehörigen sprechen möchte, damit keine Mißverständnisse aufkommen. Es ist auch dem Gesprächspartner gegenüber fairer, weil er so nicht lange herumrätseln muß, warum man mit ihm sprechen möchte.

Für einen anderen zu denken, ist unklug. Es kommt aber unweigerlich dazu, wenn man sich nicht rechtzeitig ausspricht. Mit den Angehörigen sprechen und die Probleme diskutieren – denn so erfährt man, was der Angehörige denkt. Er wird seine wirklichen Gefühle nur sagen, wenn er danach gefragt wird. Auch spürt man im Gespräch, ob das vorgetragene mit dem wirklichen Problem identisch ist. Oft kommen Beschwerden

über das Essen; aber das eigentliche Problem ist die anstehende Pflegesatzerhöhung. Wenn die Angehörigen ihren Spannungen nicht Luft machen können, kann es passieren, daß Probleme oder sogar Unwahres über das Heim nach außen getragen wird. Sie ärgern sich über Belanglosigkeiten, die unter Umständen überhaupt nichts mit dem zu tun haben, was sie wirklich stört.
Es ist daher wichtig, alle Probleme und Ereignisse mit den Angehörigen zu besprechen. Sie sind auch zu informieren, wenn sich das Wohlbefinden und die Gesundheit des Heimbewohners verschlechtern oder der Bewohner Wünsche äußert. Auf jeden Fall ist Streit mit den Angehörigen zu vermeiden und statt dessen über Argumente zu sprechen.
Trotz allen guten Kontakts mit den Angehörigen darf beim Heimbewohner nicht der Eindruck entstehen, daß der Heimleiter und seine Angehörigen irgend etwas gegen ihn planen oder über ihn sprechen.

Seelsorge im Alten- und Pflegeheim

Seelsorge in Heimen ist ein Dienst, der den ganzen Menschen und sein Heil zum Ziel führen soll. Hierbei geht es um den Dienst am Menschen in all seinen Belangen: im seelischen, geistigen und körperlichen Bereich. Die seelsorgerische Betreuung liegt nicht nur in den Händen des Pfarrers und seiner Helfer, sondern auch bei den Mitarbeitern und dem Heimleiter. Außer den regelmäßigen Gottesdiensten und den Sakramenten sollte das seelsorgerische Gespräch des Pfarrers mit den Heimbewohnern zum festen Bestandteil der Betreuungsarbeit in den Alten- und Pflegeheimen gehören.
Vom Heim sollten alle Möglichkeiten geboten werden, daß Heimbewohner an Gottesdiensten teilnehmen können. Hierbei ist unbedingt darauf zu achten, daß den Heimbewohnern, die nicht mehr zum Gottesdienst kommen können, regelmäßig die heilige Kommunion gebracht wird und daß sie darauf vorbereitet sind. Ebenso sollte der Heimleiter einen Raum zur Verfügung stellen, in dem Gelegenheit zur Beichte gegeben ist, wobei man sitzen und auch laut sprechen kann. Dies wird gerade für den Pflegeheimbewohner sehr bedeutsam sein, wenn ein Beichtgespräch nicht in seinem Zimmer stattfinden kann, weil die Mitbewohner es hören könnten.
Auch auf das Sakrament der Krankensalbung sollten die Heimbewohner viel mehr als bisher angesprochen werden, denn sie wird nicht mehr als Sterbesakrament verstanden, sondern ist auf die Genesung der Kranken ausgerichtet. Sie kann deshalb bei jeder ernsten Krankheit oder Verschlechterung empfangen und auch wiederholt werden. Oft bitten die Angehörigen den Heimleiter oder einen Mitarbeiter erst, den Pfarrer zu holen, damit er das Sakrament der Krankensalbung spendet, wenn der Heimbewohner schon nahe vor dem Tod steht.
Eine der wichtigsten Aufgaben der Seelsorge im Heim ist das seelsorgerische Gespräch, das in jeder Hinsicht gut vorbereitet sein muß, denn

solche Gespräche sind keine leichte Aufgabe. Immer wieder kann man feststellen, daß die Glaubensunsicherheit auch den alten Menschen in unseren Heimen betroffen hat.

Manche Heimbewohner wollen sich Gott zuwenden und sich an Gott zurückbinden. Die Mitarbeiter und der Heimleiter sollten zu einem Gebet bereit sein, denn die Lage oder der gegenwärtige Zustand machen wenig aus. Niemand ist jemals vom Gebet ausgeschlossen, wenn er beten will: und beten wollen ist bereits beten.

Die Seelsorge ist eine wichtige Aufgabe und erfordert menschliches Einfühlungsvermögen sowie Taktgefühl den Heimbewohnern gegenüber. Ihr Wunsch sollte der Leitgedanke in der seelsorgerischen Betreuung und Vollendung des Menschen an seinem Lebensabend sein.

Beschäftigungstherapie

Leider herrscht erhebliche Unkenntnis darüber, was die Beschäftigungstherapie eigentlich in den Alten- und Pflegeheimen bedeutet.

Die Beschäftigungstherapie bedeutet für viele nur Basteln und Werken. Zu ihr aber gehören Tätigkeit, Arbeit und Leistung, und sie ist eine relativ neue Methode, die sich aus der Arbeitstherapie entwickelt hat. Durch die Ergotherapie sollen Körperfunktionen und Bewegungsabläufe, die durch Krankheit eingeschränkt sind, erhalten, wenn möglich verbessert werden.

Dabei spielen die manuelle Therapie sowie der Umgang mit orthopädischen Hilfsmitteln und die mögliche Ausnutzung noch bestehender körperlicher Fähigkeiten durch Muskeltraining eine bedeutende Rolle. Die angewandten Techniken hierbei haben oft handwerklichen Charakter, also funktionelle Spiele, Greifübungen usw., und sollen in das Selbsthilfetraining übergehen. Mit dieser Therapie sollen sämtliche Verrichtungen des täglichen Lebens wie Waschen, Essen, Trinken, An- und Ausziehen wiedererlernt werden. Dadurch wird die Selbständigkeit in einfachen Verrichtungen wiedergewonnen. Wir müssen mit der Beschäftigungstherapie erste Hoffnungen, Motivationen und Aktivitäten wecken.

Allerdings sind auch Basteln und Werken geeignet, Selbstvertrauen und Anerkennung zu fördern. Für die Heimbewohner ist es sehr wichtig, das Gefühl zu haben, etwas Nützliches zu tun. So erlebt man bei dieser „Beschäftigungstherapie", daß sie gerade dann geschätzt wird, wenn Feiertage oder ein Bazar vor der Tür stehen. Sie soll also der psychischen Stabilisierung, der Wiedergewinnung von Selbstgefühl und der Realitätsbewältigung dienen.

Nach Möglichkeit sollten die Räume der Beschäftigungstherapie nach Materialien voneinander getrennt sein, und zwar in einem Raum, in dem vorwiegend mit Textilien für Webarbeiten, Schneidern und andere Handarbeiten gewerkt wird, in einen Raum für Ton-, Holz- und Metall-

arbeiten und in einen weiteren Raum für Emaille-, Batik- und Zeichenarbeiten.
Für den Umgang mit Textilien werden sich vorwiegend Heimbewohnerinnen melden, da das meist auf die Alltagswelt ausgerichtete Arbeiten sind. Beim Nähen und Schneidern werden Fähigkeiten entwickelt, die auch bei der täglichen Hausarbeit gebraucht werden. So wird ein Bezug zur Realität geschaffen.
Es muß uns klar sein, daß für viele Heimbewohner kunsthandwerkliche Arbeiten und das Basteln, so schöpferisch sie auch immer von seiten der Therapeuten gemeint sind, als Spielerei empfunden werden. Dies gilt besonders für Männer. Hier hilft nur die ärztliche Unterstützung, denn man ist gewohnt zu arbeiten und sieht in der Beschäftigungstherapie lediglich eine Beschäftigung der Leistungsfähigkeit, weshalb man sie eben – statt sinnvoll arbeiten – nur spielen und basteln lasse. Ist aber die Situation in unseren Alten- und Pflegeheimen nicht oft noch so, daß Patienten die erforderliche echte Therapie nicht bekommen können, weil es so wenig Therapeuten in unseren Heimen gibt, bzw. aus dem Personalschlüssel der Pflegesatzkommissionen gestrichen werden? Dazu kommt noch, daß z.B. die Umstellung vom Krankenhausaufenthalt mit völliger pflegerischer Betreuung zum selbständigen Leben in einem Alten- und Pflegeheim mit großen Schwierigkeiten verbunden ist, und die Gefahr besteht, daß sich der alte Mensch unbewußt in seine Krankheit zurückzieht. Der Übergang birgt die Gefahr des Versagens, wenn die therapeutischen Maßnahmen nicht sofort einsetzen.
Damit eine Maßnahme aber sinnvoll eingesetzt werden kann, ist eine therapeutische Gemeinschaft in den Heimen dringend erforderlich. Dazu gehören auch gemeinsame Besprechungen zwischen Ärzten, Beschäftigungstherapeuten und Pflegepersonal. Dabei werden Maßnahmen diskutiert, Informationen ausgetauscht und neue Heimbewohner für die Beschäftigungstherapie vorgeschlagen.

Bewegungstherapie

Hat der ältere Mensch es nicht endlich nach einem arbeitsreichen Leben, in dem er seine Kräfte aufgebraucht hat, nötig, auszuspannen? Passiv zu sein und alle Anstrengungen zu meiden, um noch vorhandene Kräfte auf diese Weise zu schonen, damit sie möglichst lange erhalten bleiben?
Man könnte fragen: Ist eine Aktivierung älterer Menschen überhaupt erwünscht? Sollte man ihnen vielleicht nicht doch endlich ein Ausruhen, Inaktivität gönnen? Eine solche Forderung von „Ruhigstellung" und „Schonung" als Vorbeugung gegen vorzeitige Abbauerscheinungen – wie sie in einigen Kreisen vertreten werden – halten einer kritischen Überprüfung nicht mehr stand und ist nur bei ganz speziellen medizinischen Diagnosen gutzuheißen.
Rehabilitation muß im Alten- und Pflegeheim selbstverständlich sein.

Aktivierung sollte erwünscht sein, um einen weiteren Abbau zu verhindern, oder um verlorengegangene Funktionen und Fähigkeiten wiederzuerlangen.
Für uns gilt zwar nach wie vor, den älteren Menschen zur Aktivität zu ermutigen. Dies ist oft mühsam, vor allem, wenn bei dem Bewohner ein persönlicher Hang zur Bequemlichkeit vorhanden ist. Lernen ist notwendig, um eine hinreichende Orientierung über das Zeitgeschehen sicher zustellen, zumal eine demokratische Gesellschaft auf die Mitbestimmung und Mitentscheidung des älteren Menschen angewiesen ist (z.B. Heimbeirat). Wir sollten zu der Überzeugung kommen: dem alten Menschen ist noch etwas zuzutrauen, und er ist daher auch noch zu fordern! Wir müssen in den Heimen daher alle Phantasie dafür einsetzen, die Bewohner nicht nur gut zu betreuen, sondern Möglichkeiten zu Aktivierung und Rehabilitation der körperlichen und geistigen Kräfte zu finden.
Der Übergang in ein Pflegeheim braucht dann keine Einbahnstraße zu sein, sondern kann zu einem vorübergehenden Aufenthalt werden. Gerade die Beweglichkeit ist ein wichtiger Punkt in der Altenarbeit und -pflege.
Übung und Bewegung bieten eine Reihe von Möglichkeiten, um einer längeren Bettlägerigkeit vorzubeugen. Es läßt sich aber nur ein gewisses Durchschnittsmaß an Übungen benennen, das für den einzelnen Menschen – passend abgewandelt – angewendet werden kann.
Wir dürfen uns aber nicht an Vorurteilen orientieren, über gewisse Rollenerwartungen der Gesellschaft zu dem Verhalten der älteren Menschen.
Diese Rollenerwartung sieht in dem älteren Menschen weitgehend Passivität und eingeschränktes Wohlbefinden. Da der Mensch ein Leben lang gelernt hat, sich in seinem Verhalten anzupassen, neigt er auch im Alter zur körperlichen und geistigen Inaktivität. Eine solche Inaktivität erschwert die Lebenssituation der älteren Menschen. Sind wir uns doch im klaren darüber, daß durch den technischen und sozialen Fortschritt Veränderungen in den verschiedenen Lebensbereichen und Arbeitsbereichen in einem derart schnellen Tempo vor sich gehen, daß für eine Anpassung an die jeweilige Lebenssituation und die Bewältigung der in jedem Lebensalter neu gestellten Aufgaben ein ständiges Umlernen, Neulernen, die Erhaltung und Aktivierung geistiger und körperlicher Kräfte notwendig ist. Für den älteren Menschen ist es von größter Wichtigkeit, daß er sich den ständigen äußeren Gegebenheiten, wie z.B. technische Fortschritte, Straßenverkehr usw. anpassen kann! Lernen und geistige Aktivität sind notwendig, um einer Isolation entgegenzuwirken und so eine soziale Integration zu sichern.
Aber stets gilt das oberste Gebot: „Nicht Schonung, sondern Übung kräftigt den Menschen." Dazu kommt noch, daß die Beweglichkeit erhalten bleibt, ohne die Herz- und Kreislauftätigkeit zu schädigen. Eine Steigerung des körperlichen Wohlbefindens und damit eine Anhebung der Stimmungslage, sind die Folgen der Bewegungsübungen und einer

regelmäßigen Gymnastik. Richtig betriebene Übungen, wie z.B. Entspannungs- und Lockerungsübungen, muskelstärkende Übungen, aber auch Reaktionsübungen (wichtig für den Straßenverkehr) sowie Atem- und Gleichgewichtsübungen sind ein Jungbrunnen, in dem selbst sehr alte Menschen, die jahrzehntelang keinen Sport getrieben haben, einen Teil ihrer Beweglichkeit zurückgewinnen können.

Veranstaltungen

Mit Veranstaltungen sollen Dinge aufgezeigt werden, die die Aktivität, Phantasie und Geschicklichkeit der Heimbewohner anregen.
Bei allen Veranstaltungen muß auf die speziellen Behinderungen des Alters geachtet werden, wie z.B. Verlangsamung aller Lebensvorgänge, schwächer werdendes Konzentrationsvermögen, Scheu vor Neuem und abnehmende Merkfähigkeit.
Das einzelne Angebot von Themen für eine Veranstaltung muß sehr differenziert sein, auch nach Bildungsstand der Teilnehmer und nach ihrem sozialen Status.
Vor allem ist Eigeninitiative der Heimbewohner unbedingt mit einzubeziehen und sollte sich bei der Anregung und Planung sowie mit Angeboten und konkreter Hilfe mit der Organisation verbinden. Die Veranstaltungen sollten in die Vor- oder Nachmittagsstunden gelegt werden, und die Darbietung muß kurz und lebendig sein; eine Dreiviertel- bis eine Stunde sei höchstens erlaubt. Unterbrechungen und kleine Pausen – auch für Zwischenfragen – sind für alte Menschen sehr nützlich, denn der alte Mensch kann seine Fragen und Einwände nicht bis zum Ende der Veranstaltung parat halten. Die Veranstaltung kann durchaus den Charakter zum Provozieren haben, und es darf nicht als Belästigung angesehen werden, wenn jemand etwas dazwischenspricht. Alles, was dazu dient, den Heimbewohner zu aktivieren, was ihm nützt, einer Vereinsamung vorzubeugen, was ihn anregt, was ihn körperlich und geistig fordert, seine geistigen und körperlichen Kräfte zu erhalten, soll durchgeführt werden. Dies kann geschehen durch Vorträge, durch Singen und Musizieren, durch Spiele, Handarbeiten und Werken, aber ebenso durch Spazierengehen und Besichtigungen, kurz durch alle Möglichkeiten der Veranstaltungen, wodurch sich die Heimbewohner in der Gemeinschaft selbst intensiver erfahren. In Zusammenarbeit mit Heimbewohnern können sehr viele Themen erarbeitet werden.
Darüber hinaus ist es aber wichtig, Hilfen und Anregungen durch solche Veranstaltungen für Alltagsprobleme zu geben und über Rechtsfragen zu informieren.
Natürlich sollten auch Unterhaltungsveranstaltungen durchgeführt werden. Gerade hier ist es wichtig, auf das Niveau der Veranstaltung zu achten, denn die Heimbewohner haben durchaus ein Qualitätsgefühl.

Zu den wöchentlichen Kaffee- und Teestunden sollten kleinere Unterhaltungseinlagen geboten werden, wie Vorlesen, Schallplattenhören oder gemeinsame Gesellschaftsspiele.

Veranstaltungen in größerem Rahmen mit Teilnahme von Angehörigen, Helfern, Jugendgruppen, werden zu Höhepunkten des Heimlebens. Solche Veranstaltungen bringen Abwechslung, Freude und sehr viel Heiterkeit sowie einen gewissen Abstand zum Alltag. Zu vielen Veranstaltungen sollten die Mitbürger der Stadt eingeladen werden, um so den Kontakt aufrecht zu erhalten. Unter diesen Veranstaltungen sind vor allem die großen Feste und Geburtstagsfeiern sowie persönliche Feste der Heimbewohner zu sehen. Je nach Größe des Hauses können Geburtstags- und Namenstagsfeiern nicht bei jedem Geburtstag mit den Heimbewohnern stattfinden. Dann sollten aber gemeinschaftliche Geburtstagsfeiern in einem größeren Abstand durchgeführt werden. (Dies schließt aber nicht aus, daß der Heimleiter jeden Heimbewohner an seinem Geburtstag besucht und ihm Glückwünsche ausspricht).

In unserem Heim überbringen wir dem Heimbewohner, der Geburtstag hat, ein sogenanntes Geburtstagsgeschenk, bestehend aus einer großen Tüte Gebäck, einer Tüte Bonbons, einer Flasche Sekt, einer Tafel Schokolade und einem Tablett mit Obst. Über solche Geschenke freuen sich die Heimbewohner besonders, wenn man auch noch damit morgens als erster seine Glückwünsche überbringt; außerdem bringt unser Heimchor ein Ständchen. Neben den Feiern und Festen im Haus sind Ausflüge und Einladungen zu Veranstaltungen außerhalb des Heimbereichs sehr wichtig. Dabei kommen die Heimbewohner mit anderen Menschen zusammen und können gute Kontakte schaffen. Bei Ausflügen ist unbedingt darauf zu achten, daß die Busfahrten nicht zu lang sind und durch abwechslungsreiche Landschaften führen. Bei den Kaffeepausen sollten Gelegenheiten zu kleinen Spaziergängen mit Sitzmöglichkeiten angeboten werden! Auch Stadtrundfahrten können sehr viele Erinnerungen wachrufen und Freude bereiten. Vor allem Fahrten durch die weihnachtlich geschmückten Straßen mit Weihnachtsbäumen und Lichterketten bereiten unseren Heimbewohnern immer große Freude.

Bei Einladungen von dritter Seite sollte mit dem Veranstalter vorher abgesprochen sein, daß die Darbietungen nicht zu lange dauern und die Heimbewohner als Gäste angesehen werden. Für den Zubring- und Abholdienst ist unbedingt zu sorgen. Zu dem Gelingen solcher Feste können Kinder oder junge Menschen sehr viel beitragen. Im allgemeinen haben die älteren Menschen gerne Kontakt zu Jüngeren und sie sprechen noch lange von einer solchen Veranstaltung.

Wichtig aber ist, daß alle Aktivitäten und Veranstaltungen von dem Heimbewohner nicht nur passiv konsumiert werden; eine alte Erfahrung sagt, daß sich der Mensch von dem, was er hört, 20% merkt; von dem, was er sieht, 50%; von dem was er hört und sieht 70% und von dem, was er selbst sagt oder was er tut, 90%.

Auch aus diesem Grunde ist es gut, die alten Menschen an der Organisation der Veranstaltungen zu beteiligen und die Eigeninitiative und die Verantwortung und damit die Integration in die Gemeinschaft zu fördern.

An dieser Stelle sei auf die „GEMA" (Gesellschaft für Musikalische Aufführungs- und Mechanische Vervielfältigungsrechte) hingewiesen: Die Wiedergabe geschützter Musik in Alten- und Pflegeheimen ist tantiemenpflichtig. Daher sind alle Video- und Rundfunkgeräte, Tonbandgeräte, Fernsehgeräte und Kassettenrecorder, die in Gemeinschaftsräumen aufgestellt sind, bei der GEMA anzumelden.

Das betrifft auch allgemeine Rundfunkübertragungszentralen mit den dazugehörenden Eigenhörstellen.

Jeder Heimleiter sollte sich mit der „GEMA" in Verbindung setzen und diese Dinge für sein Heim abklären.

Verlegungen im Heimbereich

Schwierigkeiten der täglichen Selbstversorgung sowie akute Erkrankungen lassen Verlegungen vom Altenheim in die Pflegestation oft nicht zu umgehen. Gerade hier ist das Gespräch mit dem betreffenden Heimbewohner, mit dem Angehörigen und mit dem zuständigen Arzt zu führen.

Der Heimbewohner sollte, solange es geht, in seinem einmal bezogenen Zimmer verbleiben können – auch bei leichten Erkrankungen. Wenn eine akute schwere Erkrankung vorliegt, sollte der Heimbewohner vorübergehend in die Pflegestation aufgenommen werden und bei Genesung in sein altes Zimmer zurückgehen können. Dies hat zur Folge, daß die Heimbewohner die Pflegestation nicht als Einbahnstraße und letzte Station ansehen, sondern als Krankenstation, wo man gesundgepflegt wird. Sollte sich der Gesundheitszustand des Bewohners nicht verbessern, so ist mit ihm über die Auflösung seines alten Platzes zu sprechen und ihm die Zusage zu geben, daß er ins Altenheim zurückverlegt wird, wenn es sein Gesundheitszustand erlaubt. Daß bei solchen Verlegungen dem Heimbewohner die Sorge des Umzugs abgenommen wird, dürfte selbstverständlich sein.

Die Aufgabe der Mitarbeiter bleibt hier, die Arbeit in den Pflegestationen so zu gestalten, daß bei den Heimbewohnern die Aktivität so weit wie möglich wieder herzustellen ist. Nur durch die Aktivierung sowie die Rehabilitation der körperlichen und geistigen Kräfte besteht die Möglichkeit, daß der Heimbewohner wieder zurück auf seinen alten Heimplatz kommen kann. Dies sollte in Gesprächen mit dem Heimbewohner deutlich gesagt werden, damit er auch eigene Aktivitäten entwickelt und selbst bestrebt ist, schnell wieder gesund zu werden.

Verlegungen kommen auch in Betracht, wenn Heimbewohner in einem Zimmer zusammen wohnen und nicht miteinander auskommen. Immer werden wir es mit den Fehlern und Schwächen der Heimbewohner zu tun haben. Sind es nicht Kleinigkeiten, Eigensinn, Empfindlichkeiten, die dann zur Unverträglichkeit bis hin zu Streitigkeiten, Haß und Verbitterung führen? Jeder Heimleiter weiß, daß es oft schwer ist, Brücken zu schlagen, um das Zusammenleben wieder herzustellen.

Einige auffallende Alterserscheinungen, so die Funktionsabnahme im Bereich der Sinnesorgane – das Sehvermögen wird geringer, die Altersschwerhörigkeit stellt sich ein, Geschmack, Geruch und Tastsinn sind herabgesetzt – hindern den Heimbewohner vielfach daran, mit seinem Zimmernachbarn auszukommen. Er zieht sich zurück, wird überempfindlich und neigt zu falschen Verdächtigungen. Er sucht die Schuld für seine eigene Leistungsminderung in der Umgebung und wird unglücklich und empfindsam.

Diesen Verlegungen sollten die erforderlichen Gespräche auch mit den Angehörigen vorausgegangen sein.

Psychisch kranke alte Menschen

Wenn wir bei einem Heimbewohner bleibende Auffälligkeiten feststellen, die unserer Vorstellung von menschlichem Wesen und Verhalten in grober Weise widersprechen, stellen wir uns die Frage, ob wir es mit einem psychisch Kranken zu tun haben. Es ist selbstverständlich, daß es nicht unsere Aufgabe sein kann, auf dem Gebiet seelischer Störungen eine eigene Diagnose zu stellen. Dies fällt in den Zuständigkeitsbereich von Fachleuten, die durch Ausbildung und Erfahrung besondere Qualifikation erworben haben. Gerade auf diesem Gebiet ist es wichtig, daß sich der Gedanke der Teamarbeit durchsetzt. Es müssen, um wirklich helfen zu können, die Mitarbeiter der Pflege, Beschäftigungstherapie, Ärzte und Fachärzte sowie der Heimleiter eng zusammenarbeiten. Aber nur der wird verständnisvoll in einem solchen Team mitarbeiten und seinen Teil zur Erstellung der Diagnose, zum Behandlungsplan und zur anschließenden Beratung oder Betreuung beitragen können, der in ausreichender Weise über die verschiedenen Aspekte seelischer Gesundheit und ihre Abweichungen informiert ist.

Depressive Hausbewohner

Hierbei handelt es sich oft um sensible und leicht verletzbare Menschen. Gehemmte Depressive sind antriebslos und fast willenlos und somit besteht die Gefahr, daß man sie wie kleine Kinder behandelt.

Sie können oftmals nicht die einfachsten Handreichungen selbst verrichten und es muß darauf geachtet werden, daß ihnen die erforderliche Hilfe vor allem bei der Körperpflege und bei der Nahrungsaufnahme zukommt. Es muß eine Hilfe zur Selbsthilfe sein, damit durch die Hilfe der Mitarbeiter die Wiederherstellung der eigenen Aktivität nicht hinausgezögert wird. Wichtig ist deshalb das Gefühl der persönlichen Zuwendung; sie müssen spüren, daß ihr Leiden ernst genommen wird.

Flüchtiges Händestreicheln oder gutgemeinte Tröstungsversuche nützen wenig. Allerdings darf die Zuwendung nicht aufdringlich empfunden werden.
Der Heimbewohner soll und muß sich auf der Station wohlfühlen und wird von Anfang an in das Stationsleben einbezogen.
Vom ihm sind Aktivitäten zwar erwünscht und sollen gefördert, aber nicht erwartet werden.

Suizidgefährdete Heimbewohner

Der Selbstmord ist immer die aktive freie Handlung eines Menschen und ist der Ausdruck einer Krise.
Krise bedeutet: jemand versucht seine Probleme – und bei den alten Menschen sind es oft nur Alltagsschwierigkeiten – mit ungünstigen Mitteln zu bewältigen. Das Problem dabei ist, daß die „falschen" Bewältigungsmittel in Erwägung gezogen werden.
Der Mensch entspricht nicht mehr den allgemeinen Bedingungen, es kommt zur Zuspitzung des Problems und somit zu einem immer größeren Vertrauensverlust.
Suizidale Handlungen haben oft drei Anteile:
① die Herstellung eines Gottesurteiles (das Schicksal über Leben und Tod entscheiden lassen)
② die Bereitschaft zur radikalen Änderung
③ die krampfhafte Steigerung des bisherigen Handelns (Flucht, Selbstbestrafung, Rache)

Suizidgefährdete alte Menschen sind
a) depressive Menschen zu Beginn der Depression und in der abklingenden Phase
b) Menschen in lebensgeschichtlichen Krisenzeiten wie z.B. das Alter
c) bei chronischen unheilbaren Erkrankungen
d) nicht mehr fertigwerden mit der Situation (Alleingelassen, abgeschoben und das Gefühl, von den eigenen Kindern und der Gesellschaft betrogen worden zu sein, u.a.).

Es ist darauf zu achten, daß eine einigermaßen positive Haltung zum Alltagsgeschehen und zum Heim hergestellt wird. Wenn möglich, sollte dies anfangs nur von einer Person übernommen werden; nur so kann eine Vertrauensbasis entstehen.
Um einen Suizid zu verhindern, ist eine gute Beobachtung notwendig. Das Personal hat auf alle Suizidankündigungen zu achten und sofort dem Heimleiter zu melden, der sich mit dem zuständigen Arzt in Verbindung zu setzen hat.
Die Ankündigungen können in „Wort" oder „Handlungen" vorkommen, wie auffällige Verhaltensweisen, z.B. die eigenen Sachen zu verschenken, „es hat alles keinen Sinn mehr, ich weiß nicht mehr weiter" u.ä.

Der Heimbewohner sollte indirekt überwacht werden, denn er wird Gelegenheiten suchen und auch finden, um aus dem Leben zu scheiden.
Dabei muß ihm soviel Freiheit wie möglich gelassen werden, ohne die Überwachung aus dem Auge zu verlieren. Wichtig ist, daß der suizidale Heimbewohner bei dem, was er sagt und tut, ernst genommen wird. Er muß spüren, daß sein Leid respektiert wird, denn es wird ihm eine Hilfe sein, wenn er bemerkt, daß man sich in die Schwere des Problems einfühlen kann.

Geistig behinderte Heimbewohner

In erste Linie wird man den geistig behinderten Heimbewohner genauso sehen wie den nicht geistig Behinderten, nämlich als Mitmensch.
Dies ist nur möglich, wenn eine besondere Zuneigung zu diesen Heimbewohnern vorhanden ist. Eine weitere notwendige Voraussetzung im Umgang mit diesen Kranken ist, daß ihr Vertrauen und ihre Zuneigung gewonnen werden.
Es ist zu bedenken, daß bei diesen Kranken zwar die Intelligenz vermindert oder so gut wie gar nicht vorhanden ist, sie aber gefühlsmäßige Reaktionen haben wie gesunde Menschen.
Ihnen gegenüber sollten alle immer in einer ruhigen und gelassenen Art auftreten und sich nicht den eigenen Stimmungsschwankungen hingeben. Durch diese könnte man sich in schwierige Situationen hineinbegeben, da diese Kranken sehr empfindlich reagieren können, oft mit Jähzorn und Widerspenstigkeit einem gegenübertreten.
Auch in einer solchen Situation dürfen wir nicht in einen Befehlston oder in Anschreien verfallen.
Eine konsequente Haltung muß durchgehalten werden, die aber durch Güte gekennzeichnet sein soll.
In allen Dingen, die sie nicht selbst bewältigen können, sollen Mitarbeiter an ihrer Seite stehen. Ihre Fähigkeiten müssen gefördert werden, um ihnen ein Erfolgserlebnis zu bieten. Hier ist nur durch mühevolle Kleinarbeit etwas zu erreichen.

Suchtkranke Heimbewohner

Bei Suchtkranken findet man die verschiedensten Abhängigkeiten: am häufigsten ist bei alten Menschen die Alkoholsucht sowie die Medikamentensucht.
Das Verhalten gegenüber Suchtkranken ist für das Pflegepersonal recht schwierig.
Für den Heimleiter und das Pflegepersonal muß es oberstes Gesetz sein, dem Patienten gegenüber eine feste und konsequente Haltung zu haben. Keiner darf auf seine süchtigen Wünsche eingehen. Gutgläubigkeit ist hier völlig fehl am Platz. Der Heimbewohner versucht mit allen Mitteln

an seine Suchtmittel zu gelangen, da er sie unbedingt benötigt (z.B. gibt er Aufträge an Besucher oder Zimmerkollegen).
Alle müssen dem Heimbewohner mit Unerbittlichkeit und Härte gegenübertreten, aber auch sich selbst gegenüber muß man hart sein, um dem Flehen nach Suchtmittel nicht zu unterliegen. Der Heimbewohner muß verstehen lernen, daß man ihm mit der Gabe des Suchtmittels nicht helfen kann, sondern ihm vielleicht seine ersten Erfolge zunichte macht. Dieses Verhalten erfordert sehr viel Selbstdisziplin.
Wir müssen versuchen, dem Heimbewohner zu helfen und beizustehen, aus seinem Zwang zum Suchtmittel herauszukommen.
Es ist zu bedenken, daß unsere Haltung und alles was wir tun im Umgang mit Abhängigen, seine Therapie fördern oder auch zunichte machen kann.
Es spielt eine große Rolle, wie unsere eigene Einstellung gegenüber Suchtkranken ist. Für Probleme des Heimbewohners sollen wir uns Zeit nehmen, wir müssen mit ihnen zusammenarbeiten. Es muß unser Ziel sein, die Persönlichkeit des Abhängigen wieder aufzurichten. Vorwürfe sind fehl am Platz und schlagen meist ins Gegenteil um.

Sterbehilfe

Das Sterben und der Tod sind im Alten- und Pflegeheim nichts Ungewöhnliches. Im Gegenteil, es besteht die Gefahr, eine Routineabfertigung zu werden. Die Familien haben sich aus vielerlei Gründen daran gewöhnt, die Verantwortung auch für diesen letzten Dienst und alles, was damit zusammenhängt, dem Heim zu überlassen. Arzt und Pfarrer sind im Augenblick des Todes selten anwesend. Neben den Medizinern, deren rapid voranschreitende Erkenntnis und Behandlungsmethoden schwierige ethische Probleme aufwerfen, bemühen sich Theologen, Psychologen und Soziologen darum, neue Hilfen anzubieten.
Muß in einem Heim nicht alles seinen Lauf nehmen, oder könnte man lernen, die Signale der Sterbenden besser zu verstehen, indem man z.B. mehr über die verschiedenen Sterbephasen erfährt?
Wir alle wissen, daß es nicht nur auf die Linderung der physischen Schmerzen ankommt, sondern vielmehr auf den mitmenschlichen Beistand, wenn den Heimbewohner angesichts des Todes Ängste und Zweifel befallen.
Der Heimleiter sollte mit seinen Mitarbeitern, mit den Bewohnern, den Angehörigen, den Ärzten und Theologen über Grundfragen des Sterbens im Alten- und Pflegeheim sprechen. Wir müssen bei jedem aufzunehmenden Heimbewohner die Situation erkennen und uns damit auseinandersetzen. Geht aber nicht in vielen Fällen der Heimaufnahme – vor allem im Pflegeheim – ein Krankenhausaufenthalt voraus? Heute weiß jeder, daß man mit der modernen Diagnostik und Therapie im Krankenhaus in Spannung gehalten wird. Durch diese Behandlung werden die zwischenmenschlichen Beziehungen in den Hintergrund gedrängt und

bei den meisten Kranken die Hoffnung auf vollkommene Heilung geweckt.
Es zeigt sich, daß der Mensch in der modernen Gesellschaft auf den Mond fliegen und mit Maschinen und Motoren umgehen kann, aber vor dem unheilbaren kranken Menschen hilflos steht. Die persönliche Betreuung und Zuwendung sowie die Ruhe werden von ihm als sehr angenehm empfunden.
Doch bald wird ihm bewußt, daß er nicht mehr im Sinne des Krankenhauses behandelt wird. Er merkt, daß die Mitbewohner in seiner Umgebung Pflegefälle sind, die die Hoffnung auf Gesundung längst aufgegeben haben.
Aber eines haben alle gemeinsam: die Hilflosigkeit und Hilfsbedürftigkeit. Oft sind sie so hilfsbedürftig, daß es kaum noch eine größere Abhängigkeit eines Menschen von seinen Mitmenschen gibt! Wenn bis dahin kein Gespräch mit dem Kranken geführt wurde, werden die Kranken bei Erkennen ihrer Lage mißtrauisch, launenhaft und pessimistisch. Wie sollen wir uns nun verhalten, wenn ein Heimbewohner sein Recht auf einen natürlichen Tod fordert?
Hier soll nicht auf die strafrechtlichen Bestimmungen des § 216 StGB eingegangen werden, da in der Bundesrepublik Deutschland die Diskussion über das Euthanasieproblem sehr zurückhaltend geführt wird. Es soll nur darauf hingewiesen werden, daß eine unnatürliche Verlängerung des Sterbens nicht unbedingt zu begrüßen ist. Die Ärzte sollen dem Kranken damit helfen, daß sie ihn sterben lassen. Damit maßen sie sich keine Entscheidung über Leben und Tod an, aber sie akzeptieren die dem Menschen angemessene Frist des Sterbens. Unser Ziel der Sterbehilfe kann nur darin bestehen, dem Menschen zu seinem „eigenen" Tod zu verhelfen. Wir können dem Kranken die Schmerzen und Beschwerden nicht gänzlich nehmen, aber sie sollen wenigstens auf ein erträgliches Maß reduziert werden. Auch durch die Verabreichung von anregenden oder beruhigenden Psychopharmaka kann die Voraussetzung für eine emotionale Bewältigung der letzten Lebensphase verbessert werden.
Der Tod, das endgültige Ende, das Verlöschen der menschlichen Existenz: das bedeutet Abschied, Auszug, Abbruch, Ende des ganzen Daseins.
Wir müssen davon abkommen, die Bewohner zu etwas zu zwingen, was sie nicht wollen, sondern vielmehr auf ihre Bedürfnisse eingehen und sie begleiten bis zum Tod. Dieses Begleiten heißt nicht, immer dasein; sondern dazusein, wenn man gebraucht wird. Wenn man sich heute auch nicht gut leisten kann, etwas Außerordentliches in der Pflege zu tun, so soll man wenigstens das, was man für den Sterbenden tut, außerordentlich gut und liebevoll machen. Man muß das Ende akzeptieren, den Tod annehmen und alles aus den Händen geben. Die Würde des Menschen sollte in allen Phasen geachtet werden.
Wichtig für den Sterbenden ist die äußere Ruhe, denn sie gibt innere Sammlung. Es sollte auf ein eigenes „Sterbezimmer" verzichtet werden;

jedoch ist ein Einzelzimmer sowohl für den Heimgehenden als auch für die Pflegenden und die Angehörigen von großer Bedeutung. So wird das Geschehen des Todes den zudringlichen Blicken Unberufener entzogen. Die letzten Begegnungen werden in Ehrfurcht ermöglicht. Es ist nachgewiesen, daß der Sterbende über ein gesteigertes Hörvermögen verfügt. Darum soll alles Laute vermieden werden. Selbst das Sprechen sei ruhig und gedämpft, vor allem beim persönlichen Gespräch. Des weiteren sollte der Sterbende vor starkem Lichteinfall geschützt und abgeschirmt werden. Es hat sich immer wieder gezeigt, daß es Mitbewohner gibt, die hier die Aufgabe der echten Zuneigung zum Mitmenschen übernehmen. Wenn es der Wunsch des Kranken ist, sollte der Geistliche rechtzeitig verständigt werden. Es ist selbstverständlich, daß wir versuchen, die letzten Wünsche des Sterbenden zu erfüllen.
Auch sollte der Heimleiter unbedingt darauf achten, daß die Mitarbeiter die pflegerischen Maßnahmen beim Sterbenden beachten, d.h., es muß jede erleichternde Maßnahme ergriffen werden, wie z.B. Mundpflege, Stirnabwischen, Hautwaschung sowie das Umbetten, welches in aller Ruhe zu geschehen hat.
Peinlichste Sauberkeit ist erstes Gebot.
Als unsere Aufgabe stellt sich nach dem Hinscheiden eines Heimbewohners meist auch die Verständigung der Angehörigen, falls dies nicht schon vorher geschehen ist und die Angehörigen in der Sterbestunde anwesend sind.
Man sollte spüren, ob der Tod bei den Angehörigen Schmerz verursacht hat, um eventuell peinliche Trostsprüche vermeiden zu können. Den Angehörigen erwachsen durch den Tod Aufgaben, wofür sie gern Hinweise annehmen, z.B. Adressen von Behörden usw.
Aus dem Sterbefall sollte kein Geheimnis gemacht werden; der Tod gehört zum Leben, und der Heimleiter sollte den Tod und den Tag der Bestattung im Heim bekanntgeben. Auch sollte man Fahrgelegenheiten den Bewohnern anbieten, die zur Bestattung mitgehen möchten.
Es ist selbstverständlich, daß der Heimleiter oder sein Stellvertreter und einige Mitarbeiter bei der Bestattung dabei sind.
Zu der Sterbehilfe gehört meiner Meinung nach auch, daß man mit dem Heimbewohner über die Bestattungsart und wo die Bestattung stattfinden soll, spricht. Wir sollten aber Ratschläge und Hinweise geben: z.B. wer feuerbestattet werden will, hat dies durch eine öffentlich beurkundete Erklärung anordnen. Wenn auch in der Praxis die Behörden oft den nur mündlich geäußerten Wunsch, eingeäschert zu werden, gelten lassen, so sollte unser Hinweis doch dahingehen, das Begehren des Heimbewohners schriftlich niederzulegen. Eine Aktennotiz kann später gute Dienste erweisen.
Die Sorge für das Begräbnis und dessen Ausgestaltung obliegt den nächsten Angehörigen des Verstorbenen. Es gelten als Angehörige der Ehegatte, Verwandte und Verschwägerte ab- und aufsteigender Linie, Geschwister und deren Kinder sowie Verlobte. Sollten keine Angehöri-

gen vorhanden sein, so ist es Aufgabe der Erben, für das Begräbnis zu sorgen.

Sexualität im Altenheim

Mann oder Frau, du bist nicht geschaffen, um allein zu leben.
Nach dem ewigen Ratschluß Gottes müssen Mann und Frau einander begegnen und sich verbinden, um Eins zu werden:
"Es ist nicht gut, daß der Mensch allein sei" (1. Kapitel der Genesis).
– Du bist zur Gemeinschaft mit allen anderen berufen, aber keine Gemeinschaft – nicht einmal die Freundschaft – erreicht die Tiefe der ehelichen Verbindung! –
Bisher, so schien es, war es nicht nötig, für Betagte, die nach landläufiger Meinung mit zunehmendem Alter geschlechtslose Wesen werden, über Fragen der Sexualität zu sprechen. Sollten man nun eine Aufklärungskampagne für Menschen in ihrer dritten Lebensphase beginnen?
Das würde gewiß von vielen als lächerlich, wenn nicht als anstößig empfunden. Es sollte vielmehr darum gehen, Klischeevorstellungen über Sexualität im Alter abzubauen. Die Verantwortlichen sollten die Forschungsergebnisse der neueren Medizin kennen und entsprechend verarbeiten und berücksichtigen. Sexualität: alle Menschen reden von Sexualität, schreien nach Sexualität, beweinen die Sexualität. Im Namen der Sexualität arbeiten sie, leiden sie Qualen ein ganzes Leben lang, umarmen oder bekämpfen sie sich, schenken sie Leben oder töten.
Es stimmt, daß die tiefste Sehnsucht des Menschenherzens darin besteht, zu lieben und geliebt zu werden, denn der „Seins-Grund" des Menschen ist im vollen Sinne des Wortes die Liebe. Er ist aus Liebe und für die Liebe geschaffen, er kann sich nur in Liebe entfalten. Auch im Alter geht es nicht ohne diese Liebe.
Aber es gibt zahlreiche Irrtümer über die Liebe. Dieses oft mißbrauchte Wort enthüllt Lebenshaltungen, die einander so fremd sind wie Weiß und Schwarz, wie Leben und Tod. Wenn man versucht, diese Irrtümer zu zerstreuen, die Liebe in ihrem Absoluten beschreibt und ihre Forderungen aufzeigt, dann hilft man den Menschen, sich auf den wahren Weg der Liebe zu begeben.
Jedem sollte klar werden: Sexualität bezieht sich nicht nur auf den Geschlechtsakt. Jedes Verhalten, das sich aus der Anziehungskraft der Geschlechter ergibt und auf dem Anderssein der beiden Geschlechter beruht, können wir sexuell nennen. Es gehört schon die Art und Weise dazu, wie die Menschen sich kleiden; die Art einander anzuschauen; Gedanken und Gefühle, innige Umarmungen, das Händchenhalten, eine Liebelei, ja selbst das Sprechen lieber Worte. Sexualität gehört also zum normalen menschlichen Leben.
Wie wir wissen, besteht sexuelles Leben aus Sinnlichkeit, aus Verlangen, das zur Befriedigung der organischen Bedürfnisse treibt, und aus Dutzenden von kleinen täglichen Handlungen, die der stets wiederholte Aus-

druck der Gefühlsbedingungen ist, die die Liebenden vereinen. Sie ist der emotionale, sentimentale Pol der Sexualität und richtet die Menschen beiderlei Geschlechts auf eine affektive Verschmelzung, auf eine gegenseitige Identifikation aus, wobei jeder das Glück des anderen wünscht, ohne dessen Freiheit zu beeinträchtigen.
Es ist bewiesen, daß die Quantität der sexuellen Begegnung altersgebunden ist; die Qualität ist es nicht. Das Tempo verlangsamt sich vielleicht, aber die Sexualität braucht darum nicht zu leiden.
Alterssexualität zu verdammen oder lächerlich zu machen, ist lieblos und altenfeindlich.
Wer die Alterssexualität zum Gespött macht, ist dem tradierten Normdenken verhaftet, daß die Sexualität nur der Fortpflanzung zu dienen habe. Weil sich Kinder nicht vorstellen (wollen) können, daß ihre Großeltern Geschlechtsverkehr haben, deshalb darf (kann) es in ihren Augen keine Alterssexualität geben.
Zur Sexualität gehören Forschheit, Draufgängertum, Kreativität und Aggressivität. Wie also – so fragen die Jugendlichen – könnte es Sexualität noch im Alter geben? Und fast alle schließen sich dem Vorurteil an.
Wenn der Ast vom Baum abgeschnitten ist, verdorrt er und geht zugrunde. Ebenso ist der, der nicht geliebt wird, ein zur Einsamkeit Verdammter.
Möge ein Mensch kommen, der auf ihn hofft, an ihn glaubt und sich ihm schenkt. Denn dann ist er wieder mit einem Menschen verbunden und durch diesen Menschen mit der ganzen Menschheit. Er hat das Leben wiedergefunden.
Der Arzt, der einen Menschen wider seinen Willen chirurgisch kastriert, wird bestraft. Die Gesellschaft, die alte Menschen wider ihren Willen sozial kastriert, ist sich ihres Unrechts nicht bewußt. Die Betroffenen machen sich die Vorurteile ihrer Umwelt allmählich selbst zu eigen. Sie passen sich dem konventionellen Wunschbild der Gesellschaft von der Unschicklichkeit der Sexualität im Alter an, bis sie ihre Sexualität schließlich selbst verleugnen.
Alte Menschen sind oft freudlos, selbstunsicher und einsam. Sexualität kann Freude schenken, Selbstsicherheit und Gemeinsamkeit fördern.
Sexualität ist keine Sünde und nichts Verwerfliches, sondern ein hervorragendes Kommunikationsmittel. Die alten Mitglieder der Gesellschaft zur Asexualität zu verdammen und ihnen alles abzusprechen, ist unmenschlich.
Sexualität im Alter ist nicht schlechter und nicht besser als in jedem anderen Lebensabschnitt. Sie ist nicht ohne Risiko. Stets kann sie auch zu Frustrationen, Spannungen und Eifersucht führen.
Würden darum junge Menschen auf Sexualität verzichten? Warum sollten es ältere Menschen tun? Die Sexualität des Menschen überlebt bei beiden Geschlechtern viele andere Funktionen.
Geschlechtsverkehr ist nur wenig anstrengend. Wer eine halbe Stunde spazieren zu gehen vermag, ist auch den Anstrengungen des Geschlechts-

verkehrs gewachsen. Wer es nicht mehr vermag, braucht deshalb auf Sexualität nicht zu verzichten; es gibt auch andere Möglichkeiten für befriedigende körperliche Intimität. Es sollte uns klar sein, daß verbotenes Tun stets anstrengender und belastender ist, als erlaubtes. Wenn die Gesellschaft die Alterssexualität „verbietet", macht sie es den alten Menschen psychisch und physisch schwerer.

In der Jugend steht Sexus im Vordergrund; im Alter kommt Eros zu seinem Recht. Zärtlichkeit, Sinnlichkeit, Wertschätzung, intimes Gespräch sind seine Ausdrucksformen, die wir täglich erleben. Langsames und entspanntes Genießen ist einer der Vorzüge des Alters. Wer solch ein verliebtes Paar einmal ansieht, merkt, wie glücklich und zufrieden gerade diese alten Menschen sein können.

Optimalforderungen und Normdenken sind Feinde der Alterssexualität. Jeder hat sein eigenes Sexualleben, schon in der Jugend, erst recht im Alter! Impotenz ist nicht altersbedingt. Impotenzursachen können Obstipation, Diabetes, Prostatahypertrophie, Nikotin- und (oder) Alkoholgenuß, körperliche Erschöpfung oder auch Pharmaka (z.B. Antihypertonika) sein. Auch Depressionen wurden als Ursachen der Impotenz beobachtet. Im übrigen gibt es auch eine sexuelle Inaktivitätsatrophie.

Sexualtherapie im Alter: Äußerste Zurückhaltung ist mit Hormonen geboten! Aphrodisiaka sind meist rausgeworfenes Geld. Mechanische Hilfsmittel sind Geschmackssache.

Vor allem ist wichtig: eine gesunde Lebensführung, Idealgewicht, Vorsicht mit Genußgiften.

Es gibt keine altersmäßige „Sexualtechnik" oder „Liebesstellung", weder physiologisch, noch psychologisch, noch moralisch. Erlaubt ist, was man mag und was man kann und was auch dem anderen Partner gefällt.

Sexualphantasien sind nicht sündhaft und nicht unnatürlich; sie sind Bestandteile eines jeden normalen Sexuallebens. Wenn die Möglichkeiten des realen Vollzuges geringer werden, können die Phantasien zunehmen. Sie dürfen es. Sexuelle Wünsche haben viele alte Menschen, realisiert werden sie nur seltener. Jenseits des 70. Lebensjahres erleben noch mehr als die Hälfte der Männer und mehr als ein Drittel der Frauen sexuelle Stimulierungen positiv. Sexuelle Apotenz und Potenz sind weitgehend abhängig vom Partner.

Der alte Mythos der Asexualität im Alter soll nicht durch einen neuen Mythos von der Pflicht zu immerwährender sexueller Aktivität ersetzt werden. Sexualität im Alter ist keine Forderung, sondern eine Möglichkeit. Sie kann Lust und Freude und Intimität bis ins hohe Alter gewähren. Man muß aber die Menschen verstehen, die keinen Gebrauch mehr davon machen wollen. Vielleicht hatten sie auch nie das Vergnügen und das Glück an Sexualität und sind nun froh, wenn sie sich ihm unter dem Vorwand des Alters endgültig entziehen können.

Es ist ihr gutes Recht.

Lassen wir uns nicht nur selbst gelten, lassen wir auch den anderen gelten, und sprechen wir keine Urteile über den anderen. Man muß die

Menschen sich selbst wieder zuführen, indem man ihnen das Bewußtsein für ihre Verantwortlichkeiten gibt. Weil sie Menschen sind, müssen sie ihr Leben voll auf sich nehmen; sie werden es tun, wenn sie nicht nur stillzuhalten, sondern auch nachzudenken, wenn sie zu urteilen und zu entscheiden wissen.

Ohne es zu wissen, gehen wir meistens von uns selbst als Norm und Maßstab aus. „Unsere Häuser müssen sauber bleiben", „ein Altenheim ist doch keine Stätte der Unzucht". So gibt es Hausordnungen, in denen gegenseitige Besuche von Damen und Herren nicht gestattet sind! Wer anders denkt, wer andere Gewohnheiten hat, zieht sich leicht Unwillen und Kritik zu! Und muß nicht sofort weg, was stört? Dabei sollte die Zeit vorbei sein, wo Menschen über Menschen urteilen. Jeder Mensch hat selber die Verantwortung für sich zu tragen und muß zu eigenem Entschluß fähig sein. Er muß sein eigenes Gewissen haben, das ihn in einer Lage zu Urteil und Entschluß veranlaßt.

Hier kommt es aber nicht nur auf unsere Einstellung als Heimleiter an; es sind vielmehr die Mitbewohner, die aus Neid, vielleicht aus Eifersucht Kritik üben oder die sich als Ordnungshüter und Sittenwächter sehen. Aber nicht nur die Mitbewohner denken so; auch kirchliche Vertreter, Trägerverbände und nicht zuletzt die Angehörigen reden immer wieder mit erhobenem Zeigefinger auf die Alten ein, bis auch diese davon überzeugt sind, daß Sexualität eine Sünde sei.

Hier wird die Gefahr deutlich, die von einer unreflektierten Meinung ausgehen kann; sie kann den Blick für objektive Sachverhalte trüben, sie kann zur Quelle zahlloser Mißverständnisse und erbitterter Auseinandersetzungen werden und sich zu einer Haltung verdichten, die ein Haupthindernis zwischen menschlicher Verständigung darstellt: zu Intoleranz. Besessen von seiner moralischen Meinung, ist der intolerante Mensch bereit, den Andersdenkenden als unwert Abgestempelten anzuprangern. Damit ist die soziale Anpassungs- und Durchsetzungsfähigkeit eines Menschen beeinträchtigt und seine Selbstverwirklichung unmöglich gemacht. Was dabei herauskommt, wissen wir nur zu gut! Mißtrauenshaltung, Verteidigungs- und Vorwurfshaltung, Übergefügigkeit, Überbescheidenheit, Bequemlichkeit, Geltungssucht, Liebesunfähigkeit, Menschenscheu oder -haß, Rücksichtslosigkeit und vieles mehr.

Vermögensvorteile und Schenkungen

Durch § 14 des Heimgesetzes ist es dem Träger einer Einrichtung untersagt, sich über das für die Unterbringung, Beköstigung und Pflege der Bewohner vereinbarte Entgelt hinaus Vermögensvorteile versprechen oder gewähren zulassen, soweit es sich nicht um geringwertige Aufmerksamkeiten handelt. Genau das Gleiche gilt auch für den Leiter, die Beschäftigten und alle sonstigen Mitarbeiter der Einrichtung.

Mit dieser Bestimmung soll verhindert werden, daß sich Heimbewohner verpflichtet fühlen, den Mitarbeitern oder dem Heimleiter immer wieder

Geschenke zu machen und damit indirekt fordern, „besser behandelt zu werden" oder um sich die bereits gute Betreuung auch weiterhin zu erhalten. Wenn auch in den meisten Fällen Dankbarkeit und Freude damit zum Ausdruck gebracht werden soll, so vermittelt dieses Verfahren aber den weniger begüterten Heimbewohnern den Eindruck, daß sie vom Heimpersonal benachteiligt werden, weil sie weniger oder gar keine Geschenke machen können.

Bei der Zulassung der Annahme, auch von nur geringwertigen Aufmerksamkeiten, ziehen die Bewohner u.U. alsbald Vergleiche zwischen der Betreuung, die man ihnen angedeihen läßt, und der Pflege, die dem finanziell besser situierten Heimbewohner zugute kommt, und sie würden zuerst zumindest für sich und unausgesprochen den Verdacht schöpfen, daß sie selbst wegen ihres finanziellen Unvermögens benachteiligt werden.

In einigen Fällen kann sich der Verdacht auch als durchaus berechtigt erweisen, denn es ist hinreichend bekannt, daß der Dank für eine Leistung und deren besondere Anerkennung wieder in irgendeiner Form, etwa durch intensivere Zuwendung „belohnt" wird. Dies wäre nur eine menschlich verständliche und natürliche Reaktion der betreffenden Mitarbeiter.

Im Interesse der Erhaltung des Heimfriedens müssen die Mitarbeiter, aber auch der Heimleiter, vor dem Verdacht der Bestechlichkeit bewahrt bleiben, damit das Vertrauen der übrigen Heimbewohner erhalten bleibt.

Verstoßen jedoch Mitarbeiter einer Einrichtung vorsätzlich oder fahrlässig gegen dieses Verbot und lassen sich größere Geschenke gewähren, so handeln sie ordnungswidrig, und ihr Verhalten kann gerichtlich mit einer Geldbuße bis zu 5.000,-- DM geahndet werden.

"Geringwertige Aufmerksamkeiten", die anzunehmen erlaubt sind, sind z.B. eine Tafel Schokolade, eine Packung Zigaretten oder jeweils deren Geldwert als Trinkgelder.

Dabei ist aber zu berücksichtigen, daß bei der Annahme von diesen Trinkgeldern es nicht auf den Wert des Geldes ankommt, sondern vielmehr auf den durchschnittlichen Gesamtbetrag des Trinkgeldes im Monat.

Hieraus ist zu folgern, daß die einmalige Annahme einer geringfügigen Aufmerksamkeit für eine besondere Gefälligkeit zulässig ist, aber die fortgesetzte Annahme von Trinkgeldern oder kleinen Sachwerten für einzelne immer wiederkehrende Leistungen unbedingt zu unterlassen sind.

Das in § 14 enthaltene Verbot gilt auch für Leistungen, die sich Mitarbeiter in einer letztwilligen Verfügung (Testament) von Heimbewohnern nach deren Tod versprechen lassen.

Diese versprochene Leistung gilt als künftige Gegenleistung für die bis zum Tod des betreffenden Heimbewohners vom Mitarbeiter zu erbringenden Leistungen. Allerdings kann niemand verhindern, daß Heimbe-

wohner Mitarbeiter als Erben einsetzen oder diese mit einem Vermächtnis bedenken. Man sollte deshalb vorsichtig sein, einem Heimbewohner bei der Abfassung eines Testaments behilflich zu sein.
Der Heimleiter sollte bei der Einstellung von Mitarbeitern eindringlich auf das Verbot und auf die Folgen bei Zuwiderhandlungen hinweisen. (In den Arbeitsvertrag einschließen!) Auch im Heimvertrag sollte dieses Verbot mit aufgenommen werden. Den Heimbewohnern sowie deren Angehörigen ist nahezulegen, von Geschenken an die Mitarbeiter abzusehen, um jeden Verdacht auszuschließen.

Testament

In jedem Fall ist es zweckmäßig, daß die Heimbewohner ein Testament errichten oder einen Erbvertrag schließen und darin ihre letztwilligen Anordnungen für den Nachlaß treffen. Wenn ein Testament oder ein Erbvertrag vorhanden ist, tritt die darin festgelegte „gewillkürte Erbfolge" ein.
Im Gegensatz dazu kennen wir die gesetzliche Erbfolge, die dann eintritt, wenn kein Testament oder Erbvertrag vorhanden sind. Der Nachlaß geht in diesen Fällen auf den Ehegatten und auf die Verwandten des Erblassers über, nach den Vorschriften des Bürgerlichen Gesetzbuches. Aber es ist besser, wenn ein Testament vorhanden ist, und wir sollten in Gesprächen den Heimbewohnern dazu raten, ein Testament zu errichten. Dafür gibt es verschiedene Formen. Wichtigste Voraussetzung ist, daß sich der Erblasser über die Bedeutung der zu treffenden Verfügungen im klaren ist, d.h., er muß testierfähig sein. Testierfähig ist, wer nicht entmündigt ist oder an einer krankhaften Bewußtseinsstörung, Geistesschwäche oder einer krankhaften Störung der Geistestätigkeit nicht nur vorübergehend leidet.
Wenn der Heimbewohner testierfähig ist, so liegt es an ihm, welche Form des Testaments er wählt. Alle Testamente sind gleich wirksam, wenn die jeweilige Form beachtet wird. Mit dem Testament sollen Erben eingesetzt werden, Vor- und Nacherben bestimmt, Auflagen und Vermächtnisse verfügt, und es kann ein Testamentsvollstrecker eingesetzt werden.
Jedes Testament muß vom Erblasser persönlich geschrieben sein. Der Gesetzgeber fordert nicht die ausdrückliche Bezeichnung „Testament"; gut ist es aber trotzdem. Ein mit Schreibmaschine geschriebenes eigenhändiges Testament ist ungültig! Welches Schreibmittel sonst genommen wird, ist gleichgültig, ob z.B. Tinte, Kugelschreiber oder Bleistift. Sollte ein Testament aus mehreren Seiten bestehen, so sind diese zusammenzuheften und mit den jeweiligen Seitenzahlen zu versehen.
Sehr wichtig ist die eigenhändige Unterschrift des Erblassers, d.h., der volle Vor- und Zuname sollen beweisen, von wem die Verfügung stammt, und zugleich abschließen. Striche oder Anfangsbuchstaben genügen nicht.

Der Heimleiter sollte, wenn er beratend zur Seite steht, auch darauf hinweisen, daß Zeit und Ort zwar nicht mehr vom Gesetzgeber zwingend vorgeschrieben sind, daß es aber gut ist, sie anzugeben. Gerade in unserem Arbeitsbereich kann das von großer Bedeutung werden, wenn beurteilt werden muß, ob das Testament z.B. wegen zeitweiliger geistiger Störung gerade zur Zeit der Errichtung nicht wirksam ist. Auch kann dies eine große Rolle spielen, wenn sich Heimbewohner, wie es oft vorkommt, dauernd überlegen, ein neues Testament zu schreiben. Sind mehrere Testamente vorhanden, vielleicht sogar widersprechende, so gilt grundsätzlich das letztverfaßte. Schon allein deswegen ist anzuraten, Ort und Zeit der Testamentserstellung anzugeben. Entgegen der allgemeinen Auffassung kann das eigenhändig geschriebene Testament ebenfalls beim Amtsgericht hinterlegt werden. Dafür muß allerdings eine Gebühr, die sich nach dem Wert des Nachlasses bemißt, entrichtet werden. Der Erblasser bekommt vom Amtsgericht einen Hinterlegungsschein, den er am besten bei seinen persönlichen Papieren aufbewahrt. Ein Aktenvermerk in der Bewohnerakte sollte gemacht werden. Die Empfehlung, das Testament beim Amtsgericht zu hinterlegen, hat einige Vorteile; einmal schützt es vor dauernden Verlegungen und vor Verlust des Testaments. Der Heimbewohner kann sein Testament jederzeit aus der Verwahrung zurücknehmen. Das eigenhändige Testament bleibt dadurch, anders als bei dem öffentlichen Testament, wirksam.

Wenn der Heimbewohner ein öffentliches Testament errichten will, so muß er seinen letzten Willen, also was mit seinem Nachlaß geschieht, vor dem Amtsrichter oder vor einem Notar erklären. Über die Erklärung wird eine Niederschrift gefertigt. Der Heimbewohner kann aber auch eine offene oder verschlossene Schrift übergeben und dabei erklären, daß sie seinen letzten Willen enthalte.

Das öffentliche Testament ist unseren Heimbewohnern eher zu empfehlen, da sie sich über den Inhalt vom Amtsrichter oder Notar beraten lassen können. Beim öffentlichen Testament spielt es keine Rolle, ob es vom Heimbewohner eigenhändig oder von einer anderen Person geschrieben worden ist.

Das öffentliche Testament wird stets in besondere amtliche Verwahrung genommen, so daß es vor Verlust oder Fälschung geschützt ist. Der Heimbewohner kann sein Testament jederzeit wieder aus der amtlichen Verwahrung zurücknehmen; dabei ist aber zu beachten, daß die Rücknahme eines öffentlichen Testaments als Widerruf gilt. Die Kosten richten sich wie beim eigenhändigen Testament nach dem Wert des Nachlasses.

Ein gemeinschaftliches Testament kann nur von Ehegatten (nicht von Geschwistern, Verlobten oder anderen Personen) errichtet werden. Als Form kann das eigenhändige oder das öffentliche Testament gewählt werden.

Es genügt bei einem gemeinschaftlichen Testament, wenn einer der Ehegatten das Testament in der Form des eigenhändigen Testaments niederschreibt und der andere Ehegatte die gemeinschaftliche Erklärung eigenhändig mitunterschreibt. Wichtig ist, daß das Testament eine einheitliche Urkunde bildet. So sollte der mitunterschreibende Ehegatte außer seiner Unterschrift auch den Ort, die Zeit und das Datum seiner Unterschrift beifügen.

Viele Ehegatten setzen sich beim gemeinschaftlichen Testament gegenseitig als Erben ein und bestimmen weiter, daß nach dem Tode des zuletzt verstorbenen Ehegatten der Nachlaß an einen Dritten fallen soll, z.B. die gemeinsamen Kinder, einen Enkel oder andere Personen. Diese Form des gemeinschaftlichen Testaments bezeichnet man auch als Berliner Testament.

In unseren Heimen kann es infolge erheblicher körperlicher Schwäche oder schwerer Erkrankung des Heimbewohners zur Errichtung eines Nottestaments dann kommen, wenn dieser Heimbewohner nicht selbst in der Lage ist, zu schreiben oder einen Amtsrichter oder Notar aufzusuchen. Das Nottestament verliert drei Monate nach der Errichtung seine Gültigkeit, wenn der Heimbewohner zu diesem Zeitpunkt noch lebt. Ist der Heimbewohner wegen der Schwere seiner Erkrankung außerstande, ein Testament vor einem Notar zu errichten, ist die Dreimonatsfrist ausgesetzt. Das Nottestament kann vor dem Bürgermeister, der zwei Zeugen hinzuziehen sollte, errichtet werden. Es ist eine Niederschrift aufzunehmen, in der festgehalten werden soll, daß ein Testament in einer anderen Form nicht mehr geschrieben oder durch einen Notar aufgenommen werden kann. In der Niederschrift soll auch festgehalten werden, daß der Heimbewohner auf die Dreimonatsfrist des Nottestaments hingewiesen worden ist und daß es nur beschränkte Zeit gilt.

Wenn sich ein Heimbewohner in so naher Todesgefahr befindet, daß auch die Errichtung eines Testaments vor dem Bürgermeister nicht möglich ist, kann das Testament durch mündliche Erklärung vor drei Zeugen errichtet werden.

Auch hier muß eine Niederschrift angefertigt werden. Auch ein gemeinschaftliches Nottestament ist möglich, wenn die Voraussetzungen dieser besonderen Testamentsform bei nur einem Ehegatten vorliegen.

Jeder Erblasser hat das Recht, sein Testament zu widerrufen oder den Widerruf auf einzelne Anordnungen im Testament zu erstrecken. Er kann auch ein reines Widerrufungstestament errichten, das nur besagt, daß damit das andere Testament widerrufen wird.

Wenn der Heimbewohner ein öffentliches Testament aus der amtlichen Verwahrung zurücknimmt, gilt es als widerrufen, selbst wenn es den Erfordernissen eines eigenhändigen Testaments entspricht.

Dagegen bleibt ein eigenhändiges Testament auch nach der Rücknahme aus der besonderen amtlichen Verwahrung wirksam. Für den Heimleiter ist es wichtig zu wissen, daß, wer ein Testament in Verwahrung oder Besitz hat oder auffindet, verpflichtet ist, es unverzüglich nach dem Tod des Erblassers an das Nachlaßgericht abzuliefern. Wir sind nicht berechtigt, wenn wir unter den Papieren eines Verstorbenen ein Testament finden, es zu öffnen oder zu behalten. Die Urkunde darf auch nicht den Erben ausgehändigt, sondern muß dem Nachlaßgericht übergeben werden. Wenn sich ein Testament bei einer nichtgerichtlichen Behörde oder bei einem Notar befindet, so ist es nach dem Tode des Erblassers auch an das Nachlaßgericht abzuliefern. Ist ein Testament beim Gericht in Verwahrung gegeben, erfährt das Gericht den Todesfall durch das Standesamt. Der Termin zur Eröffnung eines Testaments wird vom Nachlaßgericht festgesetzt und die Beteiligten dazu eingeladen.

Der Heimleiter sollte die im Heim vorhandenen Nachlaßgegenstände in einem Verzeichnis festhalten und unter Verschluß nehmen. Der Testamentsvollstrecker hat für die Dauer seiner Tätigkeit den Nachlaß zu verwalten und ist berechtigt, den Nachlaß in Besitz zu nehmen und über die Nachlaßgegenstände zu verfügen. Über die Nachlaßgegenstände haben die Erben während dieser Zeit kein Verfügungsrecht; dies sollte allen Heimleitern und deren Mitarbeitern klar sein.

Für den Heimbewohner besteht aber auch die Möglichkeit, Anordnungen für seinen Nachlaß durch Abschluß eines Erbvertrages mit einer anderen Person zu treffen. Hierin liegt der Unterschied zum gemeinschaftlichen Testament, das nur von beiden Ehegatten gemeinsam errichtet werden kann. Wie bei einem öffentlichen Testament muß der Erbvertrag vor einem Amtsrichter oder Notar errichtet und beurkundet werden. Ebenfalls sollte der Erbvertrag in amtliche Verwahrung gegeben werden.

Der Heimleiter sollte den Heimbewohnern bei der Ordnung ihrer Papiere beratend zur Seite stehen. Vor allem ist sehr wichtig, daß Unterlagen wie Familienstammbuch, Geburts- und Heiratsurkunde, Anschriften der Krankenkassen, Versicherungen und finanzielle Unterlagen geordnet sind.

Teilweise übergeben die Heimbewohner diese Unterlagen dem Heimleiter beim Einzug, damit sie in dringenden Fällen gleich zur Hand sind. Auf jeden Fall sollte man sich Aktenvermerke über vorhandene Unterlagen machen.

Nachlaß

Wenn der Heimleiter nach dem Tod eines Heimbewohners wegen dessen Nachlaß Auseinandersetzungen mit den Angehörigen und Erben vermeiden will, sollte er darauf achten oder hinwirken, daß diese Dinge schon vor dem Tod eines Heimbewohners geregelt sind. Durch eine Klausel im Heimvertrag, die verbindlich festlegt, wer beim Tod die im Heim befindlichen Nachlaßgegenstände entnehmen darf, kann man sich viel Ärger ersparen. Wer hat es noch nicht erlebt, daß sich die Angehörigen schon streiten, wenn es dem Bewohner sehr schlecht geht und er nicht mehr handlungsfähig ist.

Oft werden dabei noch „fehlende Wertsachen" reklamiert, die der Heimbewohner doch noch hatte! Auch das Taschengeld auf dem Konto ist so ein Streitpunkt. Das Taschengeld gehört dem Heimbewohner, und im Sterbefall geht es an die Angehörigen als Nachlaß über. (Umstritten: es hat wiederholt Fälle gegeben, in denen das Sozialamt die nicht ausgegebenen Taschengeldbeträge zurückgefordert hat!)

Die alten Möbel oder die nicht mehr verwertbaren Kleidungsstücke verbleiben dem Heim, und der Heimleiter muß zusehen, wie er diese Sachen los wird.

Aus all diesen bekannten Gründen ist es für den Heimleiter wichtig zu wissen, wer den Nachlaß entgegennehmen darf. Der Heimbewohner sollte evtl. im Heimvertrag eine ihm nahestehende Person unter genauer Angabe des Namens und der Anschrift und möglichst zugleich unter Angabe eines „Ersatzmannes" benennen.

Die Formulierung muß so klar sein, daß der Heimleiter im Sterbefall mühelos den Berechtigten verständigen kann.

Es empfiehlt sich, diese Klausel nicht nur auf die Berechtigung zur Entgegennahme der Nachlaßgegenstände nach dem Tod des Heimbewohners zu beschränken, sondern gleichzeitig festzulegen, wer benachrichtigt werden soll, wenn der Heimbewohner z.B. wegen akuter schwerer Erkrankung und Verlegung in ein Krankenhaus handlungs- und entscheidungsunfähig ist.

Wird dagegen keine entsprechende Klausel in den Heimvertrag oder überhaupt aufgenommen, so kann der Heimbewohner einen Angehörigen oder eine ihm sonst nahestehende Person durch Erteilung einer Generalvollmacht zum Bevollmächtigten über den Tod hinaus bestellen.

Wenn der Heimbewohner seine Vollmacht auf bestimmte Aufgaben oder Rechte beschränken will, so muß er dies klar zum Ausdruck bringen. Eine derartige Vollmacht würde z.B. dann genügen, wenn der Bevollmächtigte nur das Zimmer im Altenheim räumen und die Nachlaßgegenstände in Empfang nehmen soll.

Der Heimbewohner kann aber eine Vollmacht auch in einem Testament erteilen, wobei zu beachten ist, daß der Heimleiter informiert wird, wer bevollmächtigt ist und wo der Bevollmächtigte wohnt.

Sollte der Heimbewohner keine Familienangehörigen oder sonstige ihm nahestehende Personen mehr besitzen und auch kein Pfleger, Vormund oder Testamentsvollstrecker bestellt sein oder dem Heimleiter niemand bekannt ist, dann muß umgehend das Nachlaßgericht benachrichtigt werden. Für den Heimleiter ist auf jeden Fall zu empfehlen, ein Verzeichnis des Nachlasses (Inventar) aufzustellen, wozu auch das Taschengeld auf dem Konto gehört. Bei der Errichtung dieses Inventars sollte ein Zeuge anwesend sein, damit gerade wegen der Wertgegenstände nicht reklamiert werden kann.

Der Heimleiter sollte in Angelegenheiten des Nachlasses einen Fachmann als Berater zur Seite haben.

5. Kapitel

Heimleiter und Heimbeirat

Mitwirkung der Heimbewohner

Am 1. August 1976 ist die Verordnung über die Mitwirkung der Bewohner von Altenheimen, Altenwohnheimen und Pflegeheimen für Volljährige in Angelegenheiten des Heimbetriebes (Heim-Mitwirkungs-Verordnung vom 19.7.1976 BGBl. I. S. 1819) in Kraft getreten. Auszug aus § 5 des Heimgesetzes „Mitwirkungsverordnung"

> (1) Die Bewohner der in diesem Gesetz genannten Einrichtungen wirken durch einen Heimbeirat in Angelegenheiten des Heimbetriebes wie Unterbringung, Aufenthaltsbedingungen, Heimordnung, Verpflegung und Freizeitgestaltung mit. Die Mitwirkung ist auf die Verwaltung sowie die Geschäfts- und Wirtschaftsführung der Einrichtung zu erstrecken, wenn ein Finanzierungsbeitrag an den Träger im Zusammenhang mit einer Unterbringung in einer Einrichtung geleistet worden ist.
>
> (2) Der Bundesminister für Jugend, Familie und Gesundheit legt durch Rechtsverordnung mit Zustimmung des Bundesrates Vorschriften über die Wahl des Heimbeirates sowie über Art, Umfang und Form der Mitwirkung fest. Die in Kraft getretene Verordnung regelt die Bildung, die Aufgaben und Mitwirkungen des Heimbeirates im einzelnen und sollten vom Heimleiter beachtet werden.

Hinter dem Heimgesetz steht die Aufgabe und die Verpflichtung des Staates zum Schutz der Menschenwürde und Menschenrechte, wie sie im Grundgesetz ausgesprochen sind. Viele Heimleiter haben sich – ungeachtet des Gesetzes – die Frage gestellt, ob es überhaupt möglich ist, in Alten- und Pflegeheimen mit den Heimbewohnern ein demokratisches Verhalten zu verwirklichen. Bei dieser Frage ist man häufig zu der Überzeugung gekommen, daß viele Heimbewohner gar nicht daran interessiert sind, an der Gestaltung des Heimbetriebes mitzuwirken. Sie haben viele Jahrzehnte lang ihre Arbeitskraft einem Betrieb zur Verfügung gestellt. In Ruhe wollen sie nun ihren Lebensabend ohne soziales Engagement für andere Heimbewohner genießen. In gesicherten und beständigen Verhältnissen wollen sie ihren persönlichen Bedürfnissen leben und sich von anderen umsorgen lassen.

Hierzu kommt noch bei vielen Heimbewohnern, daß sie sich scheuen, als Heimbeirat mitzuarbeiten, weil viele noch in dem sogenannten Unterta-

nengeist aufgewachsen sind. Dabei hat es niemals die Gelegenheit gegeben, an übergeordneten Stellen Kritik zu üben und seine Meinung einer vorgesetzten Stelle gegenüber zu vertreten. In vielen Heimen ist dies durch den Führungsstil des Heimleiters auch heute noch der Fall, solange die Heimbewohner in diesen Heimen sagen: „Der da oben macht ja doch, was er will", oder „Man macht sich nur Unannehmlichkeiten, wenn man sich um die Dinge der anderen kümmert".
Viele waren es nicht gewohnt, sich für andere Menschen einzusetzen und fühlen sich überfordert, weil einige Heimbewohner ewig kritisieren und überhebliche sowie unerfüllbare Wünsche immer wieder vortragen.
Aber auch manche Heimleiter und Heimträger scheinen nicht sonderlich daran interessiert, daß ein Heimbeirat in ihrem Haus besteht und somit eine partnerschaftliche Zusammenarbeit gewährleistet ist. Dabei hat jeder Bürger das Recht, bei der Gestaltung seines Lebensbereiches mitzuwirken. Die Heimleiter und Träger fürchten, daß durch den Heimbeirat viel Ärger durch die Unzufriedenheit der Heimbewohner entstehen kann und somit eine Mehrbelastung auf sie zukommt. Wer die tägliche „Auseinandersetzung" – dies sei nicht nur negativ gemeint – scheut, hat natürlich recht, daß es viel einfacher und bequemer ist, in autoritärer Form das Heim zu führen, um damit jede Art von Aktivitäten abzublocken.
Die Verordnung sagt über die Wahl des Heimbeirats folgendes: Heimbeiräte sind zu schaffen in Einrichtungen, die mindestens 6 Personen aufnehmen.
Die Träger der Einrichtungen haben auf die Bildung von Heimbeiräten hinzuwirken. Ihre Selbständigkeit bei der Erfüllung der ihnen obliegenden Aufgaben wird durch die Bildung von Heimbeiräten nicht berührt.
In einem Heim mit überwiegend geistig Behinderten oder schwer Pflegebedürftigen wird es für den Heimleiter nicht einfach sein, einen Heimbeirat zu schaffen. Auch besteht die Schwierigkeit, wenn kein Heimbewohner bereit ist, das Amt zu übernehmen.
In diesen Fällen ist gemäß § 11 der Rechtsverordnung zu § 5 HeimG eine entsprechende Meldung über die Nichtdurchführung der Wahl an die zuständige Behörde zu richten.
In den §§ 5 – 11 der V.O. ist das Wahlverfahren, für das gleiche, geheime und unmittelbare Wahlen gelten, im einzelnen näher geregelt.
Der Leiter der Einrichtung hat die Vorbereitung und Durchführung der Wahl in dem erforderlichen Maße personell und sachlich zu unterstützen, insbesondere dem Wahlausschuß die notwendigen Unterlagen zur Verfügung zu stellen und die erforderlichen Auskünfte zu erteilen. Weiter schreibt § 5 des Gesetzes vor, daß die Heimbewohner durch den gewählten Heimbeirat an bestimmten Angelegenheiten des Heimbetriebes in partnerschaftlicher Zusammenarbeit mitwirken und bestimmte Aufgaben haben.
Eine solche Aufgabe kommt ihm zu, wenn neue Heimbewohner im Heim einziehen, denn er soll mithelfen, daß die „Neuen" sich in dem Heim einleben können. Auch könnte man Vertreter des Heimbeirates

schon vor der Heimaufnahme einsetzen (z.B. für Hausbesuche bei einem Bewerber oder Führungen der Bewerber durch das Heim). Weiter soll der Heimbeirat bei Anregungen und Beschwerden der Heimbewohner eingeschaltet werden, auf ihre Erledigung hinwirken und eine Schlichtung von Meinungsverschiedenheiten unter den Heimbewohnern herbeiführen.
Besprechungen über Angelegenheiten, von denen Aufgaben des Heimbeirats berührt werden, sollten vor ihrer Durchführung rechtzeitig mit dem Heimleiter oder dem Träger stattfinden. Hierbei sollte das Ziel der Verständigung gesehen und Vorschläge des Heimbeirates bei den Überlegungen oder Entscheidungen berücksichtigt werden. Außerdem sollte der Heimbeirat einmal im Jahr den Bewohnern einen Rechenschaftsbericht vorlegen.

> Der Heimbeirat sollte im einzelnen bei folgenden Entscheidungen mitwirken:
> ▷ Aufstellung und Veränderung der Heimordnung,
> ▷ Maßnahmen zur Verhütung von Unfällen,
> ▷ Änderung der Heimkostensätze,
> ▷ Planung und Durchführung von Veranstaltungen,
> ▷ Freizeitgestaltung,
> ▷ Betreuung, Pflege und Verpflegung,
> ▷ Erweiterung, Einschränkung oder Einstellung des Heimbetriebes,
> ▷ Zusammenschluß mit einer anderen Einrichtung,
> ▷ Änderung der Art und des Zweckes der Einrichtung oder ihrer Teile,
> ▷ umfassende bauliche Veränderung oder Instandsetzung der Einrichtung.

Wenn im Zusammenhang mit der Unterbringung eines Bewohners in der Einrichtung von ihm oder von Dritten zu seinen Gunsten Finanzierungsbeiträge an den Träger geleistet worden sind, wirkt der Heimbeirat auch bei der Aufstellung der Haushalts- oder Wirtschaftspläne mit. Dem Heimbeirat sind zu diesem Zweck die erforderlichen Informationen zu geben (§ 27, Abs. 1).
Jeder Heimleiter sollte sich darüber im klaren sein, daß er durch die Bildung eines Heimbeirates nicht aus seiner Verantwortung entlassen ist, denn die letzte Entscheidung – und damit auch die gesamte Verantwortung – bleibt bei dem Träger und dem Heimleiter.

Zusammenarbeit mit dem Heimbeirat

Der Heimbeirat hat eine Reihe von Aufgaben in bezug der Gestaltung seines Lebensbereiches zu erfüllen. Im Interesse einer effektiven Beirat-

sarbeit sollte ausreichende Information sowie Anregung, Beratung und Auskunft die Zusammenarbeit unterstützen. Der Heimleiter hat den Heimbeirat über wichtige Angelegenheiten zu unterrichten und ihn auf Verlangen unmittelbar zu beraten. Wichtig dabei sind alle Mitteilungen, die notwendig sind, damit der Heimbeirat seine Pflichten sachgerecht erfüllen kann. Zu einer echten Zusammenarbeit gehört, daß die Information und die Unterrichtung des Heimbeirates so frühzeitig wie möglich erfolgen soll, und daß sie umfassend sind. Der Heimbeirat sollte nicht nur die Gründe und den Umfang der Maßnahme erfahren, sondern auch die zu erwartenden Auswirkungen. Ziel der Unterrichtung und der Zusammenarbeit ist es, eine Einigung zwischen dem Heimleiter und dem Heimbeirat zu erreichen. Bei einer echten partnerschaftlichen Zusammenarbeit gilt es für den Heimleiter, sich nicht nur auf das Informieren und Unterrichten des Heimbeirates zu beschränken, denn damit würde er seiner Aufgaben nur zum Teil gerecht werden. Vielmehr sollte er das Kreative, das Schöpferische des Heimbeirates zu wecken versuchen.
Anregungen und schöpferische Ideen stellen sich nicht von selbst ein und entstehen keineswegs aus dem Nichts. Wenn auch ab und zu Anregungen aus den Wünschen, die einen Heimbewohner bedrängen, entstehen. Meist aber entspringen die Anregungen der intensiven Beschäftigung mit bestimmten Problemen. Die Probleme lassen die Heimbewohner oft nicht mehr schlafen. Nach einer gewissen Zeit, in der die Probleme beunruhigen und zum Nachdenken führen, wird der Heimbewohner seine Probleme offen aussprechen.
Hier ist es die Aufgabe des Heimbeirates und des Heimleiters, die Probleme aufzugreifen und Anregungen und Verbesserungsvorschläge zu erarbeiten. Zu dieser Zusammenarbeit gehört, daß Kritik und Anerkennung nicht persönlich genommen werden. Dabei handelt es sich bei der Kritik um eine negative Stellungnahme und bei der Anerkennung um eine positive Stellungnahme, die entsprechend weitergegeben werden sollen. Kritik und Anerkennung ergeben sich im Normalfall aus der Zusammenarbeit mit dem Heimbeirat. Von großer Bedeutung dabei ist die Tatsache, daß mit der Kritik Verhaltensweisen korrigiert werden sollen und Fehlerquellen ausgeräumt werden können. Ziel der Zusammenarbeit ist es, zu ändern, was nicht in Ordnung scheint, und Anerkennung und Lob auszusprechen, wo es angebracht ist.
Subjektive Einflüsse, wie z.B. persönliche Verärgerung, unterschiedliche Auffassungen und Antipathie, sollte der Heimleiter – soweit wie möglich – auszuschalten versuchen. Gerade unter positiver Zusammenarbeit ist es wichtig, eine spannungsfreie Zusammenarbeit zu begreifen. Zu dieser Zusammenarbeit gehören außer der Information auch eine ständige Pflege der zwischenmenschlichen Beziehungen sowie eine Mitwirkung und Mitverantwortung nach den vereinbarten Grundsätzen.
Der Heimbewohner nimmt am Heimgeschehen positiver teil, wenn er weiß, was um ihn herum vorgeht und daß jemand da ist, der sich für seine Belange einsetzt – dies ist die Aufgabe des Heimbeirates.

Für den Heimleiter gilt es: miteinander zu reden, ist sicher klüger, als gegeneinander zu streiten.
Die Aufgabe des Heimleiters muß es sein, das Gefühl der Gemeinsamkeit, der Partnerschaft zu entwickeln.
Es muß alles, was zwischen den Gesprächspartnern steht, zumindest ausgesprochen werden. Es kann nur eine Atmosphäre des offenen Gespräches entstehen, wenn Vertrauen in den anderen Partner besteht, auch wenn dieser anderer Meinung ist. Der Heimleiter sollte nicht enttäuscht sein, wenn der Heimbeirat mit seinen Aktivitäten und vielleicht auch Ungelegenheiten auftritt. Diese Aktivitäten sind ein Anzeichen dafür, daß der Heimbeirat die Gesprächsbereitschaft des Heimleiters als ehrlich ansieht und zur Zusammenarbeit bereit ist.
Die Zusammenarbeit mit dem Heimbeirat darf keine Einbahnstraße sein. Sie muß vielmehr ein gangbarer Weg zum gegenseitigen Meinungsaustausch, Vertrauen und Verständnis zwischen Heimleiter und Heimbeirat sein. Bei jeder Information darf es nicht darum gehen, die Heimbeiräte durch geschickte Gespräche zu überreden; vielmehr sollen sie von Anfang an sachlich und offen informiert werden.
Sollten die Heimbeiräte undurchführbare Wünsche und unerfüllbare Vorschläge vorbringen, sind sie in ausreichendem Maße über den Grund der Ablehnung zu informieren.

Vorschläge des Heimbeirates

Durch das Einbringen von Vorschlägen haben die Beiräte die Möglichkeit, das Heimleben von sich aus aktiv mitzugestalten.
Es ist weiter die Aufgabe, daß das Einbringen von Vorschlägen die Anregung zum Mitdenken in sich birgt. Durch das Mitdenken und das Mitarbeiten wird eine Verbesserung der Gemeinschaft erzielt, und es fördert die Zusammenarbeit. Ein Heimbewohner, der in diesem Sinne mitgedacht und mitgearbeitet hat, wird eine ganz andere Einstellung zum Heimleben haben, die auch eine Identifizierung mit dem Heim mit sich bringt.
Ein Vorschlag ist jede brauchbare Idee für den gesamten Heimbereich, die zu einer Verbesserung oder einer Erhöhung der Lebensverhältnisse im Alten- und Pflegeheim führt sowie einer guten Zusammenarbeit im Heim förderlich ist. Der Heimleiter sollte auch auf Vorschläge eingehen, die als bloßer Hinweis, der auf einen bestimmten Zustand abzielt, eingehen.
Daß eine Zusammenarbeit und Vorschläge des Heimbeirates nicht immer so zustande kommen, wie es gewünscht wird, liegt oft an den schlechten Erfahrungen der Vergangenheit.
Die Größe des Heimes, seine Belegung beeinflussen die Organisation und die Zusammenarbeit mit dem Heimbeirat sehr. Im allgemeinen sollte, unabhängig von der Heimgröße, der Heimleiter die Vorschläge bearbeiten und die Verantwortung für ihre ordnungsgemäße Behandlung

tragen. Wenn es erforderlich wird, ist der Heimträger einzuschalten und an der Lösung der Vorschläge zu beteiligen.

Wenn ein Vorschlag nicht – oder zur Zeit nicht – durchgeführt werden kann, so ist dies mit Gründen dem Heimbeirat und den Beteiligten ausreichend zu erläutern, sonst entsteht eine langandauernde Verärgerung. Ob eine Lösung in einer bestimmten Form zu verwenden ist, hängt allein von der jeweiligen Heimsituation ab, die von der Überzeugung des Heimleiters und der Mitarbeiter bestimmt wird.

Für diese Befriedigung seiner Wünsche wird der Mensch aktiv und initiativ. Bei richtiger Zusammenarbeit entwickelt der Heimbeirat neue Antriebskräfte – und dies nicht nur in schwierigen Situationen.

Probleme und Grenzen

Die Zusammenarbeit mit dem Heimbeirat kann durch vielerlei Ursachen in der Praxis gestört werden. Eine dieser Ursachen kann die fehlende Information sein. Mitdenkende und verantwortungsbewußte Heimbewohner haben einen Anspruch auf entsprechende Informationen. Nur allgemeine Forderungen reichen nicht aus, denn durch den Heimbeirat können die bisher praktizierten Gewohnheiten stark gestört werden.

Die Abkehr vom jahrelang ausgeübten Führungsstil und die Einarbeitung in ein neues Verfahren, auftretende Mehrarbeiten während der Umstellung, Anlaufschwierigkeiten bei der Zusammenarbeit mit dem Heimbeirat können den Heimleiter und die Heimbewohner veranlassen, sich gegen die geplante Bildung von Heimbeiräten zu sträuben.

Für viele Heimbewohner ist das Heimgeschehen nur zu einem Teil überschaubar; daher werden sie dem Vorhaben skeptisch gegenüberstehen. In vielen Fällen ist seitens der Heimbewohner kein Interesse vorhanden, so daß eine Mitarbeit im Heimbeirat abgelehnt wird. Aber auch durch den Gesundheitszustand der Heimbewohner können Probleme entstehen. Infolge der Versteifung des Bewegungsapparates wird er langsamer, sein Gedächtnis läßt nach, und die Sinnesorgane verlieren an Schärfe. Der alte Mensch ermüdet leichter, er ist anfälliger für Krankheiten.

Schwierigkeiten kann es auch geben, wenn der gesamte Beirat oder einige Mitglieder „zu klug" sind; z.B. frühere Bankdirektoren in Wohnstiften oder leitende ehemalige Beamte! Gerade hieraus können sich erhebliche Konflikte ergeben: wenn z.B. ein Mitglied des Heimbeirates einen Sohn hat, der Arzt oder Rechtsanwalt ist, und der Vater diesen nun um fachlichen Rat bittet, um damit gegen Entscheidungen der Heimleitung zu opponieren. Deshalb ist im Gesetz festgelegt, daß der Beirat immer nur „mitwirken" kann, nicht aber „mitbestimmen" – wie es z.B. die Personalvertretung darf.

Es ist nicht zu verneinen, daß konstruktive Kritik die notwendige Einsicht und das Verständnis für Verbesserungen in sich birgt. Das Problem kann dagegen bei der destruktiven Kritik liegen, in der man nichts als passiven Widerstand und Böswilligkeit ernten kann. Wer mit einer solchen destruktiven Kritik laufend konfrontiert wird, sollte nachprüfen, ob sie wirklich und in der vorgebrachten Form überhaupt gerechtfertigt ist. Dies gilt sowohl für den Heimleiter wie ebenso für den Heimbeirat. Niemand sollte sich durch einen evtl. notorischen Nörgler tyrannisieren lassen müssen, und jeder hat das Recht, seine Meinung zu dem geäußerten Einwand vorzubringen. Es sind dort Grenzen gesetzt, wo die Kritik oder die Beschwerden irrelevant und nicht stichhaltig sind.

Es darf aber der Heimbeirat nicht zurückgewiesen werden, wenn er Probleme offen zur Sprache bringt. Wenn der Heimbeirat das Gefühl bekommt, daß er durch vorgebrachte Kritiken oder Probleme sich den Zorn des Heimleiters auflädt und dadurch in Ungnade bei ihm fällt, wird es nicht lange dauern, und der Heimbeirat ist inaktiv. Immer ist daran zu denken, daß bei einer guten, gesunden Zusammenarbeit mit dem Heimbeirat eine berechtigte Kritik auf Einsicht und Verständnis stößt.

Wenn aber die Zusammenarbeit gestört und gespannt ist, wird das Vorbringen von Kritiken sehr schwer sein und die Beziehungen gefährden. Niemand kann sich ändern und seine Fehler und Irrtümer berichtigen, wenn er angegriffen wird. Dem Heimbeirat sollte aber die Möglichkeit eingeräumt werden, schon leichte Verärgerungen der Heimbewohner vorzubringen und zu besprechen, damit nicht emotionelle Spannungen die Folge sind.

Wenn aber die Heimbewohner und der Heimbeirat, ebenso auch der Heimleiter, anfallende Probleme und Abneigungen für sich behalten, kann es geschehen, daß man sich ganz plötzlich nicht mehr wohlfühlt und die wirklichen Probleme in Emotionen untergehen.

Sehr wichtig ist auch, daß man sich im gegenseitigen Vertrauen und nicht Mißtrauen begegnet.

Immer sollte man bemüht sein, Lösungen und Lösungswege zu finden, soweit Entscheidungen zu treffen und die zu ihrer Realisierung erforderlichen Maßnahmen treffen. Gerade darin sehen viele eine Schwierigkeit; denn zögert man nicht gerne, wenn Entscheidungen getroffen werden sollen? Aber die Unschlüssigkeit ist es, die die meisten Menschen verunsichert und damit neue Probleme aufwirft. Viele Probleme rühren daher, daß man glaubt, sie lösten sich auch ohne darüber zu sprechen; aber niemand kann die Probleme der anderen Menschen wissen. Besser ist es, die Probleme anderen mitzuteilen und nicht davon auszugehen, der andere wisse schon, was gemeint wäre oder was von ihm erwartet wird. Gerade in der Zusammenarbeit mit dem Heimbeirat sollte man weniger Annahmen treffen und sich dafür lieber aussprechen; durch die nicht ausgesprochenen Dinge entstehen viele Mißverständnisse. Als Heimleiter kann man es sich aber nicht leisten, bei vorgebrachten Problemen keine Entscheidung treffen zu wollen. Und wird es nicht zu einem großen Problem, wenn man versucht, eigene Vorstellungen und Verhaltensweisen mit aller Gewalt dem Heimleiter aufzuzwingen? Sie erwarten von den anderen, daß sie denken wie sie und daß sie so sind wie sie. Auch wollen sie nicht sehen, daß sich manche Probleme und Vorschläge nicht

verwirklichen lassen, sei es aus organisatorischen oder aus finanziellen Gründen.
Dies darf aber nicht dazu führen, daß der Heimbeirat resigniert und die Heimbeiratssitzungen zu Kaffeekränzchen werden. Der Heimleiter sollte mit sachlichen Argumenten zu überzeugen versuchen, damit nicht der Eindruck entsteht, der Heimleiter wisse alles besser und „wir haben ja doch nichts zu sagen"! In den Heimen gehört es dazu, daß man offen miteinander umgeht, denn die Offenheit ist ein Zeichen persönlicher Reife. Wer nicht mit offenen Karten spielen kann, versteht es auch nicht, Probleme von Personen zu trennen.
Offenheit und Objektivität können dem anderen bedeuten, daß man ihn als vollwertigen und intelligenten Menschen betrachtet. Diese Haltung fördert das Selbstvertrauen auf beiden Seiten und kann zur Grundlage gegenseitiger Achtung und Wertschätzung führen. Der Heimbeirat, die Heimbewohner und der Heimleiter mit all seinen Mitarbeitern werden sich stets wohler fühlen in der Gegenwart von Menschen, die offen und ehrlich sind.
Für eine gute Zusammenarbeit mit dem Heimbeirat ist es eine unabdingbare Voraussetzung, daß man in aller Offenheit und Ehrlichkeit miteinander sprechen kann.

Mithilfe des Heimbeirates

Durch die Mitwirkungsverordnung des Heimgesetzes ist der Heimbeirat verpflichtet, bei den Angelegenheiten des Heimbetriebes mitzuwirken. Unter dieser Mitwirkung sollte durchaus auch die aktive Mithilfe gesehen werden.
Die Mithilfe und die Aufgaben des Heimbeirates sind zu sehen in einer vorausschauenden aktiven Beschäftigung, die zur Verhinderung der Einsamkeit der Heimbewohner beitragen soll. So wird der Heimbeirat bei den Vorbereitungen und Durchführungen von Veranstaltungen bereit sein, mitzuhelfen. Es gibt viele Aufgaben, bei denen der Heimbeirat eine echte Mithilfe leistet, wenn man ihn darauf anspricht. Er ist gern bereit, den Blumenschmuck und weitere Dekorationen bei Veranstaltungen und Jahresfesten zu übernehmen. Oder beim Bazar die Vorbereitungen und den Verkauf mit durchzuführen. Für die Mithilfe bei der Durchführung von Veranstaltungen gäbe es sicher noch einiges an Aufgaben aufzuzählen, obwohl diese in jedem Heim unterschiedlich sind.
Bei der Mithilfe sei aber auch an vorbeugende Maßnahmen zur Beseitigung von Schwierigkeiten der Heimbewohner gedacht. Auch bei der Aufnahme und Eingliederung der schwer zu vermittelnden Heimbewohner, insbesondere der geistig oder seelisch sowie körperbehinderten, kann der Heimleiter auf die Mithilfe der Heimbeiratsmitglieder nicht verzichten.
Es liegt am Heimleiter und seinen Mitarbeitern, unseren Heimbeiräten auch zu den gesetzlichen Vorschriften des Mitwirkungsrechtes, § 5 des

Heimgesetzes, noch genügend Möglichkeiten zur Mithilfe, und damit zur Zufriedenheit im Heim, zu geben. Es ist darauf zu achten, daß man die Heimbeiräte nicht durch z.B. körperlich schwere Arbeit überfordert oder die Mithilfe unter Zeitdruck stellt.
Bei guter Planung ist dies auch nicht nötig, denn wenn das Heim beispielsweise die Nikolaus- und Weihnachtspäckchen für die Heimbewohner allein packen will, also ohne Mithilfe, könnte man dieses in kurzer Zeit schaffen; dagegen muß man bei der Mithilfe der Heimbeiräte schon ein paar Tage früher anfangen! Bei der Mithilfe muß allerdings auf das Nachlassen der körperlichen und psychischen Belastbarkeit sowie auf die geistige Beweglichkeit der Heimbeiräte geachtet werden. Den Mithelfenden soll für ihre Arbeit so viel Zeit eingeplant werden, daß sie nicht das Gefühl bekommen, sie schafften es nicht und sich dadurch überfordert vorkommen. Weiter kann um Mithilfe angehalten werden, die unter geringen Anforderungen durchgeführt werden kann, wie zeitweiser Telefondienst oder Hilfe in der Lagerverwaltung.
Man sollte es dem Heimbeirat in eigener Entscheidung überlassen, ob er noch weitere Heimbewohner bei bestimmten Arbeiten anspricht und zur Mithilfe gewinnen möchte. Eine langfristige Planung über die geeignete Mithilfe des Heimbeirates ist unbedingt erforderlich und entsprechend vorzubereiten. Bei allen Formen der Mithilfe ist es sehr wichtig, daß eine echte Betreuung durchgeführt wird, die den Mithelfenden das Gefühl des Vertrauens vermittelt. Dabei kann die Mithilfe ein Ventil darstellen, das die für das Heim evtl. auftretenden Probleme neutralisiert. Das Nützliche wird hier mit dem Praktischen verbunden. Einerseits wird den Heimbeiräten und Bewohnern die erwartete Selbstbestätigung vermittelt, und andererseits entsteht eine echte Zusammenarbeit zwischen Heimbeirat und Heimleiter.
Bei der Mithilfe der Heimbeiräte geht es ebenso, wie schon an anderer Stelle erwähnt, nicht ohne die erforderliche Information, denn jeder sollte die Bedeutung seiner Mithilfe im Rahmen des Heimgeschehens kennen und wissen, wie sehr es gerade auf ihn und seine Mithilfe ankommt. Auch die Beurteilung und Anerkennung der Leistung und Leistungsbereitschaft darf nicht fehlen, denn sie ist ein Ansporn für weitere Initiativen. Der Heimleiter muß die bei den Heimbeiräten dennoch auftretenden Einsatzschwächen erkennen und beachten und in der Folge durch entsprechende Maßnahme mildern. Der Heimleiter sollte aber nicht aus falscher Sicht und Rücksichtnahme davon ausgehen, daß die Mithilfe den Heimbeiräten nicht mehr zugemutet werden kann.
Eine sehr wertvolle Mithilfe des Heimbeirates ist auch die ständige Begleitung eines Heimbewohners, der keine Angehörigen hat. Gerade diese Heimbewohner brauchen jemanden, mit dem sie ein vertrauliches Wort sprechen können und der für sie auch mal einen besonderen Wunsch erledigt.
Sie brauchen eine Bezugsperson, die für sie da ist. Dies könnte die Mithilfe eines Heimbeiratsmitglieds sein.

Hierbei sollte aber mit Hilfe des Heimleiters der erste Kontakt hergestellt werden – und zwar in einem Gespräch. So können die persönlichen Dinge und Probleme des Heimbewohners erfahren werden. Danach sollen Besuche, Spaziergänge sowie evtl. Schreiben, Vorlesen und kleine Besorgungen einsetzen. Auch Gespräche über das Tagesgeschehen sowie Erfahrungen und Erinnerungen können ausgetauscht werden.
Wer einmal erlebt hat, wie solche Heimbewohner aufleben, wenn sie jemanden haben, der zu ihnen steht und sie begleitet, wird immer wieder versuchen, Heimbeiräte und andere Heimbewohner für diese Mithilfe zu gewinnen.
Auch für den Heimbeirat ist dies eine dankbare und wertvolle Mithilfe, die zu einer guten Heimatmosphäre führt. Eine weitere Mithilfe der Heimbeiratsmitglieder können tägliche Besuche bei Schwerkranken oder Sterbenden sein. Diese Hilfe ist von großer Wichtigkeit, da der schwerkranke oder sterbende Heimbewohner das Gefühl bekommt, nicht allein gelassen zu sein.
Es ist jemand für ihn da, sei es zu einem Gebet oder auch nur, um ab und zu kleine Darreichungen zu leisten. Dieses Dasein bei den Schwerkranken und Sterbenden ist die Begleitung, die der alte Mensch braucht, wenn sich sein Leben dem Ende zuneigt.

Heimbeiratssitzungen

Bei der Zusammenarbeit mit dem Heimbeirat sind dessen regelmäßige Sitzungen von großer Bedeutung. In dieser Gruppe trifft man auf andere Menschen und bildet mit ihnen eine Gemeinschaft; man arbeitet mit ihnen zusammen, ist auf sie angewiesen, stößt mit ihnen zusammen und muß sich mit ihnen auseinandersetzen. Die Geschäftsführung laut Heimmitwirkungsverordnung fordert: Der Heimbeirat wählt mit einfacher Mehrheit aus seiner Mitte den Vorsitzenden und dessen Stellvertreter. Der Vorsitzende vertritt den Heimbeirat im Rahmen der von diesem gefaßten Beschlüsse.
Der Vorsitzende des Heimbeirates beraumt die Sitzungen an, setzt die Tagesordnung fest und leitet die Verhandlung. Er hat die Mitglieder des Heimbeirates zu der Sitzung rechtzeitig unter Mitteilung der Tagesordnung einzuladen. Auf Antrag eines Viertels des Mitglieder des Heimbeirates oder des Leiters der Einrichtung hat der Vorsitzende eine Sitzung anzuberaumen und den Gegenstand, dessen Beratung beantragt ist, auf die Tagesordnung zu setzen.
Der Leiter der Einrichtung ist vom Zeitpunkt der Sitzung rechtzeitig zu verständigen. Er ist grundsätzlich berechtigt, an den Sitzungen teilzunehmen. Die Teilnahme des Leiters kann durch den Heimbeirat aber auch auf Teile der Sitzung begrenzt werden. An Sitzungen, zu denen der Leiter ausdrücklich eingeladen wird, hat er teilzunehmen.
Der Heimbeirat kann beschließen, daß die Bewohner an einer Sitzung oder an Teilen der Sitzung teilnehmen können.

Die Beschlüsse des Heimbeirates werden mit einfacher Stimmenmehrheit der anwesenden Mitglieder gefaßt.

Der Heimbeirat ist beschlußfähig, wenn mindestens die Hälfte seiner Mitglieder anwesend ist.

Über jede Verhandlung des Heimbeirates ist eine Niederschrift aufzunehmen, die mindestens die Sitzungsteilnehmer, den Wortlaut der Beschlüsse und die Stimmenmehrheit, mit der sie gefaßt sind, enthält. Die Niederschrift ist von dem Vorsitzenden und einem weiteren Mitglied zu unterzeichnen.

Der Heimbeirat hat einmal in jedem Kalenderjahr den Bewohnern einen Tätigkeitsbericht (vergl. Seiten 212 und 213) in geeigneter Weise zu erstatten. Die Geschäftsführung sollte u.a. den Zeitabstand, in dem der Heimbeirat zu regelmäßigen Sitzungen zusammenkommt, die Art der Mitarbeit der Mitglieder und die Übernahme von besonderen Aufgaben regeln.

Von selbst sollte sich verstehen, daß alle Besprechungen und Sitzungen – soweit erforderlich – vertraulich zu behandeln sind. Auch wenn viele Informationen vom Heimleiter kommen, wird die Sitzung vom Vorsitzenden des Heimbeirates geleitet, und hierauf sollte der Heimleiter keinen Einfluß ausüben.

Die Grundlage jeder Lösung von Problemen ist die einwandfreie Klärung des Sachverhaltes. Die Heimbeiräte sollen ihre Ansichten, Bedenken und Einwände freimütig äußern können, ohne daß ihnen dadurch Nachteile entstehen.

Kritik zu üben gehört ebenso zu den Aufgaben des Heimbeirates, wie Anerkennung auszusprechen. Von Bedeutung ist dabei die Tatsache, daß eine Kritik dazu dient, bestimmte Angelegenheiten zu ändern und damit zu lösen.

Der Heimleiter kann sich ablehnend und abwartend verhalten, ohne die Legalität der Versammlung zu verletzen. Da werden in Sitzungen Vorschläge eingebracht, auf die mit dem Leiter – oder in besonderen Fällen mit dem Träger – auf ihre Erledigung hinzuwirken ist.

Anträge oder Beschwerden des Heimbeirates sind vom Leiter oder vom Träger der Einrichtung in angemessener Frist zu bescheiden.

Jeder Heimleiter tut gut daran, wenn er sich nicht ablehnend verhält. Wer nicht zum „Wir" gehört, dem begegnet man mit Zurückhaltung oder mit Mißtrauen sowie Ablehnung.

Bei den Heimbeiratssitzungen sowie im gesamten Heimablauf sollten Unbefangenheit und Offenheit im Verhältnis von Mensch zu Mensch das Ziel sein, das es zu erreichen gilt. Für den Heimleiter bedeutet dies, trotz auftretender Schwierigkeiten die Heimbewohner und ihre Lebensformen zu respektieren und vielleicht entstandene Schranken gegen eine Zusammenarbeit in den Heimbeiratssitzungen abzubauen.

*Beispiel für einen Tätigkeitsbericht
des Heimbeirates vom Alten- und Pflegeheim*

Der Heimbeirat besteht aus 7 Mitgliedern:

Frau _____ als Vorsitzende,
Herr _____ als Stellvertreter,
Frau _____ Frau _____
Frau _____ Frau _____
Herr _____

und als Beisitzer: Heimleiter und Wirtschaftsleiterin.

Der Heimbeirat berät, soweit es ihm zusteht, die laufenden Angelegenheiten der Heime, bespricht die Veranstaltungen, Neuanschaffungen und die Wünsche und Beschwerden der Heimbewohner. Der Heimbeirat tritt zusammen am 1. Montag eines jeden Monats um 10.00 Uhr.

1. Veranstaltungen

17.1.	Konstituierende Versammlung
24.1.	Verlesung der Verordnung über die Mitwirkung der Bewohner von Altenheimen in Sachen des Heimbeirates.
26.1	Faschingsveranstaltung mit Tanz.
7.3.	Erläuterung des Brandschutzes durch Herrn _____
30.3.	Vortrag „Wohngeld", von Herrn _____
11.-14.4.	Woche des älteren Mitbürgers.
11.4.	Film
12.4.	Preiskegeln, 10.00 – 12.00/Frühlingskonzert ..., 14.30 Uhr „Evergreens"
15.4.	Stadtrundfahrt
16.4.	Theater: Ingeborg
25.4.	Vollversammlung: Erklärung des neuen Rechnungssystems und der Pflegesatzumstellung durch Herrn ...; Erhöhung der Pflegesätze.
2.5.	Bericht von Herrn ... Tagung der Heimleiter in Stuttgart.
22.6.	Konzert: Singgruppe Turnerschaft
7.7.	Neuwahl von Frau ... und Frau ... infolge Tod von Frau ... und Austritt von Frau ...

Im Frühjahr und Herbst ist alle 14 Tage Tanzkurs für Anfänger um 15.00 Uhr, für Fortgeschrittene um 16.00 Uhr.

2. Anschaffungen und Änderungen

Anläßlich des Großputzes in beiden Häusern gab es verschiedene Neuanschaffungen:
    teilweise neu Vorhänge in Fluren und Speisezimmern,
    Papierhandtuchbehälter,
    Einlagen in Badewannen,
    Fußmatten für die Badezimmer,
    Geschirrwagen für die Speisezimmer,
    Standaschenbecher,
    Messerschärfer,
    Aufsätze auf einigen Klosettschalen,
    Verbesserung der Einfahrt zum Rosengarten für die Rollstuhlfahrer,
    Instandsetzung eines Harmoniums,
    Erweiterung der hauseigenen Fernsehanlage,
    neue Blumenbeete für beide Gärten,
    Neubepflanzung der Seeumrandung,
    das Vogelfutterhaus wurde versetzt und erhöht.

3. Verschiedenes

Als Nachfolgerin von Frau _____ trat Frau _____ ihren Dienst als Fußpflegerin in unserem Haus an.
Frau _____ wurde pensioniert.
Fräulein _____ verließ uns im Sommer.
Für Frau _____ und Frl. _____ ging die Praktikantenzeit bei Frau _____ im Herbst zu Ende.

Die Regierung vermittelte und bedachte uns mit einer Weinspende, die uns schon manches Mal erfreute beim Sonntagsessen mit einem guten Schluck Viertele.

                                              gez. Heimbeiratsvorsitzende

Mitwirkung über den Beirat hinaus

Es ist selbstverständlich, daß der Heimbeirat ausschließlich aus Heimbewohnern bzw. Mitarbeitern des Heimes zusammengesetzt ist. Es ist also nicht möglich, daß ein Mitglied den Sohn als Rechtsanwalt oder die Schwiegertochter als Ärztin mit in die Sitzungen nimmt, damit diese ihren fachlichen Rat abgeben. Was aber andererseits nicht ausschließt, daß der Beirat einen solchen Fachmann zur Teilnahme einlädt, um von ihm spezielle Themen erläutert zu bekommen. Das hat aber in streng neutraler Form zu erfolgen.
Eine Erweiterung des Heimbeirates kann des „Heimparlament" sein. An dessen Besprechungen nehmen außer dem Heimleiter auch Vertreter der

Mitarbeiter des Heimes teil, z.B. der Betriebsrat oder die Küchenleiterin oder Mitarbeiter aus der Pflegeabteilung.
Aber dieses Parlament hat letztlich nur beratende Funktion für die Heimleitung und kann keine definitiven Entscheidungen fällen.
Es kann für die Entwicklung jedes einzelnen Heimes durchaus von Nutzen sein, wenn sich der Heimbeirat gelegentlich auch mit den Beiräten anderer Heime trifft, um Erfahrungen auszutauschen. Das darf aber keinesfalls ein Forum werden, auf dem jeder die eigene Heimleitung kritisiert und abwertet. Vielmehr sollen hierdurch neue Überlegungen und Anregungen gegeben werden, die sich letztlich zum Vorteil des eigenen Hauses und zum Wohlergehen der Mitbewohner umsetzen lassen. Vielleicht hat ein Heim gute Verbindungen zu Vereinen, die kostenlose Veranstaltungen im Hause durchführen, seien es musikalische Veranstaltungen oder Teilnahme an Ausflügen. Oder ein Heimleiter hat in seinem Haus eine neuartige Beleuchtung eingeführt, die gerade von sehbehinderten Senioren als besonders angenehm empfunden wird. Warum soll man solche Erfahrungen nicht austauschen? Vielerorts gibt es auch schon regelmäßige Treffen von Heimbeiräten in größerem Kreis, organisiert vom Sozialamt oder über die Volkshochschule. Auch hier wird ein Erfahrungsaustausch ermöglicht, der sehr nützlich sein kann.
Innerhalb des Themas „Mitwirkung der Heimbewohner" sei noch kurz auf die „Heimsicherungs-Verordnung" hingewiesen, als Ergänzung des Heimgesetzes vom 24. April 1978 in Kraft getreten. Bekanntlich ist es in vielen Altenheimen so, daß die Bewohner außer den laufenden Heimkosten beim oder schon vor dem Einzug ein größeres Darlehen an den Träger gezahlt haben, wobei Beträge bis zu 50.000 DM durchaus nichts ungewöhnliches sind. Im allgemeinen werden diese Gelder bei Auszug bzw. Tod des Bewohners in voller Höhe zurückgezahlt. Es hat aber leider mehrfach Fälle gegeben, daß die Empfänger diese Gelder spekulativ einsetzten, mitunter sogar auch betrügerisch. Jedenfalls waren diese Gelder überhaupt verschwunden oder so festgelegt, daß die vertragliche zugesicherten Rückzahlungen nicht möglich waren. Auf diese Weise haben viele alte Menschen die Ersparnisse ihres ganzen Lebens verloren.
Die HeimsicherungsVO sollte hier Abhilfe schaffen, und dieses Ziel wurde weitgehend erreicht. Wer solche Darlehen annimmt, hat darüber die zuständige Behörde zu informieren und ist ihr gegenüber auch verpflichtet, den vorgesehenen Verwendungszweck des Geldes anzuzeigen. Die Gelder müssen getrennt verwaltet werden, dürfen also nicht in der generellen Kasse des Hauses verschwinden. In § 14 dieses Gesetzes ist festgehalten, daß der Träger mindestens einmal jährlich dem Bewohner über den Verbleib des gezahlten Geldes sowie über Veränderungen der finanziellen Situation Auskunft zu geben hat; bei Vorliegen eines besonderen Grundes ist die Auskunft „Jederzeit" zu erteilen.

Kompetente Antworten auf Fragen des Heimalltags

Altenheim-Adreßbuch
Dezember 1989,
ca. 500 Seiten, geb., 65,– DM
Best.-Nr. 18553
Zusätzlich lieferbar: 7 Regionalausgaben nach
Bundesländern geordnet, je 13,– DM
Bewährtes Nachschlagewerk auf aktuellem Stand.
Sämtliche Einrichtungen der stationären Altenhilfe
in der Bundesrepublik Deutschland und Berlin
(West): Verbände, Organisationen, Sozialbehörden,
Fachschulen und – im alphabetischen Ortsverzeichnis – die Heime. Mit ausführlichen Angaben.
In einem Sonderteil empfehlen sich durch Wort
und Bild leistungsfähige Heime selbst. Der Bezugsquellennachweis nennt Anbieter von Produkten und
Dienstleistungen für die Altenhilfe.

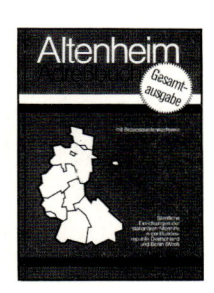

Hans-Dieter Falkenberg, Manfred Robens:
Finanzbuchhaltung und Abschluß
„Buchführung in Heim und Sozialstation" Bd. 1
1985, 184 Seiten, geb., 35,– DM
ISBN 3-87870-234-5, Best.-Nr. 18539
Eine ganz der Praxis gewidmete Buchreihe, die
Antwort gibt auf die speziellen Fragen der
Rechnungsführung in Heim und Sozialstation.
Dieser Band enthält einen einführenden Teil mit
strukturellen Aspekten wie Betreuungsformen,
Trägerschaft, Rechtsformen, Vorschriften, Organisation der Rechnungslegung. Grundlagen des
kaufmännischen Rechnungswesens und Grundlagen der Finanzbuchhaltung. Detaillierungen
der Finanzbuchhaltung in Sozialeinrichtungen,
Jahresabschluß. Musterkontenplan, Musterbilanz,
Mustergewinn- und Verlustrechnungen, Stichwort-
und Literaturverzeichnis.

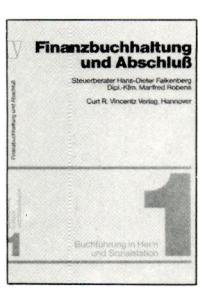

Curt R. Vincentz Verlag
Hannover

Postfach 6247 · Schiffgraben 41–43 · 3000 Hannover 1
Telefon (0511) 349 99 24 · Telefax 34 99 99 99

Unser bestes Rezept: Küchentechnik von Küppersbusch.

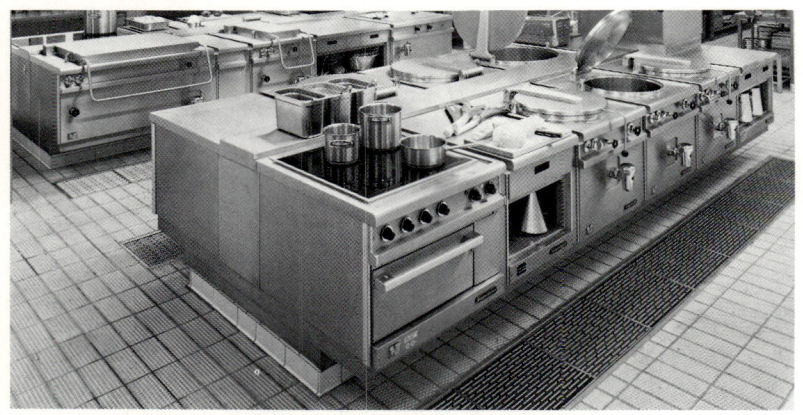

Die Basis unseres Rezeptes ist die lange und erfolgreiche Erfahrung in der Entwicklung von Großküchentechnik. Auf dieser soliden Grundlage hat Küppersbusch konsequent und systematisch aufgebaut und Maßstäbe gesetzt.

Zum Beispiel mit dem Spitzen-Herd Vitro-Express mit elektronischer Topf-Erkennung, der bis zu 47% Energie spart. Oder den anderen Vitro-Express Glaskeramik-Herden und -Bratenplatten aus 3 verschiedenen Gerätelinien – für kleine, mittlere und große Küchen. Ein in Europa und darüber hinaus einzigartiges Geräteangebot mit Glaskeramik-Technologie.

Diese Technik-Kompetenz ist aber nur die eine Seite unseres Erfolgs-Rezeptes. Auf der anderen Seite steht ein ständig verbesserter Service, den Küppersbusch und seine Fachhandelspartner in allen Fragen der Küchentechnik bieten.

Am besten – Sie stellen uns auf die Probe! Bitte, fordern Sie aussagefähiges Informationsmaterial an.

Küppersbusch AG, Küppersbuschstraße 16, 4650 Gelsenkirchen, Tel. (02 09) 40 11, Fax (02 09) 4 01 63 07, Ttx. 20 93 18 15.

Küppersbusch
Das Zentrum guter Küche.

6. Kapitel

Heimleiter und Arzt

Zusammenarbeit mit dem Arzt

Die menschlichen Beziehungen und die Zusammenarbeit zwischen dem Heim und dem Arzt sowie dem Krankenhaus sind nicht nur eine Angelegenheit der Zweckdienlichkeit, sondern sollen dazu beitragen, daß den Heimbewohnern ein weitestgehendes Maß an körperlichem, geistigem und seelischem Wohl gewährleistet werden kann. Im Interesse einer effektiven Betreuung und Versorgung ist eine enge Zusammenarbeit unumgänglich.
Einer der wichtigsten Punkte dieser Zusammenarbeit ist die gegenseitige Information über den Gesundheitszustand und alle Veränderungen, die man bei dem Heimbewohner beobachtet hat. So sollte jeder Arzt die Visite, gerade in der Pflegeabteilung nur in Begleitung der Schwester oder des Pflegers durchführen. Vor der Visite ist der Arzt über Besonderheiten des einzelnen Bewohners zu informieren. So kann der Arzt etwa erforderliche Untersuchungen und Behandlungen, wie Injektionen setzen, Blutdruck messen oder Verbände wechseln, vornehmen. Die vom Arzt gegebenen Verordnungen können von der Schwester aufgeschrieben werden. Für deren Ausführung ist die Stationsschwester oder der Stationspfleger verantwortlich, wenn auch verschiedene Verordnungen von anderen Mitarbeitern ausgeführt werden.
Es gehört zu der guten Zusammenarbeit, daß über den Gesundheitszustand des Heimbewohners nicht in dessen Gegenwart diskutiert wird. Auch liegt es in der Entscheidung des Arztes, inwieweit einem Heimbewohner eine Diagnose bekanntgegeben werden darf, und dieses darf auch nur der Arzt vornehmen.
Ein Gespräch und ausreichende Informationen vor Einleitung einer Maßnahme, wie z.B. Krankenaufnahme oder Rücknahme aus dem Krankenhaus, kann diese Zusammenarbeit wesentlich erleichtern. Eine umfassende Untersuchung ist erforderlich, wenn Pflegebedürftige von zu Hause aufgenommen werden.
Manche Angehörige und Hausärzte sind leider der Meinung, daß man Pflegebedürftige schneller unterbringt, wenn z.B. ein Teil des Krankheitsbildes oder der Pflegebedürftigkeit verschwiegen wird.
Oft kommt es vor, daß Heimbewohner nicht ins Krankenhaus wollen und sich auch nicht an die neue Umgebung gewöhnen können. In solchen Fällen ist eine schwierige Behandlung im Pflegeheim oder auf der Pflegestation nur möglich, wenn durch die Zusammenarbeit eine volle Unterstützung gegeben ist.

Auch in der Bewegungs- und Beschäftigungstherapie wird ein Erfolg nur zu erreichen sein, wenn eine übergreifende Zusammenarbeit besteht und die erforderliche Unterstützung seitens der Ärzte und der eigenen Pflegeabteilung erfolgt.
Es wird kein Heimbewohner in diesen Dingen etwas Positives sehen, wenn es nicht vom Arzt empfohlen und begrüßt wird. Die Einstellung des Arztes oder der Mitarbeiter des Krankenhauses zur Altenarbeit und zum Heim sind entscheidend für die gesamte Arbeit.

Arztbericht zur Aufnahme

Zu den Formalitäten vor der Heimaufnahme gehört es, daß ein ärztliches Gutachten vom Hausarzt oder vom Krankenhaus erstellt wird. Dieses Gutachten ist sehr wichtig, damit man sich ein Bild vom Gesundheitszustand des neuen Heimbewohners machen kann. In der Dienstbesprechung der funktionstragenden Mitarbeiter ist über das ärztliche Gutachten zu befinden und abzusprechen, in welches Zimmer der neu aufzunehmende Heimbewohner gelegt werden soll. Damit die richtige Wahl getroffen werden kann, ist darauf zu achten, daß das Gutachten genau ausgefüllt wurde und nicht älter als drei Monate ist. Von Vorteil ist auch, wenn man mit dem Arzt spricht, der das Gutachten ausgestellt hat; außerdem gehört dies mit zu einer guten Zusammenarbeit. Selbstverständlich sind die Gutachten unter Verschluß zu halten und Unbefugten ist die Einsicht zu verweigern.
Der den Heimbewohner betreuende Arzt sollte diese Berichte jederzeit einsehen können und bei Zuziehung eines anderen Arztes sowie bei Einweisung ins Krankenhaus den Arztbericht oder eine Kopie mitgeben. Dies kann auch nachts bei unvorhergesehenen Zwischenfällen und Notaufnahmen der Fall sein. Gerade hier sind die ärztlichen Gutachten und die Arztberichte von großer Bedeutung, da unter Umständen bestimmte Maßnahmen erforderlich werden, die im Arztbericht festgehalten sind.

1. Muster eines Arztberichtes

Ärztliches Gutachten zum Zweck der Aufnahme in ein Altenheim. Bitte die Fragen ausführlich beantworten und den Bogen verschlossen übergeben.

Namen, sämtliche Vornamen (Rufnamen unterstreichen), bei Frauen auch Geburtsname: _____
Ort, Tag und Jahr der Geburt: _____
Familienstand: _____
Beruf: _____
Religion: _____
Hausarzt: _____
letzter Wohnort: _____

Anschrift und Telefon-Nr. des nächsten Angehörigen:

Pfleger oder Vormund: _____
Befund:
Seit _____ in meiner Behandlung und seit 1984 bettlägerig.
Fortschreitendes Nervenleiden mit Lähmung beider Arme, der Beine und des Beckengürtels.
Patient ist bettlägerig und kann überhaupt nichts mehr allein tun; er benötigt zu allen Verrichtungen der Versorgung und des täglichen Lebens fremde Hilfe.
Von _____ bis _____ befand er sich im Krankenhaus zur Klärung des Krankheitsbildes und der Behandlung.
Diagnose: _____
Größe: _____
Gewicht: _____
Behandlungsvorschläge:
Atemgymnastische Übungen und _____ Injektionen
Röntgenbefund: Bronchitis mit Lungenemphysem

Zeitlich und örtlich orientiert?	völlig
Ist der Patient bettlägerig?	ja
Kann der Patient selbst aufstehen?	nein
Kann der Patient sich waschen und anziehen?	nein
Ist der Patient unsauber?	nein
Näßt der Patient nachts oder tags ein?	ja
Motorische Unruhe bei Tag oder Nacht?	nein
Neigung zum Alkoholabusus?	nein
Ist der Patient pflege- und wartungsbedürftig?	ja
Sonstige Auffälligkeiten	keine.

Gehört der Patient zu einer der nachfolgend bezeichneten Gruppen? (anzeichnen x)

a) Körperbehinderte oder von eine Körperbehinderung bedrohte Personen.
b) Blinde, von Blindheit bedrohte oder nicht nur vorübergehend hochgradig sehschwache Personen.
c) Personen, die durch eine Beeinträchtigung der Hörfähigkeit nicht nur vorübergehend wesentlich behindert oder von einer solchen Behinderung bedroht sind.
d) Personen, die durch eine Beeinträchtigung der Sprachfähigkeit nicht nur vorübergehend wesentlich behindert oder von einer solchen Behinderung bedroht sind.
e) Personen, deren geistige Kräfte schwach entwickelt sind.
f) Geisteskranke,
g) Personen mit einer sonstigen geistigen oder seelischen Behinderung oder Störung.

h) Epileptiker.
i) Suchtkranke.
Macht das unter den Katalog fallende Gebrechen – ohne Rücksicht auf die etwa aufgeführten Leiden – die Aufnahme erforderlich?

Dieses ärztliche Gutachten sollte zusammen mit einer Röntgenaufnahme vor der Heimaufnahme abgegeben sein.
Das nachfolgende „Muster eines Arztberichtes" enthält einige medizinische Ausdrücke, die der Heimleiter nicht unbedingt verstehen muß. Es ging hierbei vor allem darum, dem Aufbau eines Arztberichtes aufzuzeigen.
Wichtig sind dabei die Abschnitte „Diagnose" und die „Behandlungsvorschläge", aus denen man z.B. Diät-, Bewegungs- und Beschäftigungsvorschläge entnehmen kann.
Auch über Verhaltensweisen des Patienten gibt ein Arztbericht Auskunft, und die Mitarbeiter können sich auf den Heimbewohner besser einstellen.
Der Heimleiter sollte immer einen Arzt zur Seite haben, mit dem er solche Dinge durchsprechen kann.

2. Muster eines Arztberichtes

Sehr geehrter Herr Kollege,
wir berichten Ihnen über Ihren Patienten X.Y.
geb. _____
der vom 25.5. bis 2.10.1984 bei uns behandelt wurde.

Diagnose:
Metastasierendes Lungen-Carcinom mit Leber- und Hirnmetastasen.

Anamnese:
1974 Lungeninfarkt. 1982 Resektion eines Blasen-Ca., 1985 Resektion eines Harnblasen-Ca., Lungen-Ca. links.
Der Patient sei angeblich seit 8 Wochen vor der stationären Einweisung zunehmend verfallen; er habe kaum noch gegessen und getrunken. Ein apoplektischer Insult mit armbetonter Hemiplegie war vorausgegangen.

Aufnahmebefund:
77jähriger Patient mit stark reduziertem Ernährungs- und Kräftezustand.
Haut trocken, blaß, Zyanose der Lippen, Zunge belegt, trocken, Gebiß zahnlos, Halsvenen gestaut. Über der Lunge sonorer Kopfschall. Herzaktion rhythmisch. Blutdruck 180/80mmHg. Bauchhaut in Falten abhebbar. Leber etwa 4 QF unter dem Rippenbo-

gen. An den Beinen Reflexe seitengleich auslösbar. Schlaffe Lähmung des rechten Armes.

Laborwerte:
BSG 47/96. HB 14,3g%, Ery 3,7 Mill., Leukos 12.700 bei unauffälligem Differentialblutbild, Blutzuckerwerte im Normbereich. Harnstoff-N erhöht auf 58,0 mg% Kreatinin 2,4 mg%, Kalium 6,1 nval/l, Gesamteiweiß 7,2, Albumine 3,06 g%, Harnsäure im Normbereich, Transaminasen im Normbereich, ebenso Prostataphosphatase. Biliburin im Normbereich.

Thorax-Röntgen:
Beide Hili zentral deutlich verdichtet. Herz von normaler Form und Größe. Knapp oberhalb des rechten Zwerchfelles, vorwiegend um den unteren Pol des rechten Hilus, deutlich vermehrte kleinfleckige Verschattungen. Bei der Nachkontrolle ca. 4 Wochen später Zunahme beiderseits. In beiden Unterfeldern sieht man zahlreiche bis erbsenkerngroße rundliche Verschattungen und stark vermehrte grobstreifige Zeichnung. Darüber hinaus am rechten Hilus, am rechten Mittelfeld gelegen, starke streifige Verschattung. Zunehmende Metastasierung beider Lungen sichtbar. Zusätzliche Pneumonien rechts.

Hirnszintigramm:
Der Befund spricht bei der bekannten Anamnese für Hirnmetastasen.

EKG:
Sinustachykardie mit 122 Schlägen pro Minute, Indifferenztyp.

Behandlung:
Bei uns wurde der Patient zunächst parenteral ernährt; auf eine zytostatische Behandlung verzichteten wir aufgrund der erfahrungsgemäß schlechten Ansprechbarkeit der Harnblasen-Metastasen auf Zytostatika bei dem erheblich reduzierten Allgemeinzustand des Patienten. Der Patient erholte sich wieder soweit, daß er allein essen konnte und mit Hilfe vorübergehend aufstehen konnte. Den Harnweginfekt behandelten wir nach dem Antibiogramm mit ... Wegen der Pneumonie erhielt der Patient zusätzlich am Thorax Vibrationsmassagen und Transpulmineinreibungen. Intermittierend auftretende Asthma-Anfälle konnten mit ... jeweils rasch zum Abklingen gebracht werden. Da der Patient ein Pflegefall ist, verlegten wir ihn schließlich am 3.10.1982 zurück in das Pflegeheim. Zum Verlegungszeitpunkt konnte der Patient nicht mehr aus dem Bett genommen werden; bei den Mahlzeiten mußte er gefüttert werden, da er nicht mehr allein essen konnte. Das Trinken macht ihm große Beschwerden wegen des Schluckens, so daß schließlich eine Magensonde gelegt werden mußte.

> er Patient war während des ganzen Klinikaufenthaltes bei klarem Bewußtsein und ansprechbar.
> Mit der Sozialarbeiterin des Krankenhauses hatte der Patient guten Kontakt. Auch wurden mit dem Patienten Sterbegespräche geführt, denen er nicht verschlossen schien. Eine lange Lebensdauer ist nicht mehr zu erwarten.

Der Heimleiter sollte sich durchaus mit den Berichten befassen, schon allein aus der Sicht, Gespräche mit den Bewohnern zu führen. Bei Unkenntnis spricht man vielleicht den Bewohner an, „wie gut er heute wieder aussieht", dabei geht es ihm sehr schlecht. Solche groben Fehler dürfen nicht passieren, da man sonst unglaubwürdig wird und der Bewohner zu Recht glaubt, man rede nur so daher.

Freie Arztwahl

Wenn der Heimleiter alles für die Selbständigkeit und für die eigene Entscheidungsfreiheit der Heimbewohner tun will, so muß er die freie Arztwahl befürworten und in seinem Heim auch praktizieren.
Selbstverständlich ist es leichter und einfacher, wenn das Heim nur einen, den sogenannten „Heimarzt" hat.
Aber: Bei einer guten Zusammenarbeit mit den Ärzten dürfte die praktische Durchführung der freien Arztwahl keine oder nur wenig Schwierigkeiten bedeuten!
Die „freie Arztwahl" durch jeden Heimbewohner hat aber auch Nachteile! Grundsätzlich zu begrüßen wäre es, wenn der langjährige Hausarzt eines jeden Patienten diesen auch im Heim betreuen könnte. Das läßt sich aber meistens nur in kleineren Gemeinden erreichen. Meistens liegt das Alten- oder Pflegeheim doch recht weit von der früheren Wohnung entfernt, und man kann dem Arzt nicht zumuten, für den Besuch im Heim größere Entfernungen zurückzulegen.
In größeren Pflegeheimen ist es durchaus nichts ungewöhnliches, wenn dort 10 oder auch 20 verschiedene Ärzte ein- und ausgehen. Das bringt nicht zuletzt auch Probleme für die Mitarbeiter, die über diese Besuche und die Resultate keinesfalls immer informiert werden. Andererseits sollen sie aber eine lückenlose Pflegedokumentation über jeden Heimbewohner führen! In solchem Fall ist die regelmäßige Zusammenarbeit mit dem Heimarzt wesentlich einfacher.
Problematisch sind aber auch die unterschiedlichen Verschreibungen der verschiedenen Ärzte. Leider ist es gerade bei alten Menschen häufig der Fall, daß sie denjenigen Arzt für den besten halten, der die meisten Pillen und Arzneimittel verschreibt. Der Bettnachbar hat elf verschiedene Tabletten im Nachtschrank liegen, und man selbst bekommt vom Hausarzt nur zwei? Dieser Arzt taugt doch offensichtlich nicht viel! So sprechen durchaus manche Argumente dafür, daß sich eine Heimleitung nur

um einen oder zwei Hausärzte bemüht und die Bewohner davon überzeugt, daß diese als Spezialisten für Alterserkrankungen die beste Lösung seien.
Ganz abhängig von dem Dafür- oder Dagegensein bestehen für die Arztwahl einschlägige Gesetze.
Grundsätzlich hat der Versicherte freie Wahl unter den an der kassenärztlichen Versorgung teilnehmenden Ärzten und den Einrichtungen.
Das gilt sowohl für die Behandlung in den Praxisräumen des Arztes als auch außerhalb (Besuchsbehandlung). An der kassenärztlichen Versorgung nicht teilnehmende Ärzte dürfen nur in Notfällen in Anspruch genommen werden.
Schwierigkeiten ergeben sich oft, wenn in einem Ort keine oder nur eine Praxisstelle vorhanden ist. Aber auch in solchen Fällen soll der Kranke im allgemeinen keine Kassenärzte zur Besuchsbehandlung in Anspruch nehmen, deren Praxisstelle erheblich weiter von seiner Wohnung entfernt liegt, als die des nächst erreichbaren Kassenarztes.
Grundsätzlich ist der Arzt mit der Zulassung verpflichtet, an der kassenärztlichen Versorgung teilzunehmen. Dies und das Recht des Versicherten auf freie Arztwahl verpflichtet ihn aber nicht in jedem Falle, die Behandlung auch tatsächlich auszuführen. Er darf vielmehr die Behandlung oder Weiterbehandlung eines Berechtigten in begründeten Fällen ablehnen. In dringenden Fällen darf selbstverständlich eine zumutbare Inanspruchnahme nie verweigert werden. Hat der teilnehmende Arzt die Behandlung aber einmal übernommen, so ist er dem zu Behandelnden gegenüber zur Sorgfalt nach den Vorschriften des bürgerlichen Vertragsrechts verpflichtet.
Ebenso wie der teilnehmende Arzt grundsätzlich verpflichtet ist, den ihn aufsuchenden Versicherten zu behandeln, ist der Versicherte verpflichtet, den Arzt innerhalb eines Vierteljahres nicht zu wechseln. Nur bei Vorliegen eines triftigen Grundes ist ihm dies erlaubt. Die Krankenkasse soll in diesem Falle den bisher behandelnden Arzt anhören.
Mit der freien Arztwahl steht auch die Verpflichtung der Krankenkasse, das Verzeichnis der an der kassenärztlichen Versorgung teilnehmenden Ärzte – das alle für den Versicherten wichtigen Angaben zu enthalten hat – in ihren Geschäftsstellen zur Einsicht für die Berechtigten auszulegen, im Zusammenhang. Die Kassenärztliche Vereinigung stellt diese Verzeichnisse den Krankenkassen zur Verfügung.
Der Berechtigte ist verpflichtet, dem Kassenarzt beim ersten Besuch seinen Anspruch auf kassenärztliche Versorgung durch Vorlage eines gültigen Behandlungsausweises bzw. Berechtigungsscheines für die Untersuchung zur Früherkennung von Krankheiten nachzuweisen.
Als Behandlungsausweise gelten: Krankenscheine – Überweisung zur Mitbehandlung, Weiterbehandlung und Notfallbehandlung, Zuweisungen (gezielte Überweisungen, auf denen die auszuführenden Leistungen nach Art und Umfang bezeichnet sind), deren Ausstellungsdaten nicht länger als 2 Wochen vor Beginn der Behandlung liegen.

Krankenscheine stellt die Krankenkasse, eine von ihr befugte Stelle (z.B. Arbeitgeber) oder der Versicherte selbst (Krankenscheinhefte) aus; Überweisungen und Zuweisungen der behandelnde Arzt; Mutterschaftsvorsorgescheine und Berechtigungsscheine die Krankenkasse. Überweisungen an teilnehmende Ärzte sollen grundsätzlich nicht auf den Namen eines bestimmten Arztes ausgestellt werden.
Überweisungen an einen anderen Arzt gleicher Disziplin (Arztgruppe) sind nur in Ausnahmefällen zulässig.
Kranken- und Überweisungsscheine gelten jeweils für einen Behandlungsfall. Als Behandlungsfall gilt die gesamte, von demselben Arzt innerhalb desselben Kalendervierteljahres an demselben Kranken vorgenommene Behandlung. Ein einheitlicher Behandlungsfall liegt auch dann vor, wenn sich aus der zuerst behandelten Krankheit eine andere Krankheit entwickelt oder während der Krankheit hinzutritt oder wenn der Kranke, nachdem er eine Zeitlang einer Behandlung nicht bedurfte, innerhalb des gleichen Kalendervierteljahres wegen derselben oder einer anderen Krankheit vom gleichen Arzt behandelt wird.
Abweichend hiervon gilt der Mutterschaftsvorsorgeschein für den gesamten Mutterschaftsvorsorgefall, der Berechtigungsschein für Maßnahmen der Früherkennung von Krankheiten jeweils für die auf ihm bezeichnete Untersuchung.
Der Behandlungsausweis für die Psychotherapie gilt längstens für die Dauer der Behandlung, für die die Krankenkasse ihre Leistungspflicht bestätigt hat.
Die Ordnungsvorschriften über die Behandlungsausweise richten sich sowohl an die Kassenärzte und Krankenkassen als auch an die Versicherten. Die Verbindlichkeit für die Kassenärzte ergibt sich aus der Satzung der Kassenärztlichen Vereinigung (§ 368 m. Abs. 2 RVO), für die Krankenkassen aus der Satzung ihrer Landesverbände (§ 414 Abs. 2 RVO) und für die Versicherten aus der Krankenordnung (§ 347 RVO in Verb. mit § 8 Abs. 2 BMV). In dringenden Fällen kann der Berechtigte auch ohne Behandlungsausweis den Kassenarzt aufsuchen. Er hat den Behandlungsausweis aber innerhalb einer Frist von 10 Tagen nachzureichen. Solange ein gültiger Behandlungsausweis nicht beigebracht ist, darf der Arzt eine Privatvergütung für die Behandlung verlangen. Wird der Behandlungsausweis innerhalb der 10-Tage-Frist beigebracht, so muß die entrichtete Vergütung zurückgezahlt werden (§ 8 Abs. 3 BMV).
(Aus „SB-Sammlung")
Gerade in dem Punkt der „freien Arztwahl" besteht nicht nur unter den Heimbewohnern eine große Unsicherheit, auch bei den Mitarbeitern besteht darüber wenig Klarheit. Hier sollte der Heimleiter helfen.

Beratungen durch den Arzt

Die Beratung durch den Arzt erhält gerade in der Altenarbeit eine immer größere Bedeutung. Selbst Heimleiter und Mitarbeiter, die sich ehrlich bemühen, eine optimale Altenarbeit zu leisten, haben damit noch nicht alle Probleme gelöst. Ein gewisser Teil der Heimbewohner wird stets mit persönlichen Schwierigkeiten zu kämpfen haben. Mitunter liegen die Probleme in der Gesundheit begründet, aber oft sind sie auf familiäre Sorgen, Schwierigkeiten im Verhältnis zu den Mitarbeitern oder auf die Eigenart des einzelnen zurückzuführen.

Der praktizierende Arzt ist für den alten Menschen ein Zentrum des Vertrauens: er bemüht sich außer um die Gesundheit auch um die persönlichen Probleme des einzelnen. Ist es nicht der Arzt, der den Betroffenen anhört und versucht, die eigentlichen Schwierigkeiten herauszufinden?

Es ist wesentlich, daß ein angemessenes Verfahren zur Beseitigung von Schwierigkeiten festgelegt ist, die auf die Lebensbedingungen und auf persönliche Probleme zurückzuführen sind. Sowohl persönliche Hilfen als auch persönliche Gespräche können sich erst dann der Probleme annehmen, nachdem sie aufgetreten sind. Viel wichtiger ist es, diese Schwierigkeiten gar nicht erst aufkommen zu lassen und durch rechtzeitige Beratungen zu einem besseren Verständnis zu gelangen.

Für die Mitarbeiter sollte die Beratung sicht nicht auf die betreffenden Arbeitsgebiete beschränken, sondern sie gleichfalls mit der Gesamtproblematik der Altenarbeit und den Zielen des Heimes vertraut machen. Diese Beratung wird durch verschiedene Mitteilungswege zwischen Arzt, Krankenhaus, Heimleiter und Mitarbeiter ergänzt. Damit soll auch eine Monotonie der Arbeit abgeschwächt und die oft zwecklos erscheinende tägliche Routinearbeit als Teil der Gesamtleistung des Heimes herausgestellt werden.

Eine sachkundige Beratung setzt voraus, daß die Ärzte und das Krankenhaus genaue Informationen über den Aufbau des Heimes, die technische Ausrüstung und die fachliche Ausbildung der Mitarbeiter besitzen.

Die Beratungen können auch Fragen der Unfallverhütung betreffen. Deshalb ist der Arzt zu Rate zu ziehen, wenn es um arbeitshygienische und arbeitsphysiologische Probleme geht. Bei den Beratungen darf das Prinzip der Gegenseitigkeit nicht aus den Augen verloren werden, denn erst durch die Informationen, die dem Arzt gegeben werden, ist dieser in der Lage, zu beraten. Man kann durchaus zu einem Fachkundigen gehen und sich sagen lassen, was zu mache sei und somit die Hilfen in Anspruch nehmen, die für diese Fälle angeboten werden.

Hierbei ist vor allem an die Fachdisziplinen Psychiatrie und Urologie gedacht. Gerade die Beratung in diesen Bereichen kann von großem Nutzen für die betreffenden Heimbewohner sein, da sich durch die Beratung die Mitarbeiter bei bestimmten Problemen entsprechend verhalten können.

Eine richtig durchgeführte Beratung übt einen entscheidenden Einfluß auf das Heimleben aus.

Verlegung ins Pflegeheim

Die Zahl der pflegebedürftigen und bettlägerigen alten Menschen hat sich in den letzte zehn Jahren mehr als verdoppelt.
Wenn dem Pflegebedürftigen zu Hause keine ausreichende pflegerische oder ärztliche Betreuung zukommen kann, ist eine Verlegung ins Pflegeheim oder auf eine Pflegestation unumgänglich. Auch wenn im Krankenhaus der alte Mensch nicht mehr mit Erfolg auf vollständige Genesung behandelt werden kann und er pflegebedürftig und bettlägerig wird, geht es in den seltensten Fällen ohne Verlegung ins Pflegeheim.
Ganz abgesehen von der Problematik, ob der alte Mensch ins Pflegeheim verlegt werden muß oder nicht, haben wir alles zu unternehmen, um eine aktivierende Pflege und Betreuung sowie ärztliche Behandlung zu gewährleisten.
Und daß in medizinisch-technisch gut ausgestatteten Pflegeheimen oder Pflegestationen die Versorgung und Beratung besser als zu Haus ist, dürfte wohl nicht anzuzweifeln sein. Wie oft kommt es vor, daß z.B. ein pflegebedürftiger alter Mensch zu Hause schon lange nicht mehr gebadet werden konnte, weil die Umstände es nicht erlaubten. Ganz abgesehen von den medizinischen Geräten, wie Sauerstoff- und Absauggeräte, wie EKG und Inhalationsgeräte, Lifter und anderes zur Erleichterung der Pflege. Auch die ständige Anwesenheit von fachlich ausgebildeten Mitarbeitern gibt dem Bewohner Sicherheit und Geborgenheit.
Auch im Pflegeheim sollte die Möglichkeit bestehen, daß die Bewohner noch ein paar kleine persönliche Dinge mitbringen können, wie z.B. einen Sessel, Bilder, Schränkchen und Fernsehgerät. Dabei muß bedacht werden, daß der Heimbewohner vielleicht für Jahre auf der Pflegestation bleiben muß. Natürlich ist es einfacher für das Heim, wenn die Einrichtung vom Haus gestellt wird; alles sieht ordentlicher aus und bietet Vorteile z.B. bei der Reinigung. Für den Bewohner ist sein Sessel oder das Bild ein Stück von seinem Leben! Für das Eingewöhnen und das Zutrauen, welches der Pflegebedürftige zum Pflegepersonal faßt, ist oft die erste Begegnung entscheidend. Der Heimleiter soll auf jeden Fall vor der Heimaufnahme die Mitarbeiter informieren und den Namen des Aufzunehmenden bekanntgeben und darauf achten, daß er sofort mit seinem Namen angesprochen wird. Der alte Mensch spürt bei der Nennung seines Namens, daß die Betreuer bereits Bescheid wissen und seine Aufnahme vorbereitet ist. Dies ist gerade beim Einzug in ein Pflegeheim sehr wichtig. Der Bewohner darf nicht den Eindruck bekommen, er ist „der" oder „der" Pflegefall.
Die Fragen nach dem Vornamen, Geburtstag, Hausarzt usw. sollten nicht gleich bei der Aufnahme gestellt werden. Außerdem kann man keinen Schwerkranken oder einen Bewohner, der der Bewußtlosigkeit nahe ist, befragen. Hier sind die begleitenden Personen um Auskunft zu bitten, wobei nicht vergessen werden darf, wie die nächsterreichbaren Angehörigen zu verständigen sind. Bei der Aufnahme von Pflegebedürftigen ist

darauf zu achten, daß die geistigen und seelischen Funktionen durch die Pflegebedürftigkeit und das Gefühl der Abhängigkeit nicht mehr so ausgeprägt sind. Es gilt, dem Heimbewohner von Anfang an mit Rat und Tat zu Seite zu stehen. Bei der Aufnahme ist den Angehörigen die Möglichkeit einzuräumen, beim Einzug ins Zimmer mitzuhelfen. Die Atmosphäre, die der neu aufgenommene alte Mensch und die Angehörigen im Heim antreffen und die auf sie wirkt, wird den Erfolg der aktivierenden Behandlung und Pflege unterstützen.

Es ist allgemein bekannt, daß der für einige Zeit bettlägerige Bewohner sehr schnell stehschwach wird. Aus diesem Grund muß in Zusammenarbeit mit den zuständigen Fachleuten die aktivierende Hilfe möglichst bald einsetzen.

Es bleibt hier die Aufgabe, die Arbeit im Pflegeheim und auf den Stationen so zu gestalten, daß die Aktivität und die Selbständigkeit der Bewohner soweit wie möglich wiederhergestellt und erhalten sowie nach Maßgabe der Umstände noch verstärkt werden.

Er muß die individuelle Versorgung und Betreuung als ständige Begleitung spüren und somit seine eigene Persönlichkeit und die Achtung vor sich selbst wieder entwickeln können. Die Selbstachtung beruht z.T. auf der inneren Überzeugung des eigenen Wertes. Sie ist aber von der Anerkennung durch andere abhängig.

Einweisung ins Krankenhaus

Wenn ein Heimbewohner wegen einer akuten Erkrankung ins Krankenhaus eingewiesen werden muß, tritt häufig zunächst eine Verschlechterung seines Gesundheitszustandes ein. Für viele Heimbewohner kommt der Aufenthalt in einer Klinik plötzlich, sie müssen sich umstellen, und das fällt ihnen nicht leicht. Außerdem kommt die Sorge hinzu, wie es weitergehen wird. Jeder einweisende Arzt sollte diese Nöte und Ängste der Heimbewohner berücksichtigen, wenn sich eine Verlegung nicht umgehen läßt. Besser wäre es, wenn man im Krankenhaus nur die erforderlichen Untersuchungen durchführen lassen könnte und die Heimbewohner mit einem Behandlungsplan wieder zurück ins Heim verlegen würde, denn dadurch würde die Umstellung in die neue Situation und die damit verbundene Verschlechterung des Gesundheitszustandes wegfallen.

Mit dem Krankenhausarzt und der zuständigen Schwester sollte vor der Aufnahme ein Gespräch geführt werden, in dem die Eigenschaften des Aufzunehmenden mitgeteilt werden. Weiter gehört zu den Vorbereitungen, daß man Angehörige des Heimbewohners verständigt und sie bittet, den Heimbewohner ins Krankenhaus mitzubegleiten. Auch sollten seine Sachen, die er für den Krankenhausaufenthalt benötigt, gepackt sein, damit es ohne Hektik geht, wenn der Krankentransport durchgeführt wird. Sehr wichtig ist, daß die nötigen Unterlagen (Arztbericht, Gutachten, Medikamentenplan und Vorgeschichte) mitgegeben werden.

Der Heimleiter sollte auf jeden Fall darauf achten, daß ein Begleiter mitfährt. Wenn kein Angehöriger mitfahren kann, so sollte es ein Mitarbeiter oder auch ein anderer Heimbewohner sein. Der Begleiter sollte nicht nur im Krankenhaus bis zur Aufnahme dabei sein, sondern auch helfen, bis er auf der für ihn bestimmten Station und in dem vorgesehenen Bett liegt.

Der stationäre Aufenthalt von Heimbewohnern wird oft mehrere Wochen oder sogar Monate dauern und fängt meist mit einer Reihe von verschiedenen Untersuchungen an, auf die man den Bewohner schon vorher aufmerksam machen sollte.

Sehr wichtig ist auch, daß man mit dem Krankenhaus den Zeitpunkt der Aufnahme festlegt, denn der Schwerpunkt im Ablauf des Stationsbetriebes liegt am Vormittag, der mit Hektik und Unruhe dahergeht, und dies können gerade alte Menschen am wenigsten gebrauchen. Von der Zeit gesehen, liegen diese Aufnahmen sehr ungünstig; wie soll man einen Patienten in Ruhe empfangen können, wenn man so viel zu tun hat? Der Heimleiter sollte dem Bewohner die Zusage geben, daß sein Platz im Heim frei bleibt und daß man auf seine Sachen achtet und auch seine Blumen usw. versorgt, denn das gibt ihm ein Gefühl der Geborgenheit und daß man im Heim auf seine Rückkehr wartet.

Allen muß bewußt sein, daß auch der alte Mensch gleichwertig neben den Jüngeren steht und gerade zur Zeit seiner Krankheit fremde Hilfe braucht.

Es ist uns bekannt, daß es für den Arzt und das Krankenpersonal nicht immer leicht ist, die Wünsche des Heimbewohners zu erfüllen. Bei vielen Heimbewohnern ist eine vollständige Heilung nicht mehr möglich. Man wird sie zwar symptomfrei machen, aber die Ursachen lassen sich nicht mehr beheben. Hier können klärende Gespräche späteren Problemen vorbeugen. Bei der Einweisung ins Krankenhaus ist es von Bedeutung, die Einstellung des Bewohners zur Krankheit zu kennen, denn diese spielt bei der Behandlung eine große Rolle. Es liegt an allen Mitarbeitern, mit dazu beizutragen, daß die Heimbewohner zu einer positiveren Einstellung und aktiven Auseinandersetzung mit ihrer Krankheit.

GEWA
Raum-Hygiene

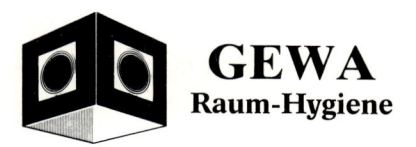

Tägliche Unterhaltsreinigung in Krankenhäusern, Altenheimen, Schulen, Behörden und Verwaltungen.

**Unterhaltsreinigung
Glasreinigung/Fassadenreinigung
Teppichbodenreinigung
Catering
Gartenarbeiten/Hydrokulturen**

Bitte fordern Sie unsere ausführlichen Informationen an.

Gesellschaft
für Gebäudereinigung
und Wartung m. b. H.

8000 München 80	4200 Oberhausen 1	4000 Düsseldorf 1
Kreillerstraße 21	Rhenaniastraße 23	Friedrich-Ebert-Straße 44
Telefon (0 89) 43 21 70	Telefon (02 08) 2 00 91	Telefon (02 11) 35 73 29

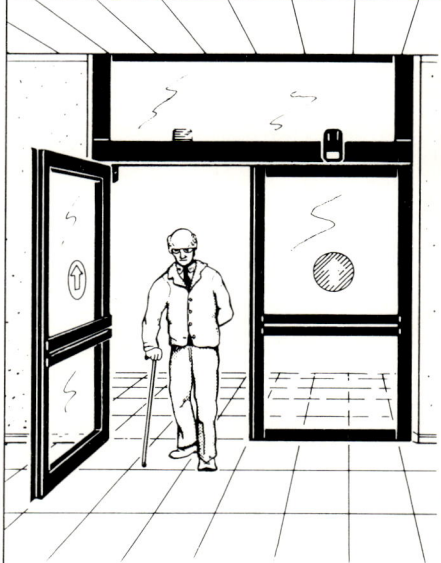

Automatische Türanlagen Besam weltweit führend

Diese Gründe haben BESAM zur Nr. 1 gemacht:
- Hohe Betriebssicherheit
- Günstiger Preis.
- Komplettes Programm.
- Leichte und schnelle Montage.

BESAM KUNDENDIENST
schnell · flexibel · zuverlässig

besam

Besam GmbH · Spremberger Straße 9 · 6114 Groß-Umstadt · Tel. 0 60 78/7 82-0

PROCEDO® STOCKER

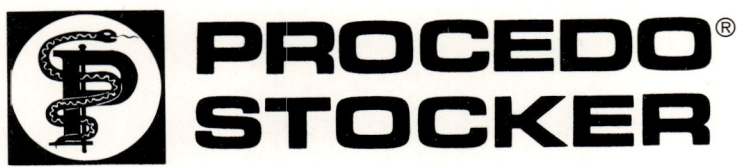

für den Fortschritt

- „STOCKER-Rahmensystem"
  ein Berichts- und Dokumentationssystem
  für den Wohn-, Betreuungs- und Pflegebereich
- Medikamententabletts
- Medikamentenbecher
- Arbeits- und Spritzentabletts
- Personalakten- und Befundsammelordner
- Arbeits- und Visitenwagen
- Mehrzweck- und Plantafeln

Fordern Sie kostenlos Unterlagen an

Akazienring 5
D-8051 Allershausen
Telefon (0 81 66) 14 34
Telex 5 26 779 prost d
Telefax (0 81 66) 83 63

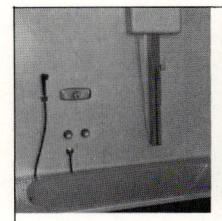

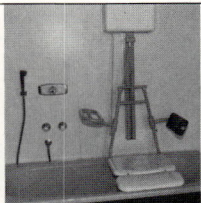

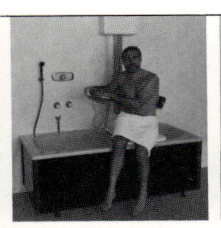

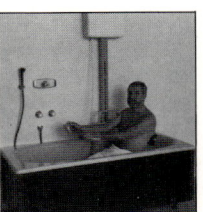

Senioren können wieder problemlos baden

Durch die einfache Konstruktion des neuartigen Badelifters „Bali" und durch die problemlose Handhabung können Senioren und Behinderte auf angenehme Art wieder baden. Das Eintauchen in die Wanne und das Herausheben ist durch die Betätigung eines Luftschalters möglich. Ohne Installationsaufwand kann der „Bali" über jede Wanne geschraubt werden. Information und Preise direkt vom Hersteller.

Dies ist nur ein Beispiel unserer Produktpalette für den Pflegebereich.

Unser Herstellungsprogramm umfaßt u. a.:

- Pflegehubwannen
- Stationswannen
- Sitzbäder
- Patientenlifter mit Liege, Sitz- und Tuchteil
- Duschwagen
  sowie das gesamte Programm der physikalischen Therapie.

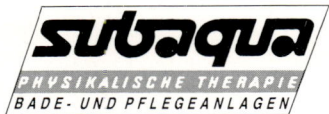

subaqua
PHYSIKALISCHE THERAPIE
BADE- UND PFLEGEANLAGEN

Fritz Trautwein GmbH
Liebigstraße 15 · 7800 Freiburg
Telefon (0761) 50 80 81 / 82

7. Kapitel

Altenheime und andere Alteneinrichtungen

Pflegeeinrichtungen

Das „Heimgesetz" heißt – sozusagen mit vollem Namen – „Gesetz über Altenheime, Altenwohnheime und Pflegeheime für Volljährige".
Es gilt also nicht nur für die Einrichtungen der Altenhilfe; zum anderen aber gibt es auch zahlreiche Einrichtungen der Altenhilfe, die nicht unter den Anwendungsbereich dieses Gesetzes fallen.

In § 1 Heimgesetz wird definiert:

> Dieses Gesetz gilt für Altenheime, Altenwohnheime, Pflegeheime und gleichartige Einrichtungen, die alte Menschen sowie Pflegebedürftige oder behinderte Volljährige nicht nur vorübergehend aufnehmen und betreuen, soweit es sich nicht um Krankenhäuser, Tageseinrichtungen oder Einrichtungen der beruflichen Rehabilitation handelt. In Einrichtungen der beruflichen Rehabilitation gilt dieses Gesetz jedoch für die Teile, die der Unterbringung der in Satz 1 bezeichneten Personen dienen.

Was nun aber genau unter diesen einzelnen Einrichtungen zu verstehen ist, und wie sie sich gegeneinander abgrenzen, ist nicht immer leicht zu klären. Grundsätzlich muß man davon ausgehen, daß für die begriffliche Zuordnung einer Einrichtung ihre Merkmale maßgebend sind, nicht die Bezeichnung.
Zu den Alten- und Pflegeheimen gehören daher auch die Wohnstifte, die Senioren-Ruhesitze, Feierabendheime, Pflegefamilien und manches andere.
Über die Definitionen der verschiedenen Einrichtungen macht sich der „Deutsche Verein für öffentliche und private Fürsorge" Gedanken, und hat diese in einer „Nomenklatur der Veranstaltungen, Dienste und Einrichtungen der Altenhilfe" festgelegt. Aber diese Nomenklatur muß auch häufig überarbeitet und aktualisiert werden. Manchmal haben sich Begriffsinhalte verändert oder es kommen auch ganz neue Arten hinzu.
Neben den „reinen" Einrichtungen gibt es sehr viele Mischformen; Altenheim kombiniert mit Altenwohnungen; Altenheim mit Pflegeheim; Pflegeheim mit Sozialstation; Altenkrankenhaus mit Rehabilitationsklinik; Altentagesstätte mit Tagespflege.

Altenheim

Eine Einrichtung, in der alte Menschen, die nicht pflegebedürftig sind, Unterkunft, Verpflegung und Betreuung erhalten.

Die Definition für das Altenheim geht von dem betreuungsbedürftigen alten Menschen und von der Funktion aus, die das Altenheim an ihm erfüllt. Er soll hier volle Unterkunft, Verpflegung und Betreuung erhalten, wobei Betreuung auch eine im Bedarfsfalle zu gewährende Pflege umfaßt. Bau, Ausstattung und Personalbesetzung entsprechen dieser Funktion.

Das Altenheim steht alten Menschen (in der Regel über 65) offen, sofern sie bei Aufnahme nicht pflegebedürftig sind. Dennoch wird der Charakter der Einrichtung nicht verändert, wenn einige wenige Bewohner bereits pflegebedürftig sind oder später pflegebedürftig werden.

Für diesen Personenkreis ist allerdings auf die Dauer die angemessene Unterbringung und Pflege in der Regel in einer Pflegeabteilung oder einem Pflegeheim zu gewährleisten.

Altenwohnheim

Eine Einrichtung, in der alte Menschen, die zur Führung eines eigenen Haushaltes noch imstande sind, Unterkunft in abgeschlossenen Wohnungen erhalten. Im Bedarfsfall werden zusätzlich Verpflegung und Betreuung gewährt, die vom Träger organisatorisch gesichert werden.

Im Altenwohnheim besteht die Regelleistung in der Gewährung von Unterkunft in altersgerechten, in sich abgeschlossenen Wohnungen. Es muß aber gewährleistet sein, daß dem alten Menschen im Bedarfsfall für vorübergehende Zeit zusätzlich Verpflegung und Betreuung gewährt wird. Betreuung umfaßt auch vorübergehende Pflege. Bau, Ausstattung und Personalbesetzung entsprechen dieser Funktion.

Wird vom Träger regelmäßig eine Mahlzeit geboten, ändert sich dadurch der Wohnheimcharakter nicht.

Altenwohnungen außerhalb von Altenwohnheimen werden auch dann nicht vom Heimgesetz erfaßt, wenn ein Gebäude ausschließlich Altenwohnungen enthält (Altenwohnhaus) oder wenn sich mehrere Altenwohnungen in einem Gebäude oder einem Gebäudekomplex befinden.

Pflegeheim

Eine Einrichtung, in der volljährige Personen, die wegen Krankheit oder Behinderung pflegebedürftig sind, Unterkunft, Verpflegung, Betreuung und Pflege erhalten.

Das Pflegeheim im Sinne des Gesetzes steht begrifflich für alle Einrichtungen oder Teile von Einrichtungen, die diese Funktionen erfüllen.

Dem Heimgesetz unterliegen nicht nur Heime für alte Menschen, sondern auch Einrichtungen für solche Volljährigen, die wegen Krankheit oder Behinderung pflegebedürftig sind. Ihnen wird in diesen Einrichtungen Unterkunft, Verpflegung und Betreuung sowie zusätzliche Pflege

gewährt. Die Gewährung von Pflege ist das entscheidende Kennzeichen dieser Heime. In ihnen wird auch ärztliche Hilfe gewährleistet, aber regelmäßig nicht als Leistung des Heimträgers selbst.
Im Land Berlin werden diese Einrichtungen als „Krankenheim" bezeichnet.

Geriatrische Klinik

In geriatrischen Einrichtungen werden Patienten nach den Erkenntnissen der Geriatrie behandelt. Gleichzeitig ist eine den Bedürfnissen des Betagten angemessene Krankenpflege gewährleistet.
Darüber hinaus soll es den Patienten durch die breite Anwendung aller zur Verfügung stehenden Rehabilitationsmaßnahmen ermöglicht werden, in die eigene Wohnung oder in ein Altenheim zurückzukehren.
Es handelt sich um eine Fachklinik mit der Zielsetzung, eine bestimmte Gruppe von Aufstehpatienten und bettlägerigen Patienten mit Herz-, Kreislauf-, Gefäßerkrankungen sowie Erkrankungen der Atmungsorgane, Magen, Galle, Leber und Stoffwechselkrankheiten aufzunehmen.
Die Klinik verfügt über modern eingerichtete umfangreiche diagnostische Abteilungen mit Röntgenstation, Meßplatz für Herz- und Lungenfunktion sowie die dazugehörigen Untersuchungsräume und Labors.
Außer den üblichen Therapieformen werden die Patienten durch Inhalationen, Ultraschall- und Normalverneblung sowie durch Atemgymnastik, Terrainkuren, Gesundheitserziehung und mit verschiedenen Kostformen behandelt.
Das Konzept der Behandlung muß auf aktivierende und rehabilitationsmäßige Maßnahmen abgestimmt sein.
Dieses Konzept einer aktivierenden und rehabilitierenden Behandlung und Versorgung soll durch ein ehrgeiziges Veranstaltungsprogramm abgerundet werden.
Werken in der Beschäftigungstherapie, Bewegungsübungen in der Bewegungstherapie gehören genau so dazu wie Schallplattennachmittage, Spielabende, Skat- und weitere Spieltreffs. Monatliche bunte Nachmittage werden regelmäßig durch entsprechende Initiativen entwickelt und durchgeführt. Eine Kapelle im Haus bietet Gelegenheit zum täglichen Gebet sowie zum wöchentlichen Gottesdienst.
Hier soll der Grundsatz gelten: Geriatrische Behandlung sei nicht nur Behandeln und Pflegen, sondern vor allem, den Patienten zu einem sinnvollen Tagesablauf zu verhelfen.
Für ein solches Konzept müssen den Patienten hauptamtliche Ärzte und ein ganzer Stab von qualifizierten Fachkräften zur Verfügung stehen, um den gewünschten Heilerfolg zu erzielen.
Vom Heimgesetz nicht erfaßt werden Krankenhäuser, Tageseinrichtungen sowie berufliche Rehabilitation.

Krankenhäuser
Einrichtungen, in denen durch ärztliche und pflegerische Hilfeleistungen Krankheiten, Leiden oder Körperschäden festgestellt, geheilt oder gelindert werden sollen und in denen die zu versorgenden Personen untergebracht und verpflegt werden können (§ 2 des Gesetzes zur wirtschaftlichen Sicherung der Krankenhäuser und zur Regelung der Krankenhauspflegesätze – KHG).

Tageseinrichtungen
Einrichtungen, in denen die in § 1 Abs. 1 HeimG erfaßten Personen für einen Teil des Tages Unterkunft, Verpflegung und Betreuung erhalten. Diese teilstationären Einrichtungen sind darauf abgestellt, in Fällen, in denen eine Unterbringung in vollem Umfange (d.h. rund um die Uhr) nicht erforderlich ist, entweder nur während des Tages oder nur während der Nacht Unterkunft, Verpflegung und Betreuung zu gewähren.

Offene Altenkreise
Man sollte den Heimbewohnern auch außerhalb des Heimbereichs Anregungen und Hilfen für anfallende Alltagsprobleme geben und über Fragen des Zeitgeschehens diskutieren sowie sie über Rechtsfragen informieren.
Die Zusammenarbeit mit den offenen Altenkreisen, organisiert von den freien Wohlfahrtsverbänden, Vereinen und Vereinigungen, den Beratungsstellen des Sozialamtes sowie der Kirche ist für den Heimleiter unumgänglich, schon allein aus der Sicht, um über die jeweiligen Angebote informiert zu sein.
Die offenen Altenkreise sind ergänzend zu dem Informationsangebot und der Beschäftigungstherapie des Heimes zu sehen. Deshalb sollten nach Möglichkeit viele Heimbewohner zu den Veranstaltungen der offenen Altenkreise gehen. Da das Angebot breit gefächert ist, werden jeweils nach den Interessen der Heimbewohner auch bestimmte Gruppen an den jeweiligen Veranstaltungen teilnehmen.
Die Mitglieder dieser offenen Altenkreise sollten auch zu den Veranstaltungen ins Heim eingeladen werden, damit der Kontakt zu den Heimbewohnern nicht einseitig bleibt. So kann man z.B. zusammen in den Gottesdienst gehen oder gemeinsam andere Veranstaltungen besuchen.
Oft werden von den offenen Altenkreisen Besuchsdienste für das Heim eingerichtet, denn viele pflegebedürftige Heimbewohner brauchen Besucher, die mit ihnen sprechen, ihnen zuhören, sie teilnehmen lassen an den öffentlichen Geschehnissen. Auch dies sollten der Heimleiter und seine Mitarbeiter fördern und begrüßen.
Mit der Arbeit der offenen Altenkreise will man der Vereinsamung älterer Menschen begegnen; und warum sollte diese Arbeit nicht vom Heim unterstützt werden? Bei der Zusammenarbeit mit den offenen Altenkreisen ist auf die Zusammenarbeit mit der zuständigen Stelle des Sozialam-

tes zu achten, denn von dort können wertvolle Informationen und Hinweise gegeben werden. Bei vielen Veranstaltungen kann auch vom Sozialamt mit einer finanziellen Unterstützung gerechnet werden, und sei es durch die Bereitstellung von Fahrzeugen, die die Heimbewohner zu den Veranstaltungen bringen.

Hilfsorganisationen

Mit den Hilfsorganisationen sollte der Heimleiter einen ebenso guten Kontakt haben, wie zu den anderen Einrichtungen und Institutionen sowie Behörden. Mit diesen Organisationen sind hier das Deutsche Rote Kreuz, der Malteser Hilfsdienst und ähnliche Einrichtungen mit gleichen Zielen gemeint.
Ohne diese Hilfsorganisationen könnten viele Maßnahmen der Betreuung nicht durchgeführt werden. So leisten die Mitarbeiter gute Dienste bei Großveranstaltungen. Sie sind behilflich beim Transport zu den Veranstaltungen und wieder zurück mit den erforderlichen Fahrzeugen, wie Krankenwagen oder mit dem Bus, in den Rollstuhlfahrer mit ihren Rollstühlen fahren können. Die Betreuung und evtl. Rettungsmaßnahmen, wenn Zwischenfälle entstehen, wie sie gerade bei solchen Großveranstaltungen vorkommen können, liegt bei dem Fachpersonal der Organisation in den besten Händen. Auch bei der Durchführung von Krankentransporten kann der Heimleiter auf die Mithilfe der Organisationen nicht verzichten. Beim Transport von alten Menschen muß das Sanitätspersonal viel Geduld und Zuneigung aufbringen. Dies ist besonders wichtig, wenn ein Heimbewohner ins Krankenhaus verlegt werden muß und bei ihm eine gewisse Unsicherheit besteht. Durch die Zuneigung und Freundlichkeit des Personals beim Transport wird dem Heimbewohner die erste Unsicherheit vor dem Krankenhaus genommen. Auch wenn Heimbewohner zu ärztlichen Untersuchungen müssen und mit dem Krankenwagen transportiert werden, dann sind die Freundlichkeit und persönliche Hilfsbereitschaft des Krankenwagenpersonals von großer Bedeutung. Es gibt Heimbewohner, die ausdrücklich darum bitten, daß ein bestimmter Krankenwagen mit dem Sanitätspersonal sie zum Arzt bringt und wieder abholt.
Die Hilfsorganisationen führen selbst auch Veranstaltungen durch, zu denen die Heimbewohner eingeladen werden.
Einige Helfergruppen der Hilfsorganisationen sind auch bereit, ab und zu Dienst auf Pflegestation mitzumachen. Jeder Heimleiter ist froh, wenn er auf die Gruppen der Hilfsorganisationen zurückgreifen kann, wenn es Engpässe gibt. Dies wiederum ist nur möglich, wenn ein ständiger Kontakt zwischen dem Heimleiter und den Hilfsorganisationen besteht. Da die Mitarbeiter der Hilfsorganisationen sehr oft indirekt im Heimbereich zu tun haben, vor allem bei den schwer pflegebedürftigen Heimbewohnern, sollten der Heimleiter und seine Mitarbeiter mit dem Sanitätsper-

sonal zum Wohl der ihnen anvertrauten Heimbewohner zusammenarbeiten.

Sozialstationen

Eine Sozialstation im Einzugsbereich des Alten- und Pflegeheimes kann für die alten Menschen im Heim und für den Heimleiter eine große Hilfe sein. So kann, wenn eine Zusammenarbeit besteht, die Sozialstation vor der Heimaufnahme bereits Kontakte herstellen, denn die Mitarbeiter der Sozialstationen bringen älteren Menschen Hilfe.

Aufgaben einer Sozialstation:

Die Sozialstation bietet der Bevölkerung eines bestimmten Einzugsbereiches folgende ambulante pflegerische Dienste an:
▷ Krankenpflege,
▷ Altenpflege,
▷ Haus- und Familienpflege.
Die Sozialstation soll im Rahmen ihrer Aufgaben in Fragen der Gesundheitserziehung und der Gesundheitsvor- und nachsorge beraten.
Außerdem soll sie über Hilfen im sozialen Bereich informieren und Hilfesuchende an die zuständigen Stellen verweisen.
Sind innerhalb des Einzugsbereichs weitere ambulante pflegerische Dienste vorhanden, so arbeitet die Sozialstation mit deren Trägern zusammen.
Die Sozialstation pflegt innerhalb ihres Einzugsbereiches die Zusammenarbeit insbesondere mit den Kirchen und Religionsgemeinschaften des öffentlichen Rechts, den Verbänden der freien Wohlfahrtspflege, den Kommunen und Behörden, der Ärzteschaft und den Hebammen, den Krankenhäusern, Alteneinrichtungen und den entsprechenden Ausbildungsstätten.

Durch verschiedene Hilfen wie „Essen auf Rädern" und Haushaltshilfedienst mit Wäsche- und Reinigungsdienst sowie pflegerische Dienste bei schwer oder chronisch Erkrankten sowie auch einen Sozialdienst, um Kontakte und zwischenmenschliche Beziehungen herzustellen, soll den älteren Menschen geholfen werden.
Einige bestimmte pflegerische Dienste – wie Bäder oder Fußpflege – könnten im Heim durchgeführt werden, und so kann bei den später aufzunehmenden alten Menschen etwas von dem Vorurteil gegenüber Alteneinrichtungen abgebaut werden.
Aus der Küche des Heimes kann auch ein Teil der Essensportionen für das „Essen auf Rädern" geliefert werden.

Auch bei Veranstaltungen außerhalb des Heimbereiches kann die Sozialstation gute Dienste leisten und behinderte Heimbewohner mit ihren Fahrzeugen abholen und nach der Veranstaltung wieder zurückbringen. Bei Ausflügen mit den behinderten Heimbewohnern kann die Sozialstation ebenfalls ausgezeichnete Hilfe mit ihren Fahrzeugen und Mitarbeitern leisten, und dies sollte der Heimleiter zu nutzen wissen.

Begegnungszentrum

Altenbegegnungsstätten sind ständige Einrichtungen der offenen Altenhilfe, die ausschließlich oder überwiegend älteren Menschen zur Verfügung stehen und deren Bedürfnissen nach Kontakten, Geselligkeit, Unterhaltung und Bildung Rechnung tragen. Gleichzeitig soll die Möglichkeit der Begegnung mit der jüngeren Generation bestehen.
Einem Begegnungszentrum sollte zugeordnet sein: ein größerer Gruppenraum mit Theke für Getränke, Kaffee- und Kuchenausgabe, ein Zimmer für Gruppengespräche und Gruppenarbeit, ein Werkraum für festgelegte Werkstunden unter Anleitung der Beschäftigungstherapeutin, ein größerer Saal zur Durchführung von Veranstaltungen, ein Raum für Altengymnastik und – wenn möglich – die Einrichtung eines stationären Mittagstisches. Gut ist es, wenn das Begegnungszentrum im Heim integriert ist, da hier die Räumlichkeiten mit den technischen Einrichtungen vorhanden sind. Außerdem müssen die Heimbewohner dann nicht den Heimbereich verlassen, um in das Begegnungszentrum zu kommen.
Nach Möglichkeit sollten neben einer hauptamtlichen Fachkraft viele ehrenamtliche Helfer die Betreuung im Begegnungszentrum mit durchführen.
Unabhängig davon, ob das Begegnungszentrum im Heim oder außerhalb des Hauses liegt, hat der Heimleiter engen Kontakt zu halten. Eine echte Zusammenarbeit kann gerade für die Heimbewohner von großem Vorteil sein, da das Begegnungszentrum zu einer Quelle von schöpferischer Aktivität werden kann.
Mit dieser Zusammenarbeit wird man weiter erreichen, daß Vorurteile gegenüber Alten- und Pflegeheimen abgebaut werden, da die Heimbewohner Kontakte und Freundschaften mit Menschen außerhalb des Heimbereiches schließen können. Dies wirkt sich sehr positiv auf die Heimatmosphäre und damit auf die Zufriedenheit der Heimbewohner aus.
Jeder Heimleiter sollte in Zusammenarbeit mit dem Träger versuchen, ein solches Begegnungszentrum in seinem Heim zum Wohl der Heimbewohner und der älteren Bevölkerung der Stadt zu integrieren, da zu allen Veranstaltungen die Bürger aus der Stadt eingeladen werden sollten.

Exkurs: Altenheime in der Statistik

Der genaue Bestand an Alten- und Pflegeheimen in der Bundesrepublik Deutschland ist nicht bekannt. Es gibt keine bundeseinheitliche Statistik, und die Erhebungen in den einzelnen Bundesländern sind unregelmäßig und lückenhaft. Exakte Statistiken, die jährlich aktualisiert werden, gibt es bis jetzt nur für Bayern und Berlin. Auch die Wohlfahrtsverbände als Träger der meisten Heime tun sich schwer. Die Zugehörigkeit zu einem solchen Verband bedeutet keinesfalls immer, daß dieser auch Träger ist! Selbst bei den privaten Heimen liegt der „Organisationsgrad" noch unter 50%. Für die den Verbänden angeschlossenen Häuser gibt es exaktes Zahlenmaterial. Aber sehr viele kleine Heime bleiben unberücksichtigt. Manche dieser Einrichtungen legen auch keinen Wert darauf, als „Altenheim" erfaßt zu werden, denn damit fallen sie unter die Vorschriften des Heimgesetzes. Durch Bezeichnungen wie „Seniorenpension", „Wohngemeinschaft" „Pflegefamilie" wollen sie möglichst unbehelligt bleiben. Ein weiteres Problem für die Statistik ist die genaue Abgrenzung der Begriffe. An sich fallen Altenwohnungen sowie Altenwohnheime nicht unter die Definition. Aber es gibt auch Altenwohnheime mit Teilbetreuung! Außer den reinen Altenpflegeheimen gibt es in zunehmendem Umfang Pflegeheime, die auch jüngere Patienten betreuen (MS, Aids). Auch die Gemeinde-Krankenpflege, wie sie in vielen kleinen Orten noch immer besteht, ist schwer einzuordnen. Hier kann es durchaus vorkommen, daß die fünf oder sechs zur Verfügung stehenden Betten ausschließlich mit alten Patienten belegt sind, und vielleicht sogar für Dauer. Unter diesen Vorbehalten sind die folgenden Zahlen zu sehen, die ungefähr alle zwei Jahre per Umfrage aktualisiert werden. Insgesamt dürfte es etwas über 6.000 Einrichtungen der stationären Altenhilfe geben, mit ca. 500.000 Plätzen.

Übersicht 1: Anzahl der Heime und Plätze (1986)

Einrichtungen	Zahl	Plätze
Altenwohnheime (AWH)	603	53959
Altenheime (AH)	2799	174173
Altenpflegeheime (APH)	848	55880
Mehrgliedrige Einrichtungen	1942	194938
Gleichartige Einrichtungen	78	6923
Behinderten-Einrichtungen	1033	67587
Insgesamt	7303	553460

Übersicht 2: Verteilung der Heime nach Trägern (1986)

Einrichtungen	Öffentliche Zahl	%-Anteile	Freigemeinnützige Zahl	%-Anteile	Private Zahl	%-Anteile
Altenwohnheime	260	43,1	286	47,4	57	9,5
Altenheime	381	13,6	1 638	58,5	780	27,9
Altenpflegeheime	102	12,0	299	35,5	447	52,7
Mehrgliedrige Einrichtungen	248	12,8	1 140	58,7	554	28,5
Gleichartige Einrichtungen	9	11,5	44	56,4	25	32,1
Behinderten-Einrichtungen	50	4,8	803	77,8	180	17,4
Gesamtzahlen	1 050	14,4	4 210	57,6	2 043	28,0

Übersicht 3: Die Einrichtungen der freien Wohlfahrtspflege (1987)

	Einrichtungen	Betten/ Plätze	hauptamtliche Vollzeitbeschäftigte	Teilzeitbeschäftigte
Einrichtungen Altenwohnungen	545	25 263	315	548
Altenwohnheime Altenwohnheime ohne ständige Pflegeabteilung	268	17 652	2 017	850
Altenwohnheime mit ständiger Pflegeabteilung	102	13 748	2 552	1 100
Altenheime Altenheime ohne ständige Pflegeabteilung	926	39 738	10 537	5 975
Altenheime mit ständiger Pflegeabteilung	1 909	181 048	54 944	23 571
Altenpflegeheime/ Altenkrankenheime	324	26 302	12 061	4 472
Insgesamt	4 074	303 751	82 426	36 516

Recht der Altenhilfe · Sozialrecht · Gesundheitswesen · Verwaltungswissenschaft · Organisationsentwicklung · Rechtstatsachenforschung

– Bücher von Thomas Klie

Heimaufsicht
Praxis – Probleme – Perspektiven
Das Heimgesetz ist seit 1975 in Kraft – hat es die Heimverhältnisse verbessert? Ein solches Gesetz steht und fällt mit der Handhabung in der Praxis. Diese Untersuchung, im wesentlichen anhand eines Bundeslandes, leuchtet erstmals in das Dunkelfeld Heimaufsicht hinein, macht Möglichkeiten und Grenzen des Gesetzes deutlich, stellt die rechtlichen Grundlagen der Heimaufsicht dar und beschreibt typische Fehlerquellen heimrechtlicher Praxis.

1988, 318 Seiten, geb., 58,– DM, Best.-Nr. 18024

Gesetzes- und Vorschriftensammlung für Altenhilfe und Altenpflege
Handliche und übersichtliche Zusammenstellung der nicht wenigen Gesetze und Vorschriften, die den Altenhilfe- und Altenpflegebereich betreffen: Staatsrecht, Haftungsrecht, Recht der psychisch Kranken, Gesundheitsrecht, Sozialrecht, Arbeitsrecht, Arbeitsschutzrecht, Heimrecht und Erbrecht. Mit Gesetzesregister, Stichwortverzeichnis und – auf einem Lesezeichen – dem Abkürzungsverzeichnis. Zum schnellen Orientieren.

1985, 392 Seiten, br., 28,– DM, Best.-Nr. 18537

Rechtskunde
Reihe „Lehrbuch der Altenpflege"
Die ausführlich bearbeitete und um rund 100 Seiten erweiterte Neuausgabe, auf aktuellem Rechtsstand, vermittelt umfassend und konkret rechtliches Grundwissen für Altenhilfe und Altenpflege. Durch Fallbeispiele, Übersichten und Schaubilder werden Zusammenhänge deutlich. Die einführende Staatsbürgerkunde klärt über Grundrechte auf, das so wichtige Haftungsrecht, Sozialrecht, Heimrecht, Recht des psychisch Kranken, Gesundheitsschutzrecht (vom Arzneimittelrecht bis zur Hygiene im Pflegeheim), Erbrecht und auch Arbeits- und Berufsrecht für Altenpfleger sind gebührend berücksichtigt.

1988, 480 Seiten, geb., 32,80 DM, Best.-Nr. 18011

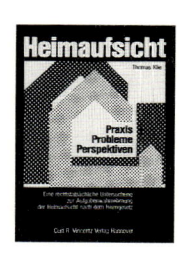

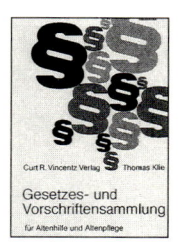

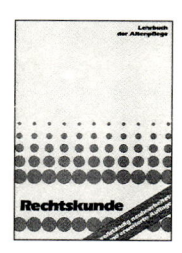

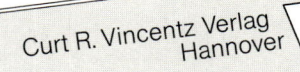

Curt R. Vincentz Verlag Hannover

Postfach 62 47 · Schiffgraben 41–43 · 3000 Hannover 1
Telefon (0511) 34 99 9 24 · Telefax (0511) 34 99 99 9

8. Kapitel
Heimleiter und Behörden

Heimaufsicht

Schon vor dem Inkrafttreten des Heimgesetzes wurden die Betriebe der Alten- und Altenpflegeheime von verschiedenen Behörden überwacht und kontrolliert. Aber diese Aufsicht war doch recht lückenhaft und wurde von Ort zu Ort unterschiedlich gehandhabt. Teilweise wurden nur die „privaten" Heime mehr oder minder streng kontrolliert, während man die Heime der Kommunen und der Wohlfahrtsverbände vom Grundsatz her als völlig einwandfrei einstufte.
Das Heimgesetz brachte dann aber diese Überwachung für sämtliche Heime, unabhängig vom Träger oder auch von der Größe.
Im Heimgesetz selbst und in seinen Durchführungs-Verordnungen sind eine Vielzahl von Positionen angesprochen, deren Einhaltung von den Behörden überwacht wird.
Dabei handelt es sich um bauliche Vorschriften wie auch um Verwaltungsfragen, um den Heimbeirat wie um die sanitären Verhältnisse in den Heimen.
Ein sehr wesentlicher Faktor ist allerdings außerhalb der Kontrolle geblieben: die personelle Besetzung in den Heimen, sowohl hinsichtlich der Qualifikation des Heimleiters wie der Mitarbeiter, als vor allem auch der „Personenschlüssel", d.h. das zahlenmäßige Verhältnis zwischen pflegenden Mitarbeitern und Heimbewohnern. Die entsprechende „Heimmindestpersonalverordnung" ist bereits 1979 vorgelegt worden, wurde aber nicht zum Gesetz, und ihre Vorgaben können daher auch nicht durch die Heimaufsicht überwacht werden.
Zuständig für die Aufsicht sind in den einzelnen Bundesländern jeweils unterschiedliche Behörden. Für sie alle gilt als Richtlinie das Heimgesetz; aber die Durchführung der Kontrollen ist bis jetzt unterschiedlich. Sowohl was deren Häufigkeit betrifft, als vor allem auch die Intensität der Kontrolle und die Verfolgung von Abweichungen.
Erwähnt sei noch, daß an den Kontrollbesuchen auch die Träger der Einrichtung teilnehmen können, sowie Mitarbeiter der Heimleiter-Verbände.
Aus dem Verantwortungsbereich des Heimleiters heraus ist es dringend erforderlich, daß eine echte Zusammenarbeit mit der Heimaufsicht besteht.
Zuerst einmal sollte sich jeder Heimleiter davon befreien, die Heimaufsicht als einen Überwachungsträger im negativen Sinn zu sehen.

Es hat sich als unumgänglich erwiesen, daß eine Überwachung in allen Bereichen vorhanden sein muß, dies sowohl zum Schutz der Heimbewohner und damit auch zum Schutz des Heimleiters selbst.
Die Heimaufsicht hat außer der „Kontrollfunktion" eine beratende Funktion, die viel bedeutender und wichtiger ist.
Hier gilt es anzusetzen und in engen Kontakten mit der Heimaufsicht die Beratung zum Wohl der Heimbewohner in Anspruch zu nehmen.
Bedingt durch die Tätigkeit der Heimaufsicht kann davon ausgegangen werden, daß diese Behörden sehr viel Informationen und Erfahrungen haben, die jeder Heimleiter für sich durch die Beratungen in Anspruch nehmen kann und sollte.
Wir dürfen nicht vergessen: das Heimgesetz ist geschaffen aufgrund von Mißverhältnissen und Mißständen, die ausgeräumt werden mußten. Sie auszuräumen war sicher für manches Heim schmerzvoll und nicht ohne Beigeschmack gegenüber der Heimaufsicht.
Dies aber der Heimaufsicht zuzuschieben, wäre der falsche Weg, denn damit kann man seine Schwächen oder baulichen Probleme nicht wegwischen.
Natürlich gibt es auch bei Heimaufsichtsbehörden Mitarbeiter, die ihre Machtposition behaupten und alles durchsetzen, ohne Kompromisse einzugehen, und die so den Heimleiter belasten.
Überwiegend kann man den Heimaufsichtsbehörden bescheinigen, daß sie in der Praxis ein hohes Maß an Flexibilität bei der Anwendung der Bestimmungen zeigt, um im Einzelfall eine sachgerechte Entscheidung treffen zu können.
In diesem Zusammenhang sei auf die Mindestanforderungen hingewiesen, die im Gesetz bzw. den Verordnungen festgelegt sind. Sie legen in ihren einzelnen Bestimmungen Qualitätsansprüche fest, die von den Trägern der Einrichtungen erfüllt sein müssen und die nicht unterschritten werden dürfen. Diese stellen die Grenze zwischen einer noch vertretbaren und einer mangelhaften Ausstattung dar. Daraus folgt, daß die Mindestausstattung nicht der Normalausstattung gleichzusetzen ist. Die Mindestanforderungen müssen von demjenigen erfüllt werden, der die Einrichtung betreibt.
Adressat der Pflichten sind daher nicht Leiter oder Beschäftigte der Einrichtung.
Deren Rechte und Pflichten bestimmen sich auch in Ansehung ihrer Qualifikation nach den zwischen ihnen und dem Träger bestehenden Rechtsverhältnissen. Werden die Mindestanforderungen nicht eingehalten, führt dies bei bereits bestehenden Einrichtungen zu Auflagen und Anforderungen und ggfs. zur Rücknahme oder zum Widerruf der Erlaubnis, bei noch nicht betriebenen Einrichtungen zur Versagung der Erlaubniserteilung.
Die Anforderungen an Alteneinrichtungen sind in den letzten Jahren angestiegen. Das zeigt sich z.B. in der Novellierung der MindestbauVO

vom Mai 1983. Auch für das Heimgesetz selbst wird für verschiedene Vorschriften eine Aktualisierung angestrebt.
Bei der Bewältigung dieser komplexen Aufgabe kommt einer Zusammenarbeit zwischen Heimaufsicht und Heimleiter und Träger eine besondere Bedeutung zu.
Diese Zusammenarbeit ist oft schon aus dem Grund erforderlich und ratsam, als kaum ein Träger dem Heimleiter konkrete Richtlinien oder Zielsetzung für seine Tätigkeit anbietet.

Bundessozialhilfegesetz (BSHG)

Durch das BSHG ist die Sozialhilfe geregelt. Die Sozialhilfe soll gegen das grundlegende Risiko „Not" sichern, wenn die Eigenhilfe, die Hilfe der Angehörigen oder die sonstigen Sicherungssysteme versagen bzw. nicht zuständig sind.

> „§ 1 (2) Aufgabe der Sozialhilfe ist es, dem Empfänger der Hilfe die Führung eines Lebens zu ermöglichen, das der Würde des Menschen entspricht. Die Hilfe soll ihn soweit wie möglich befähigen, unabhängig von ihr zu leben; hierbei muß er nach seinen Kräften mitwirken."

Die Sozialhilfe ist die Hauptform staatlicher Fürsorge in der Bundesrepublik Deutschland.
Auf folgende Leistungen besteht ein genereller Rechtsanspruch:
▷ Hilfe zum Lebensunterhalt: Kostenerstattungen bezogen auf Ernährung, Unterkunft, Kleidung, Heizung usw., aber auch Übernahme von Krankenversicherungsbeiträgen.
▷ Hilfe in besonderen Lebenslagen: Hilfe zum Aufbau oder zur Sicherung der Lebensgrundlage, Ausbildungshilfe, vorbeugende Gesundheitshilfe, Krankenhilfe, Hilfe für werdende Mütter und Wöchnerinnen, Eingliederungshilfe für Behinderte, Tuberkulosehilfe, Blindenhilfe, Hilfe zur Pflege (bei Hilflosigkeit), Hilfe zur Weiterführung des Haushalts, Hilfe zur Überwindung besonderer sozialer Schwierigkeiten, Altershilfe.

Wenngleich sich die ablehnende Haltung weiter Bevölkerungskreis gegenüber dem „Fürsorge- oder Sozialamt" abzubauen scheint, bleibt die Peinlichkeit der Offenlegung von individuellen und familiären Ausnahmesituationen bei den Beratungsstellen der Sozialhilfeträger nach wie vor ein Problem. Da die Sozialhilfe die allgemeine, durch das bürgerlichrechtliche Familienrecht begründete Unterhaltspflicht der Verwandten nicht aufhebt, können Kinder und Eltern gegenseitig zu Kostenersatz (Rückzahlungen) herangezogen werden.

Das BSHG regelt, daß die Sozialhilfe durch örtliche und überörtliche Träger durchgeführt wird (Städte, Landkreise, Gemeinden, Gemeindeverbände), die teils kommunale Selbstverwaltungskörperschaften, teils staatliche Behörden sind. Ferner werden die Organisationen der freien Wohlfahrtspflege weitgehend mit herangezogen.
Die Fürsorge stellt ein kollektives Prinzip individueller Sicherung dar, das dann eingreift, wenn die private Vorsorge nicht mehr gewährleistet ist.
Der Heimleiter sollte wissen, daß die Sozialhilfe ihre Mittel erst nach Überprüfung und Bestätigung der Bedürftigkeit einsetzt. Bedürftigkeit liegt vor, wenn weder eigene Mittel noch Familienangehörige des Betroffenen zur Unterstützung herangezogen werden können. Diese Methode subsidiärer Hilfeleistung, auch Subsidiaritätsprinzip genannt, geht davon aus, daß das Individuum zunächst für sich selbst verantwortlich ist; sodann in aufsteigender Linie die jeweils nächst höhere Sozialgruppe, der es angehört. Innerhalb dieser Hierarchie hat die jeweils größere Gemeinschaft diejenigen Leistungen zu übernehmen, die die nächst kleinere nicht mehr erbringen kann.
Ihre Hilfe ist auf den Einzelfall abgestellt; die Mittel werden nach Maßgabe der besonderen Notlage des Bedürftigen eingesetzt. Der Heimleiter sollte über das BSHG Bescheid wissen und in seine Arbeit mit einbeziehen.
§ 75 BSHG (Altenhilfe) erhielt durch das Dritte Gesetz zur Änderung des Bundessozialhilfegesetzes eine bedeutsame Neufassung.
Das Ziel der Hilfe „dazu beizutragen: Schwierigkeiten zu überwinden, die durch das Alter entstehen", ist übernommen, das weitere Ziel „Vereinsamung im Alter zu verhüten", wurde durch die umfassendere Zielsetzung ersetzt: „alten Menschen die Möglichkeit zu erhalten, am Leben in der Gemeinschaft teilzunehmen".
Der Zielsetzung, vor allem den stetigen Ausbau der offenen Altenhilfe zu betreiben, wurde Rechnung getragen. Der vorbeugende Charakter der Altenhilfe wurde dadurch betont, daß Altenhilfe auch zu einer Verhütung von Schwierigkeiten beitragen soll, die durch das Alter entstehen. Die Hilfe soll auch gewährt werden, wenn sie der Vorbereitung auf das Alter dient und soll auch gewährt werden, wenn nur eine Milderung der durch das Alter entstehenden Schwierigkeiten erreicht werden kann.

Der Katalog der für alte Menschen in Betracht kommenden Maßnahmen ist in der Neufassung des § 75 BSHG sowohl durch eine Änderung der Reihenfolge als durch die Einfügung von zwei bisher nicht aufgeführten Maßnahmen verändert worden, nämlich:
▷ Hilfe in allen Fragen der Aufnahme in eine Einrichtung, die zur Betreuung alter Menschen dient, insbesondere bei der Beschaffung eines geeigneten Heimplatzes;
▷ Hilfe in allen Fragen der Inanspruchnahme altersgerechter Dienste.

Bei der Änderung der Reihenfolge wird die „Hilfe bei der Beschaffung und zur Erhaltung einer Wohnung, die den Bedürfnissen des alten Menschen entspricht", an die erste Stelle gerückt. Dadurch gewinnt diese Hilfeart besondere Bedeutung. Es wird auch dem berechtigten Wunsch bei alten Menschen Rechnung getragen, in einer eigenen Wohnung möglichst in vertrauter Umgebung bleiben zu können.
Von der bisher ersten an die letzte Stelle gerückt ist die Hilfe zu einer Beschäftigung, weil die Praxis gezeigt hat, daß nur wenige alte Menschen Betätigung wünschen, zu deren Beschaffung sie Hilfe bedürfen.

Abteilung Sozialhilfe

Mit der Sozialhilfeabteilung sollte der Heimleiter, ebenso wie mit den anderen Abteilungen des Sozialamtes, eng zusammenarbeiten. Dadurch kann ihm und den Heimbewohnern viel Arbeit abgenommen werden, da schon bei der Antragstellung auf Sozialhilfe eine Beratung stattfinden kann. Oft wird es so sein, daß man einen Mitarbeiter der Sozialhilfeabteilung zu dem betreffenden Heimbewohner bittet, der dann die Angelegenheiten mit ihm bespricht. Trotz dieser guten Zusammenarbeit muß man immer wieder feststellen, daß viele Heimbewohner mögliche Hilfen, die sie in Anspruch nehmen könnten wie die anderen Sozialleistungen – und einen Rechtsanspruch auf sie haben –, aus unbegründeten Vorurteilen gegen die Sozialhilfe nicht in Anspruch nehmen wollen. Wenn auch bekannt ist, daß die Sozialleistungen, etwa der Kriegsopferversorgung, keine Hilfe minderer Bedeutung ist, so glauben doch die meisten Heimbewohner, sie würden vom Sozialamt („Wohlfahrtsamt") Geld empfangen.
Hier liegt es am Heimleiter, der sich im BSHG etwas auskennen und beraten sollte, damit es nicht durch mangelnde Kenntnis zu solchen Mißverständnissen kommt. Natürlich ist es nicht möglich, daß man das ganze BSHG mit 140 Paragraphen auswendig kennt; dies ist auch nicht nötig, denn man hat die Sozialhilfeabteilung am Sozialamt, die zur Seite steht und hilft.
Die hauptsächliche Aufgabe der Sozialhilfe ist es, dem Einzelnen wie der Familie durch finanzielle Unterstützung ein menschenwürdiges Leben zu erhalten. Das Sozialamt, und damit die Sozialhilfeabteilung, muß von Amts wegen tätig werden, sobald es etwas von dem einzelnen Sozialhilfefall erfährt. So hat jeder Mensch, der in Not zu geraten droht oder bereits in Not geraten ist und seine Notlage aus eigenen Kräften und Mitteln nicht mehr beheben kann und die erforderliche Hilfe auch nicht von Angehörigen oder von Trägern anderer Sozialleistungen erhält, einen Anspruch auf die Sozialhilfe.
Da die Heimbewohner in vielen Fällen durch Einsatz ihrer Rente die Pflegekosten nicht abdecken können, ist ein Antrag auf Sozialhilfe unumgänglich. Dabei ist die Gewährung der Sozialhilfe unabhängig davon, ob der Antragsteller seine Notlage selbst verschuldet hat oder

nicht; im BSHG ist ganz klar ausgesagt, daß auf die meisten Leistungen der Sozialhilfe ein ausdrücklicher Rechtsanspruch besteht.

Bei der Gewährung der Hilfeleistungen müssen die persönlichen Verhältnisse des Antragstellers besonders berücksichtigt werden.

Wie aus den einzelnen Paragraphen des BSHG ersichtbar, bestehen die Formen der Sozialhilfe in persönlichen Hilfen, Sach- oder Geldleistungen, z.B. bei der Unterbringung in einem Alten- oder Pflegeheim. So übernimmt die Sozialhilfe diejenigen Heimkosten, die der Hilfeempfänger nicht selbst bezahlen kann, und wenn der Antragsteller wegen seines Alters, seiner Behinderung oder Krankheit nur in einem entsprechenden Heim nach seiner Wahl leben möchte. Außerdem steht dem Antragsteller dann noch gegebenenfalls ein monatliches Taschengeld zu.

Weiter gehören zu den Hilfen zum Lebensunterhalt außer der Unterkunft ebenso die persönlichen Bedürfnisse des täglichen Lebens sowie Kleidung und andere Hilfen und ganz besonders im vertretbaren Umfang die Möglichkeit der Hilfe zur Kontaktschaffung mit der Umwelt und die Teilnahme am kulturellen Leben und Veranstaltungen auch außerhalb des Heimbereiches. Die Hilfe in besonderen Lebenslagen erfaßt andere, neben dem Lebensunterhalt typische Lebenssituationen, wie Krankheit, Behinderung und Alter, wie in den Gesetzestexten ersichtlich. Die vorbeugende Gesundheitshilfe einschließlich ärztlicher Vorsorgeuntersuchungen und ärztlich verordneten Erholungskuren für alte Menschen werden von vielen Heimbewohnern wenig genutzt. Auch die Eingliederungshilfe für körperlich, geistig und seelisch Behinderte mit allen notwendigen Maßnahmen der medizinischen Behandlung und Versorgung und der sozialen Eingliederung in die Gesellschaft sollte der Heimleiter bei seiner Arbeit berücksichtigen. Ebenso verhält es sich mit der Hilfe für ältere Menschen zur Überwindung der Vereinsamung, der unbedingt mit allen Mitteln entgegengetreten werden muß. Sehr viel Unsicherheit bei alten Menschen besteht, wenn es um die Frage des Einsatzes von Einkommen und Vermögen sowie die Rückzahlung der Sozialhilfe geht. So wird bei der Hilfe zum Lebensunterhalt das eigene Einkommen grundsätzlich voll angerechnet, bei der Hilfe in besonderen Lebenslagen bleibt das Einkommen unterhalb bestimmter Einkommensgrenzen dagegen anrechnungsfrei. Auch beim Vermögen gibt es beträchtliche Ausnahmen von der Anrechnung; aus diesen Gründen ist die Zusammenarbeit mit der Sozialhilfeabteilung unbedingt erforderlich.

Der Weg zum Sozialamt ist für viele Heimbewohner sehr schwer. Wenn die Sozialhilfe die allgemeine, durch das bürgerlich-rechtliche Familienrecht begründete Unterhaltspflicht der Verwandten nicht aufhebt, wird das Sozialamt prüfen, ob und in welchem Umfang die unterhaltspflichtigen Angehörigen 1. Grades (Kinder und Eltern gegenseitig) zum Kostenersatz herangezogen werden können; aber auch zugunsten dieser Angehörigen gibt es beachtliche Einschränkungen.

Bei der Antragstellung für einmalige Anschaffungen zum Lebensunterhalt wie die Kleiderbeihilfe sind die Mitarbeiter der Sozialhilfeabteilung gern behilflich.
Der Heimleiter und die Heimbewohner sollten sich grundsätzlich mit allen Problemen der Antragstellung und des Hilfesuchens an das Sozialamt wenden können.

Altenhilfe

Altenhilfe soll die Schwierigkeiten, die durch das Alter entstehen, verhüten und mildern helfen und den älteren Menschen die Möglichkeiten erhalten, am Leben in der Gemeinschaft teilzunehmen. Infolge der veränderten Altersstruktur der Bevölkerung wird die Betreuung älterer Menschen immer wichtiger.
Als Maßnahmen der Altenhilfe sind vor allem vorgesehen: Hilfe zur Vorbereitung auf das Alter, Hilfe bei der Beschaffung und Erhaltung einer altersgerechten Wohnung oder bei der Aufnahme in ein Altenheim, Hilfe zum Besuch von Veranstaltungen geselliger und kultureller Art, zur Erhaltung der Verbindung mit nahestehenden Menschen oder zu einer vom älteren Menschen gewünschten Betätigung (Näheres § 75 des BSHG).
Der Bund hat sich seit 1968 mit finanzieller Hilfe an den Bemühungen, die gesellschaftliche Lage der älteren Generation zu verbessern, beteiligt. Er gibt Starthilfen für Modellvorhaben, die überregional beispielgebend sind, regt Initiativen an und fördert die Information und die Forschung über Probleme älterer Menschen. So wurden beispielsweise mitgefördert der Bau von Altenwohnungen, die Errichtung und Erneuerung von Alten- und Pflegeheimen, die Einrichtung von Tagesstätten, offenen Türen und Altenclubs, der Bau von Zentren für alte Menschen als mehrgliedrige, kombinierte Einrichtungen sowie Altenerholungsmaßnahmen, Versorgung älterer Menschen mit Mahlzeiten („Essen auf Rädern"), ambulante Betreuung und Hauspflege. Ein wichtiger Grundsatz der Altenhilfe ist die Individualisierung, die besagt, daß Art, Form und Maß der Hilfe sich nach der Besonderheit des Einzelfalls richten. Dem einzelnen wird so geholfen, wie es seine besondere Lage erfordert. Dabei soll den Wünschen des Hilfeempfängers auf eine bestimmte Gestaltung der Hilfe nach Möglichkeit entsprochen werden.
Für die Altenhilfe ist es von größter Wichtigkeit, daß die öffentliche Sozialhilfe durch die freie Wohlfahrtspflege wesentlich ergänzt wird. Zur freien Wohlfahrtspflege gehören die auf weltanschaulicher oder humanitärer Grundlage tätigen freien Organisationen und Vereinigungen, die sich die Hilfe für den Menschen in Not zur Aufgabe gemacht und hierfür zahlreiche Einrichtungen wie Tagesstätten, Heime, Sonderschulen, Krankenhäuser, Heilstätten, Beratungsstellen, Sozialzentren geschaffen haben.

Aufbau des BSHG

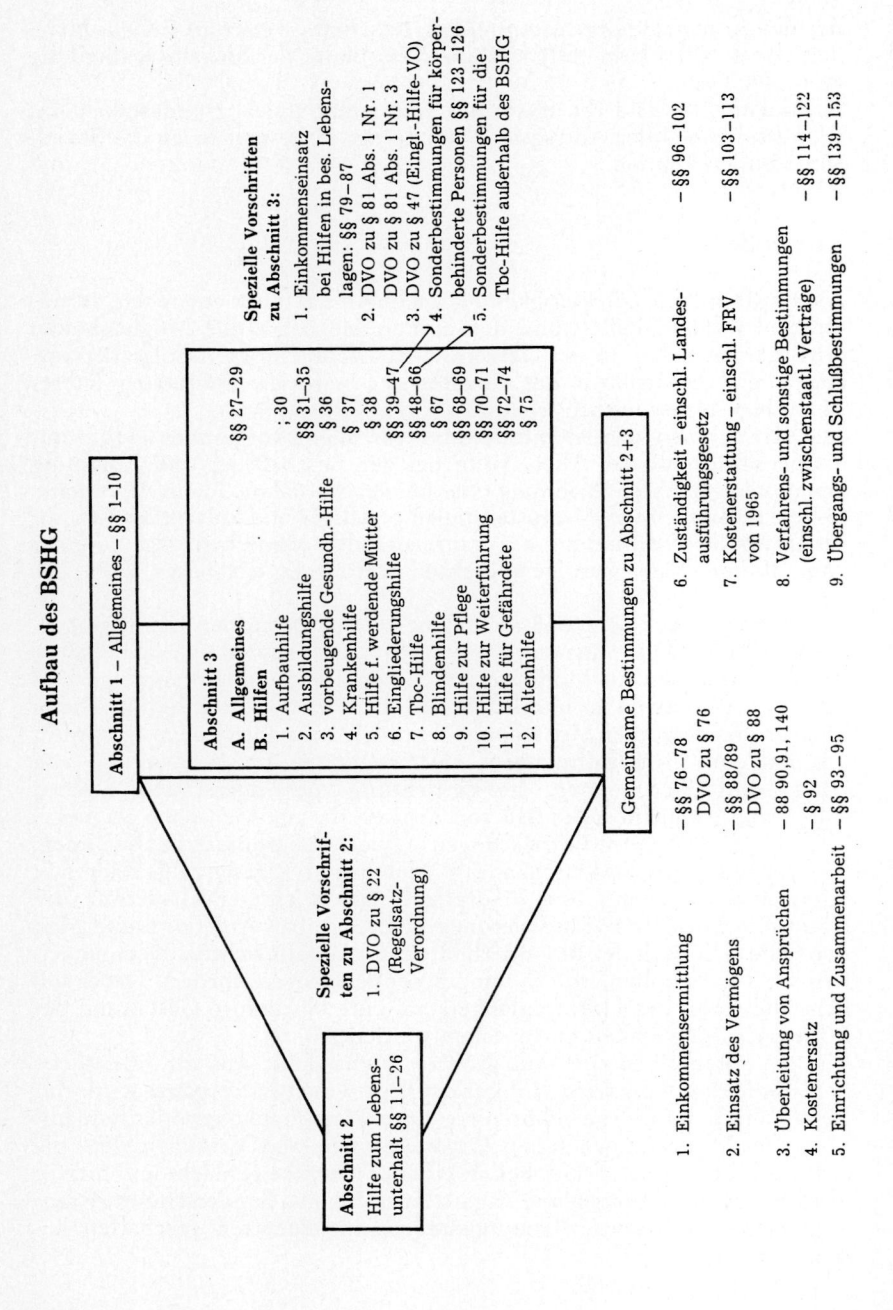

Abschnitt 1 – Allgemeines – §§ 1–10

Abschnitt 3

A. Allgemeines §§ 27–29
B. Hilfen
1. Aufbauhilfe ; 30
2. Ausbildungshilfe §§ 31–35
3. vorbeugende Gesundh.-Hilfe § 36
4. Krankenhilfe § 37
5. Hilfe f. werdende Mütter § 38
6. Eingliederungshilfe §§ 39–47
7. Tbc-Hilfe §§ 48–66
8. Blindenhilfe § 67
9. Hilfe zur Pflege §§ 68–69
10. Hilfe zur Weiterführung §§ 70–71
11. Hilfe für Gefährdete §§ 72–74
12. Altenhilfe § 75

Spezielle Vorschriften zu Abschnitt 3:
1. Einkommenseinsatz bei Hilfen in bes. Lebenslagen: §§ 79–87
2. DVO zu § 81 Abs. 1 Nr. 1
   DVO zu § 81 Abs. 1 Nr. 3
3. DVO zu § 47 (Eingl.-Hilfe-VO)
4. Sonderbestimmungen für körperbehinderte Personen §§ 123–126
5. Sonderbestimmungen für die Tbc-Hilfe außerhalb des BSHG

Abschnitt 2
Hilfe zum Lebensunterhalt §§ 11–26

Spezielle Vorschriften zu Abschnitt 2:
1. DVO zu § 22 (Regelsatz-Verordnung)

Gemeinsame Bestimmungen zu Abschnitt 2 + 3

1. Einkommensermittlung – §§ 76–78
   DVO zu § 76
2. Einsatz des Vermögens – §§ 88/89
   DVO zu § 88
3. Überleitung von Ansprüchen – 88 90, 91, 140
4. Kostenersatz – § 92
5. Einrichtung und Zusammenarbeit – §§ 93–95
6. Zuständigkeit – einschl. Landesausführungsgesetz – §§ 96–102
7. Kostenerstattung – einschl. FRV von 1965 – §§ 103–113
8. Verfahrens- und sonstige Bestimmungen (einschl. zwischenstaatl. Verträge) – §§ 114–122
9. Übergangs- und Schlußbestimmungen – §§ 139–153

244

Die Träger der Sozialhilfe nehmen diese Einrichtungen zur Durchführung ihrer Aufgaben weitgehend in Anspruch. Sie müssen im Rahmen ihrer Planungsverantwortung zum Wohl des Hilfesuchenden mit den Trägern der freien Wohlfahrtspflege im Sinne einer wirksamen Ergänzung zusammenarbeiten und dabei deren Selbständigkeit in Zielsetzung und Durchführung ihrer Aufgaben achten. Außerdem sollen sie die Wohlfahrtsverbände in ihrer Tätigkeit auf dem Gebiet der Sozialhilfe angemessen unterstützen. Die Sozialhilfeträger können die Verbände auch allgemein an der Durchführung ihrer Aufgaben beteiligen oder ihnen mit Einverständnis solche Aufgaben übertragen. Die Abteilung Altenhilfe am Sozialamt könnte Informations- und Einsatzzentrale der offenen und geschlossenen Altenhilfe sein. Jeder Heimleiter sollte versuchen, mit dieser Abteilung gut zusammenzuarbeiten. Nur so ist es möglich, eine Kombination zwischen den Heimbewohnern und den Mitbürgern außerhalb des Heimes herzustellen und die Heimbewohner in das öffentliche Leben zu integrieren. Es können gemeinsame Großveranstaltungen durchgeführt werden, an denen die Heimbewohner teilnehmen sollten. Auch bei Durchführung von Maßnahmen der Altenhilfe, wie die Altenerholung und Altenberatung, kann das Sozialamt gute Unterstützung leisten.

Die Vermittlung von gegenseitigen Hilfen kann für viele ältere Menschen von großem Nutzen sein und einer Vereinsamung entgegenwirken. Dies ist die gemeinsame Aufgabe aller an der Altenarbeit Beteiligten. Sie zu lösen ist der Sinn der Bundessozialhilfegesetzes mit all seinen Paragraphen und Vorschriften.

Aufstellung eines Selbstkostenblattes

Das Heimgesetz bestimmt, daß angebotene Leistungen und Entgelte im Heimvertrag detailliert aufgeführt sind. Die angebotenen Güter und Dienste des Heimes werden im allgemeinen in einem Leistungsbündel, den Regelleistungen der Einrichtung zusammengefaßt. Dieses „Paket" ist mit dem Heimkostensatz, mit einem Entgelt zu bezahlen.

Die Einrichtungen arbeiten kostendeckend. Das verlangte Entgelt muß sich an den Selbstkosten der Einrichtung orientieren. Unter Kosten ist der bewertete Verbrauch an Sachgütern und Dienstleistungen zu verstehen, der zur Erstellung der betrieblichen Leistung notwendig ist. Dieser Verbrauch hängt von der Zielsetzung und dem Standard der Einrichtung sowie von der Gegebenheit ab. Das Verhältnis von Entgelt und Selbstkosten ist angemessen, wenn die Summe des Entgelts die Selbstkosten abdeckt. Überhöhte Kosten und somit überhöhte Entgelte entstehen durch fehlende Beachtung des Wirtschaftlichkeitsprinzips.

Einrichtungen der Altenhilfe sind generell nur schwer vergleichbar, da sie sich häufig unterscheiden in
▷ ihrer Zielsetzung

- ihrer Standardvorstellung
- in ihrem Aufbau
- in ihrer Kapazität
- in ihrem wirtschaftlichen Streben

Die Einteilung der Kosten der Einrichtung, die in den Anwendungsbereich des HeimG fallen, ist möglich in
- Personalkosten
- Sachkosten für den medizinisch-pflegerischen Bedarf
- Kosten für Nahrungsmittel
- sonstige Kosten
- Vorhaltungskosten (Abschreibung, Instandhaltung)
- Finanzierungskosten

Die Höhe dieser Kosten ist abhängig von:
- der Belegung
- den Einkaufspreisen
- der Qualifikation der Mitarbeiter
- der Qualität der Mittel und Sachen
- der Organisationsform
- der Betriebsgröße
- der Qualität der betrieblichen Leistung
- dem Heimleiter

Die Pflegesätze, die Entgelte für die vom Heim erbrachten Leistungen, werden von den Pflegesatzkommissionen oder den jeweiligen Fachgremien für jede Einrichtung einzeln auf Antrag genehmigt.
Durch den Pflegesatz und die Zuschläge sind die Aufwendungen für folgende Leistungen abgegolten:
Unterkunft, Verpflegung und Betreuung sowie gegebenenfalls Schul- und Berufsausbildung, allgemeine ärztliche Überwachung durch den Anstalts- Heim- oder Vertragsarzt.

Durch den Pflegesatz und die Zuschläge sind nicht abgegolten insbesondere die Aufwendungen für folgende Leistungen:
- Krankenhilfe (ärztliche und zahnärztliche Einzelbehandlung, Versorgung mit Arznei und Verbandsmitteln, soweit sie auf Grund ärztlicher Verordnung beschafft werden, Zahnersatz, Krankenhausbehandlung, mit der Krankenhilfe zusammenhängende Fahrtkosten),
- Versorgung mit Körperersatzstücken sowie mit orthopädischen oder anderen Hilfsmitteln,
- Kosten für Ergänzung von Bekleidung, Leibwäsche und Schuhwerk
- Taschengeld im Sinne § 21 Abs.3 BSHG
- Überführungskosten aus Anlaß einer durch den Kostenträger genehmigten Verlegung in ein anderes Heim,
- Fahrtkosten bei Entlassung
- Bestattungskosten

Kosten nach Absatz 1 werden nur im Rahmen der bestehenden Rechts- und Verwaltungsvorschriften und soweit übernommen, als nicht ein Versicherungsträger Kostenträger ist.
Bei versicherten Pfleglingen ist der zuständige Versicherungsträger in Anspruch zu nehmen. Der Kostenträger hat dem Heim den zuständigen Versicherungsträger mitzuteilen.
Es gehört zu den Aufgaben einer ordentlichen Haus- und Wirtschaftsführung eines jeden Heimleiters, daß er die Pflegesätze berechnen und überwachen kann. Er hat mit dafür Sorge zu tragen, daß angebotenen Leistungen und Entgelte übereinstimmen.

Einstufung in den richtigen Pflegesatz

Eines der größten Probleme für den Heimleiter ist die Beachtung der richtigen Einstufung für den jeweiligen Heimbewohner bzw. Hilfesuchenden.
In den meisten Bundesländern wird die Feststellung der Versorgungsstufen durch einen Amtsarzt vorgenommen, der seinen Bericht an die zuständige Sozialbehörde weiterleitet. Auf Grund dieses Arztberichtes nimmt die Sozialbehörde die Einstufung vor und die Kostenzusicherung wird zugestellt.
Die Praxis zeigt, daß der Amtsarzt ohne Anmeldung und ohne Zuziehung von Mitarbeitern zu den untersuchenden Heimbewohner geht und dort seine Fragen stellt wie: „Wie geht es Ihnen. Waschen Sie sich allein, ziehen Sie sich allein an, und können Sie noch allein zur Toilette gehen?"
Die meisten Heimbewohner beantworten zur Zufriedenheit des Amtsarztes alle gestellten Fragen positiv für den Amtsarzt und negativ für sich selbst und für die richtige erforderliche Einstufung in den notwendigen Pflegesatz.
Außer daß es sogenannte Einstufungsmerkmale gemäß der jeweiligen Pflegesatzvereinbarungen gibt, wird aller aktivierenden Altenarbeit der Boden entzogen, den pflegebedürftigen Heimbewohnern das ihrer Pflegebedürftigkeit entsprechende und vorgesehene Personal zur Verfügung zu stellen. Die allgemein üblichen Merkmale zur Einstufung sagen aus, daß Heimbewohner einzustufen sind in:

▷ Stufe I (1a):	wenn sie in der Regel keiner besonderen Hilfeleistung bedürfen;
▷ Stufe II (1b): erhöht pflegebedürftig	wenn sie wegen körperlicher oder geistiger Gebrechen überwiegend bettlägerig sind, oder sich nicht mehr allein versorgen können. (Hilfe nötig beim Waschen, Kämmen, Anziehen, Essen, Aufstehen, Zubettgehen, Benutzung der Toilette);

> Stufe III (1c):
schwer
pflegebedürftig

wenn sie wegen Bewegungsunfähigkeit oder sonstiger körperlicher oder geistiger Gebrechen dauernd bettlägerig sind oder so hilflos sind, daß sie dauernd versorgungs- oder aufsichtsbedürftig sind.

Die Stufe II (1c) wird noch in weiteren Details erläutert wobei es heißt: Heimbewohner: muß beim Gehen geführt werden, muß im Krankenfahrstuhl gefahren werden, bedarf dauernd der Aufsicht, bedarf dauernd der Nachtwache, ist dauernd bettlägerig, kann nicht allein essen, hat keine Kontrolle über Funktion von Blase und Darm.
Die Praxis zeigt die Problematik dieses Arbeitsbereiches wie folgt. Die Mitarbeiter versuchen den „dauernd bettlägerigen Heimbewohner" so zu aktivieren, daß er mit viel Arbeit und Mühe in die Gemeinschaft integriert werden kann.
Nach Auslegung der Amtsärzte aber ist der Heimbewohner nicht mehr in Stufe III (1c) einzustufen, da er nicht mehr dauernd bettlägerig ist.
Nun müßte das dadurch freiwerdende Personal entlassen werden, und der Heimbewohner kann nicht mehr aus dem Bett genommen werden, da das Personal für diesen Heimbewohner nicht mehr bereit gestellt werden kann.
Bei den vorgesehenen Personalzahlen ist es nicht möglich, dies auf andere zu verteilen und ihnen Versorgung und Betreuung zu entziehen.
Es darf auch nicht zu Lasten der anderen Heimbewohner und der Mitarbeiter so vorgegangen werden.
Der Heimleiter muß alles daran setzen, dieses Mißverständnis und Mißverhältnis auszuräumen und eine gute Zusammenarbeit mit dem Amtsarzt anzustreben.
Es muß vor allem den zuständigen Behörden klar gemacht werden, daß der Heimträger jeweils den entsprechenden Heimbewohnern und deren Pflegestufen das ausreichende Personal vorzuhalten und gegenüber der Heimaufsicht nachzuweisen hat. Die Einstufung kommt somit nicht dem Heimträger, sondern dem Heimbewohner zugute, wie es auch sein soll.
Unabhängig von diesen Überlegungen hat der Hilfeempfänger ein Recht auf eine ihm zustehende und seinen Bedürfnissen entsprechenden Sozialhilfe. Dies gilt es in vielen Gesprächen den zuständigen Stellen klar zu machen.
Die Sozialhilfe steht dem jeweiligen Hilfeempfänger zu, der ja auch die Kostenzusage bekommt. Oft wird angenommen, das Heim erhielte die Kostenzusage und somit die Sozialhilfe. Bezüglich der Einstufungen kann es bis zu Auseinandersetzungen vor dem Sozialgericht kommen.
Der Heimleiter sollte sich von dem Heimbewohner eine Vertretungsvollmacht geben lassen, sonst kann er nicht für ihn auftreten. In weiterreichenden Fällen ist auf jeden Fall ein sachkundiger Anwalt einzuschalten.
In diesem Zusammenhang sei auch einmal auf die Kostenzusagen allge-

mein hingewiesen. Nach dem BSHG besteht ein Rechtsanspruch auf Sozialhilfe.
Der Sozialhilfeträger kann jedoch bestehenden Anspruch, um sich selbst schadlos zu halten, auf sich überleiten, wie es in der Praxis mit den Renten der Heimbewohner gemacht wird.
Der Antragsteller oder dessen Angehörigen sind gegenüber dem Heim nicht auskunftspflichtig; aber es besteht gegenüber dem Sozialhilfeträger eine Aufklärungs-, Auskunfts- und Meldepflicht. Sollte es sich um einen mittellosen Hilfesuchenden handeln, kann ein Antrag auf vorläufige Leistungen bei der Sozialverwaltung gestellt werden.

Im Sozialgesetzbuch, allgemeiner Teil (SGB) wird dazu nachfolgendes ausgesagt:

> „Besteht ein Anspruch auf Geldleistungen dem Grunde nach und ist zur Feststellung seiner Höhe voraussichtlich längere Zeit erforderlich, kann der zuständige Leistungsträger Vorschüsse zahlen. Auf Antrag des Berechtigten müssen Vorschüsse geleistet werden. Die Vorschußzahlungen beginnen spätestens nach Ablauf eines Kalendermonats nach Eingang des entsprechenden Antrages."

Kein Bürger muß noch Nachteile dadurch erleiden, daß zwischen mehreren Leistungsträgern streitig ist, wer von ihnen zur Leistung verpflichtet ist. Besteht ein Anspruch auf Sozialleistungen, so hat der zuerst angegangene Leistungsträger auf Antrag vorläufige Leistungen zu erbringen. Die Zahlung solcher vorläufiger Leistungen beginnt ebenfalls spätestens mit Ablauf eines Kalendermonats nach Eingang des betreffenden Antrages.
Der Heimleiter sollte bedenken, daß die Sozialhilfe erst einsetzt, wenn der Kostenträger Kenntnis von dem Antrag erhält d.h. er den Antrag mit Eingangsstempel versehen hat. Dies gilt auch für Einstufungsanträge.
Bei der Bearbeitung von Anträgen sieht das allgemeine Verwaltungsrecht eine angemessene Zeit d.h. 1-3 Monate vor, um eine Entscheidung zu treffen.
Keinesfalls ist es üblich, daß ein Heimträger für den jeweiligen Kostenträger der Sozialhilfe in Vorleistung zu treten hat.
Die Heimbewohner haben ein Recht auf Versorgung und Betreuung und müssen diese Dienstleistungen mit ihrer ihnen zustehenden Sozialhilfe bezahlen.

Wohngeld

Unter bestimmten Voraussetzungen hat jeder Bürger einen Rechtsanspruch auf einen finanziellen Zuschuß zu seiner Miete, das Wohngeld, das somit kein Almosen darstellt. Der Sinn des Wohngeldzuschusses ist

es, die Eigenbelastung für die Miete nach den jeweiligen Familien- und Einkommensverhältnissen tragbarer zu gestalten.
Wohngeld ist ein verlorener Zuschuß aus der Staatskasse für die privaten Aufwendungen des Bürgers für Wohnraum. Das Wohngeld wird gewährt, wenn das Einkommen eine bestimmte Grenze im Jahr nicht übersteigt. Der Staat hilft Bürgern mit geringerem Einkommen, auch in Altenheimen, unter bestimmten Voraussetzungen.
Es gibt zwei Formen des Wohngeldes: einmal den Mietzuschuß und zum anderen den Lastenzuschuß. Mietzuschuß wird gewährt für den Mieter einer Wohnung, aber auch für das Zimmer eines Heimbewohners.
Heimbewohner, gleichgültig ob pflegebedürftig oder nicht, sind gemäß § 3 Abs. 2 des 2. WoGG für einen Mietzuschuß antragsberechtigt, sofern sie im Wohnteil eines gemischten Heimes wohnen.
Es ist aber stets zu prüfen, ob der Antragsteller im Wohnteil oder im Pflegeteil eines Heimes untergebracht ist.

Mietzuschuß für Nutzungsberechtigte (§ 3 des WoGG)

Als Nutzungsberechtigte bei einem dem Mietverhältnis ähnlichen privatrechtlichen oder öffentlich-rechtlichen Nutzungsverhältnis sind insbesondere anzusehen
a) Bewohner eines Wohnheims, Altenwohnheims oder Altenheims oder des Wohnteils eines Altenkrankenheims oder Altenpflegeheims; zum Wohnteil gehören auch die Räume, die von Nichtpflegebedürftigen bewohnt werden,
b) Bewohner eines Altenkrankenheims oder eines Altenpflegeheims, wenn das Heim mit einem Altenwohnheim oder Altenheim räumlich und wirtschaftlich eine Einheit bildet und die Bettenzahl des Altenkrankenheims oder Altenpflegeheims geringer als die Bettenzahl des Altenwohnheims oder Altenheims ist,
c) Inhaber einer Stiftswohnung

Für die Bewohner eines Heims kann die Ermittlung der Miete schwierig sein, wenn für das Wohnen und andere Leistungen erheblichen Umfangs (z.B. Verpflegung) ein Gesamtentgelt entrichtet wird. Ist der auf das Wohnen allein entfallende Anteil nicht feststellbar, werden in der Regel bei der Belegung eines Raumes mit einem Bewohner 20 vom Hundert, mit mehreren Bewohnern 15 vom Hundert des Gesamtentgeltes als Miete angesehen.
Wer Wohngeld beansprucht, muß einen Antrag stellen. Die örtlich zuständigen Verwaltungsbehörden halten Antragsvordrucke bereit und sind bei der Ausfüllung behilflich. Die Höhe des Wohngeldes und der im Einzelfall maßgebende Höchstbetrag für Miete und Belastung kann aus Tabellen abgelesen werden, die in der amtlichen Wohngeldfibel abgedruckt sind. Diese ist beim Bundesminister für Raumordnung, Bauwesen und Städtebau erhältlich oder bei der Wohngeldabteilung des Sozialamtes. Niemand sollte sich scheuen, die Abteilung für Wohngeld auch dann

aufzusuchen, wenn Zweifel bestehen, ob ein Antrag überhaupt Erfolg hat. Die Ausrechnung hängt von einigen Faktoren ab und sollte auf jeden Fall von einem Fachmann durchgeführt werden.

Das Wohngeld wird im allgemeinen für 12 Monate bewilligt und an den Antragsberechtigten gezahlt.

Wohngeld, das der Empfänger zu Unrecht erhalten hat, ist zurückzuzahlen, wenn und soweit er die ungerechtfertigte Gewährung zu vertreten hat. Von einer Rückforderung kann jedoch ganz oder teilweise abgesehen werden, wenn sie eine besondere Härte für den Wohngeldempfänger bedeuten würde oder wenn daraus in unverhältnismäßigem Umfang Kosten oder Verwaltungsaufwendungen entstehen würden.

Der Heimleiter sollte Kontakt zu der Wohngeldstelle haben und evtl. abklären, ob und wie weit seine Heimbewohner Anspruch auf Wohngeld haben. Den Heimbewohnern sollte er bei der Antragstellung behilflich sein, weil diese es nicht gewohnt sind, mit solchen Formularen umzugehen.

Gebührenbefreiungen

Für viele Heimbewohner kann die Gebührenbefreiung eine finanzielle Erleichterung sein, und deshalb sollte der Heimleiter für die Heimbewohner diese Anträge stellen. Es geht auch hier nicht ohne die notwendige Zusammenarbeit mit der zuständigen Abteilung vom Sozialamt. Wenn der Heimleiter die Heimbewohner über die Gebührenbefreiung beraten und bei der Antragstellung behilflich sein will, sollte er einige Bestimmungen darüber wissen. Hier sind Verordnungen der Landesregierung von Baden-Württemberg wiedergegeben, die bis auf kleine Abweichungen auch in allen anderen Bundesländern gelten.

Rundfunk- und Fernsehgebühren

Von der Rundfunkgebührenpflicht können folgende Personen befreit werden:
▷ Sonderfürsorgeberechtigte im Sinne des § 27 c des Bundesversorgungsgesetzes (BVG).
▷ Blinde oder auf Dauer wesentlich Sehbehinderte und Hörgeschädigte, deren Hörfähigkeit auf Dauer wesentlich behindert ist und deren Behinderung nicht durch eine Hörhilfe behoben werden kann. Die Voraussetzung der wesentlichen Sehbehinderung ist erfüllt bei einer Gläserkorrektion ohne besondere optische Hilfsmittel, wenn
   a) auf dem besseren Auge oder beidäugig im Nahbereich bei einem Abstand von mindestens 30 cm oder im Fernbereich eine Sehschärfe von nicht mehr als 0,3 besteht oder
   b) andere Störungen der Sehfunktion von entsprechendem Schweregrad vorliegen.
▷ Körperbehinderte, deren Erwerbsfähigkeit um mindestens 80% gemindert ist, wenn sie entweder

a) infolge ihres Leidens ständig an die Wohnung gebunden sind oder
b) wegen ihres Leidens an öffentlichen Veranstaltungen ständig nicht teilnehmen können.

▷ Empfänger von Pflegezulagen nach § 267 Abs.1 des Lastenausgleichsgesetzes (LAG).
▷ Personen, denen wegen Pflegebedürftigkeit nach § 267 Abs. 2, Nr.2c LAG ein Freibetrag zuerkannt wird.
▷ Empfänger von laufender Hilfe zum Lebensunterhalt nach dem Bundessozialhilfe- oder Bundesversorgungsgesetz.
▷ Personen mit geringem Einkommen: bei bestimmten Voraussetzungen.
▷ Bewohner von Heimen, deren Einkommen nach Abzug der von ihnen zu leistenden Heimkosten den Taschengeldsatz der Sozialhilfe um nicht mehr als 50% übersteigt und die über kein Vermögen verfügen.

Die Befreiung von der Rundfunkgebührenpflicht wird auf Antrag gewährt. Voraussetzung ist ein Rundfunk- oder Fernsehgerät, das entweder bereits angemeldet wurde oder gleichzeitig mit dem Antrag auf Gebührenbefreiung angemeldet wird.
Dabei sind die Nachweise für die Voraussetzungen der Befreiung durch Bescheide, Ausweise oder ärztliche Atteste beizufügen. Bei Antragstellern mit geringem Einkommen sind Nachweise über das Einkommen sowie Vermögen, z.B. Spar- und Bankguthaben, Haus- und Grundbesitz, vorzulegen. Die Höhe der Miete und der sonstigen Belastungen sind ebenfalls nachzuweisen. Bei Erfüllung der Voraussetzungen für die Befreiung läßt die Behörde den Befreiungsbescheid dem Antragsteller zugehen. Eine Mehrfertigung des Bescheides erhalten der Rundfunk und die Gebühreneinzugszentrale (GEZ) in Köln.
Über Rundfunkempfangsgeräte in Betrieben oder in Einrichtungen, z.B. in Werkstätten für Behinderte, Heimen, Schulen, Ausbildungsstätten für Behinderte und Hinterbliebene usw., entscheiden die Landesrundfunkanstalten unmittelbar. Die Anträge sind an die jeweils zuständige Landesrundfunkanstalt zu richten.

Fernsprechgebühren

Ermäßigte Gebühren für Fernsprechhauptanschlüsse: Am 8.4.1976 ist die 6. Verordnung zur Änderung der Fernmeldeverordnung in Kraft getreten. Nach der Verordnung wurden die Voraussetzungen für die Gewährung der Gebührenermäßigung für einen Fernsprechhauptanschluß den Bestimmungen der Befreiung von der Rundfunkgebührenpflicht voll angepaßt. Die Gebührenermäßigung wird somit dem Anschlußinhaber oder Antragsteller für einen Fernsprechhauptanschluß ohne zusätzliche Prüfung gewährt, wenn er oder ein mit ihm in Haushaltsgemeinschaft lebender Angehöriger von der Rundfunkgebührenpflicht befreit ist oder (als Nichtrundfunk- oder Fernsehteilnehmer) die Voraussetzungen für eine solche Befreiung erfüllt.

Umfang der Gebührenermäßigung:
Anschließungsgebühr bei Neuanschließung eines Fernsprechhauptanschlusses, Übernahmegebühr bei Übernahme eines bereits vorhandenen Anschlusses, monatliche Grundgebühr je nach Ortsnetzgröße und Art des Hauptanschlusses.

Die Ermäßigung bezieht sich nur auf einfache Hauptanschlüsse; Sprechapparate besonderer Art und Zusatzeinrichtungen können angeschlossen werden, die Gebühren dafür werden jedoch nicht ermäßigt. Der Antrag auf eine Gebührenermäßigung für einen Fernsprechhauptanschluß und die ermäßigte Grundgebühr ist vom Anschlußinhaber bzw. künftigen Teilnehmer bei dem für den Wohnort zuständigen Fernmeldeamt zu stellen.

Dem Antrag ist der Bescheid des Sozialamtes über die Befreiung von der Rundfunkgebührenpflicht bzw. eine entsprechende Bescheinigung darüber, daß die Voraussetzungen hierfür erfüllt sind, beizufügen (bei Nichtrundfunkteilnehmern). Die Antragsformulare sind bei den Post- und Fernmeldeämtern (Anmeldestellen für Fernmeldeeinrichtungen) erhältlich.

Benachrichtigung von Behörden bei Todesfällen

Gerade bei Todesfällen gibt es viele unvermeidliche und unaufschiebbare Gänge, die von den Angehörigen durchgeführt werden müssen.
Der Heimleiter sollte in der Lage sein, die Angehörigen umfassend zu beraten. Wichtig dabei ist, daß die Angehörigen spüren, nicht alleingelassen zu sein. Um aber umfassend beraten zu können, sollte der Heimleiter etwa folgendes wissen:
Ein Todesfall ist beim Standesamt bis spätestens am ersten darauffolgenden Werktag anzuzeigen. Wenn dies ein Samstag ist, so muß die Anzeige am folgenden Montag erstattet werden. Bei der Anzeige sind dem Standesamt der Leichenschauschein, die Todesbescheinigung, der Personalausweis der Verstorbenen, wenn vorhanden, auch der Reisepaß und der Flüchtlingsausweis vorzulegen. Diese Dokumente werden vom Standesamt eingezogen. Des weiteren benötigt man die Geburts- und Heiratsurkunde des Verstorbenen und, wenn die Ehe aufgelöst war, die Sterbeurkunde oder das Scheidungsurteil, sofern beim Standesamt kein Familienregister geführt wird.
Auch ist daran zu denken, daß der, der den Todesfall anzeigt, sich beim Standesamt ausweisen muß. Außerdem hat er Angaben über die persönlichen Verhältnisse des Verstorbenen zu machen. Schon aus diesem Grund ist es wichtig, daß ein Angehöriger zum Standesamt geht, auch wenn die Besorgung des Sterbefalls einem Bestattungsinstitut übertragen wird. Auf jeden Fall sollte man den Beruf, die Konfession, ob der Ver-

storbene ein Testament hinterlassen hat und ob er Kriegsbeschädigtenrente vom Versorgungsamt bezogen hat sowie die Krankenkasse des Verstorbenen und die Zahl und Namen der Kinder wissen. Jeder Sterbefall wird vom Standesamt in das Sterbebuch eingetragen. Erst wenn diese Formalitäten erledigt sind, kann der Zeitpunkt der Bestattung festgesetzt werden. Jeder Todesfall wird auch dem Nachlaßgericht gemeldet.
Wer ein Testament in Besitz hat oder auffindet, ist verpflichtet, es unverzüglich, nachdem er vom Tode des Erblassers Kenntnis erhalten hat, an das Nachlaßgericht abzuliefern. Niemand, der z.B. unter den Papieren eines Verstorbenen ein Testament findet, ist also berechtigt, es allein oder mit anderen zu öffnen bzw. eine offene Urkunde zu behalten.
Sehr wichtig ist auch, daß man sich die nötige Anzahl von Sterbeurkunden ausfertigen läßt, denn die Sterbeurkunde ist das wichtigste Dokument, das man nach einem Todesfall braucht. Sterbeurkunden werden von folgenden Einrichtungen und Behörden benötigt:
Friedhofsverwaltung, Pfarramt für kirchliche Bestattung, Krankenkasse- und -versicherung, Landes- und Bundesversicherungsanstalt, Berufsgenossenschaft, Knappschaftskasse, Sterbekasse oder Bestattungsverein, Renten- und Lebensversicherung, Unfallversicherung, Pensionskasse, Gewerkschaft, Bank und Sparkasse, Post (bei Bestehen eines Postscheckkontos) und evtl. das Sozialamt.
Mit dem Friedhofsverwalter kann die Zeit der Beisetzung und die Wahl der Grabstätte abgesprochen werden. Er wird, ebenso wie ein privates Bestattungsunternehmen, den Leichentransport regeln und eine Beratung bei der Auswahl des Sarges und des Blumenschmuckes sowie der musikalischen Ausgestaltung der Trauerfeier vornehmen. Wenn die Angehörigen den Geistlichen nicht selbst verständigen sollen, wird er dies auch für sie erledigen, ebenso wie er sich um die Leichenbesorgung kümmert. Wenn eine Feuerbestattung gewünscht wurde, beschafft er die dafür erforderlichen Papiere. Hierfür sind ebenfalls eine Sterbeurkunde, eine amtsärztliche Bescheinigung, in der die Todesursache angegeben ist, eine Todesbescheinigung, ein Antrag der Angehörigen, der bestätigt, daß die Einäscherung dem ausdrücklichen Willen des Verstorbenen entspricht, notwendig. Und im Falle eines nicht natürlichen Todes wird eine zusätzliche Bescheinigung des Amtsgerichtes, daß der Leichnam zur Feuerbestattung freigegeben ist, benötigt. Die Friedhofsverwaltung besorgt auch einen Leichenpaß zur Überführung eines Toten und nimmt die Abrechnung der Bestattungskosten vor. Auch sollte der Heimleiter die Angehörigen über die Kosten der Beerdigung beraten können, wenn zum Beispiel ein Todesfall für die Angehörigen im Augenblick mit nicht übersehbaren finanziellen Belastungen verbunden ist. In bestimmten Fällen übernimmt die Sozialhilfe die Kosten für ein Begräbnis. Die Hinterbliebenen von Gewerkschaftsmitgliedern erhalten auf Antrag ein Sterbegeld, wenn sie eine Sterbeurkunde und das Mitgliedsbuch vorlegen.
Hinterbliebene eines Beschäftigten im öffentlichen Dienst- oder dieser selbst beim Tode eines Angehörigen, wenden sich unter Vorlage der

Bestattungsrechnungen und einer Sterbeurkunde an die zuständige Besoldungskasse (Gehalts- und Lohnabteilung). Von dort kann man Beihilfen zu den genannten Aufwendungen nach den jeweils geltenden Richtlinien erhalten.

Die Krankenkassen zahlen das Mitgliedersterbegeld nach Vorlage einer Sterbeurkunde und der verauslagten Bestattungskostenrechnungen an denjenigen aus, der für die Durchführung der Bestattung sorgt. Das gleiche gilt auch, wenn die Bestattung von einem Bestattungsinstitut durchgeführt wird, allerdings mit einer Vollmacht des Zahlungspflichtigen.

Hat der Verstorbene Beiträge zur Arbeiterversicherung (Invalidenversicherung), Angestelltenversicherung, knappschaftlichen Versicherung entrichtet, so ist bei der zuständigen Behörde für die Arbeiter- und Angestelltenversicherung Hinterbliebenenrente zu beantragen.

Außer der Sterbeurkunde, der Heiratsurkunde oder dem Familienstammbuch sind sämtliche Versicherungsunterlagen (Aufrechnungsbescheinigungen, letzte Versicherungskarte sowie Nachweise für Schul-, Militär- und Kriegsdienstzeiten und der letzte Rentenbescheid) vorzulegen. Falls eine Witwenrente beantragt werden soll, so ist innerhalb von 14 Tagen bei der Rentenstelle einen Witwenantrag zu stellen. Hier ist eine Berufung der Angehörigen und der Witwe unumgänglich. Eine weitere Aufgabe ist es, den Todesfall möglichst kurzfristig der betreffenden Versicherungsgesellschaft mitzuteilen. Der Tod sollte unverzüglich unter Angabe der Versicherungsscheinnummer mitgeteilt werden; bei Unfalltod muß die Benachrichtigung telegraphisch innerhalb 24 Stunden erfolgen! Dazu sind wieder folgende Unterlagen nötig: der Versicherungsschein und die letzte Quittung, eine Sterbeurkunde, ein Bericht des zuletzt behandelnden Arztes sowie eine Sterbefallanzeige. Bei einigen Versicherungsgesellschaften werden dem Antragsteller Vordrucke zugestellt, die vom Arzt oder von der Behörde ausgefüllt werden.

Bestimmte zusätzliche Erklärungen sind bei Unfalltod, bei Handwerkerversicherungen oder bei Verlust des Versicherungsscheins notwendig.

Die Angehörigen sollten auch einen Antrag an das Amtsgericht auf Testamentseröffnung und auf Erteilung eines Erbscheines stellen.

Ebenso ist nicht zu vergessen, daß Mitgliedschaften in Vereinen gekündigt, Abonnements von Zeitungen und Zeitschriften abbestellt und Konten aufgehoben werden müssen.

Der Heimleiter sollte auch den Kontakt zwischen dem Geistlichen und den Angehörigen herstellen, damit sie die näheren Umstände der Bestattung besprechen können. Oft hat der Verstorbene besondere Wünsche hinsichtlich des Leichentextes oder der Lieder hinterlassen. Auch besondere Vorstellungen von der Gestaltung der Trauerfeier können mit dem Geistlichen besprochen werden. Bei diesen Gesprächen sollte dem Geistlichen Näheres aus dem Leben des Verstorbenen mitgeteilt werden, denn das eine oder das andere kann der Geistliche in seiner Ansprache erwähnen. Auch nach der Bestattung bleibt noch eine Vielzahl an Arbeiten, die die Angehörigen erledigen müssen. Mit der Räumung des Zimmers im

Heim sollte man den Angehörigen bis nach der Beerdigung Zeit lassen. In einigen Fällen wird das Zimmer vom Heim geräumt und der Nachlaß bis zur Entscheidung des Nachlaßgerichtes verwahrt werden.
Der Heimleiter bietet den Angehörigen Rat und Hilfe jeglicher Art an. Er soll ihnen helfen, daß sie so rasch und so zweckmäßig wie möglich mit den unvermeidlichen Pflichten und Besorgungen fertig werden.

Anmeldungen und Abmeldungen

Da der Heimleiter für viele neu aufgenommenen Heimbewohner die polizeilichen Ab- und Anmeldungen durchführen wird, muß er über das Meldegesetz und die Vorschriften Bescheid wissen.

Aus dem Gesetz über das Meldewesen
I. Allgemeine Meldepflicht

> § 1 Anmeldung
> (1) Wer eine Wohnung bezieht, hat sich innerhalb einer Woche bei der Meldebehörde anzumelden. Bei der Anmeldung ist die Bestätigung über die Abmeldung (§ 2) vorzulegen.
> (2) Wird beim Beziehen einer Wohnung eine andere Wohnung beibehalten, so muß bei der Anmeldung erklärt werden, welche Wohnung die Hauptwohnung der gemeldeten Person ist; die Erklärung kann bei derselben Meldebehörde geändert werden.
> (3) die Meldepflicht ist unabhängig von einer Aufenthaltserlaubnis oder einer für den Bezug der Wohnung erforderlichen Zuteilung.
> (4) Wohnung im Sinne dieses Gesetztes ist jeder Raum, der zum Wohnen oder Schlafen benutzt wird.

> § 2 Abmeldung.
> (1) Wer aus einer Wohnung auszieht, hat sich innerhalb einer Woche bei der Meldebehörde unter Angabe seiner neuen Wohnung oder, wenn er noch keine neue Wohnung besitzt, unter Angabe seines Verbleibs abzumelden.
> (2) Die Pflicht zur Abmeldung entfällt bei einem Wohnungswechsel innerhalb derselben Gemeinde.

> § 3 Meldepflichtige Personen.
> (1) Die Meldung (An- oder Abmeldung) ist von dem Ein- oder Ausziehenden (Hauptmeldepflichtigen) zu erstatten.
> (2) Neben dem Hauptmeldepflichtigen ist der Wohnungsgeber nach Maßgabe des § 5 zur Meldung verpflichtet. Ist der Wohnungsgeber gleichzeitig Hauseigentümer und hat er für sein

Grundstück einen Verwalter bestellt, so geht seine Meldepflicht auf den Verwalter über.

§ 4 Meldung des Hauptmeldepflichtigen.
(1) Die Meldung geschieht durch Abgabe des ausgefüllten und unterschriebenen Meldescheins. Der Hauptmeldepflichtige kann sich bei der Abgabe des Meldescheins durch eine geeignete Person vertreten lassen.
(2) Für jede zu meldende Person ist ein besonderer Meldeschein zu verwenden. Ehegatten und Kinder, die denselben Familiennamen führen, können auf einem gemeinsamen Meldeschein gemeldet werden, der von einer nach 3 Abs. 1 und 2 meldepflichtigen Person zu unterschreiben ist.
(3) Dem Meldepflichtigen wird eine gebührenfreie Bestätigung über die Meldung (Meldebestätigung) erteilt.

§ 5 Meldung des Wohnungsgebers.
(1) Der Wohnungsgeber hat den Meldeschein neben dem Hauptmeldepflichtigen zu unterschreiben oder diesem den Ein- oder Auszug in anderer Weise schriftlich zu bestätigen und sich durch Einsicht in die Meldebestätigung oder Rückfrage bei der Meldebehörde davon zu überzeugen, daß die Meldung tatsächlich erstattet worden ist.
(2) Verweigert der Wohnungsgeber seine Unterschrift oder die Bestätigung, so hat der Hauptmeldepflichtige den Meldeschein mit dem schriftlichen Vermerk (Bestätigung verweigert) der Meldebehörde vorzulegen.
(3) Unterläßt der Hauptmeldepflichtige die Meldung innerhalb der Meldefrist oder verweigert er sie, so ist der Wohnungsgeber verpflichtet, den meldepflichtigen Vorgang der Meldebehörde unverzüglich anzuzeigen.

§ 7 Sonstige Pflichten des Meldepflichtigen.
Der Meldepflichtige hat der Meldebehörde die zur Meldung erforderlichen Auskünfte zu geben, auf Verlangen die zum Nachweis seiner Angaben erforderlichen Auskünfte zu geben, auf Verlangen die zum Nachweis seiner Angaben erforderlichen Ausweise vorzulegen sowie auf Verlangen persönlich zu erscheinen.

§ 8 Meldebehörde.
(1) Meldebehörde ist die Ortspolizeibehörde.
(2) Örtlich zuständig ist die Meldebehörde, in deren Bereich der meldepflichtige Vorgang stattfindet.

II. Besondere Meldepflichten

§ 11 Anstalten.
Die Leiter von Kuranstalten, Sanatorien, Heilstätten, Heil-, Pflege-, Bewahr- und Erziehungsanstalten sowie von Alten- und Pflegeheimen sind verpflichtet, aufgenommene Personen innerhalb von drei Tagen der Meldebehörde zu melden.

§ 12 Fremdenverzeichnisse.
(1) Die Leiter der in § 11 bezeichneten Unternehmen und Einrichtungen sowie die Leiter von Krankenhäusern, Kliniken, Entbindungsanstalten und Säuglingsheimen sind verpflichtet, über die aufgenommenen Personen ein Verzeichnis in Buch-, Kartei- oder Blockform zu führen.
(2) Das Verzeichnis ist der Meldebehörde oder einer Polizeidienststelle sowie dem Statistischen Landesamt auf Verlangen zur Einsicht vorzulegen.
Es ist vier Jahre lang nach der letzten Eintragung aufzubewahren.

§ 13 Eintritt der allgemeinen Meldepflicht.
(1) Überschreitet der Aufenthalt im Unternehmen und Einrichtungen der in § 10 Abs. 1 und 2, § 11 und § 12 Abs. 2 genannten Art die Dauer von zwei Monaten, so richtet sich die Meldepflicht nach den Vorschriften des Abschnittes I. Gleiches gilt, wenn die Überschreitung der Aufenthaltsdauer bereits bei der Aufnahme voraussehbar ist, mit der Maßgabe, daß die Meldepflicht nach Abschnitt II entfällt.
(2) Auf Personen, die in Krankenhäusern, Kliniken, Entbindungsanstalten, Säuglingsheimen, Kuranstalten, Sanatorien und Heilstätten aufgenommen wurden, findet Abs. 1 nur Anwendung, wenn sie in keiner Gemeinde im Gebiet der Bundesrepublik Deutschland einschließlich des Landes Berlin nach § 1 gemeldet sind.

Der Heimleiter sollte unbedingt darauf achten, daß die An- und Abmeldungen vorgenommen werden, denn dies ist auch bei einem Todesfall sehr wichtig. Auch sollte der Personalausweis möglichst rasch umgeschrieben werden.

Hilfe bei Suchaktionen

In jedem Heim wird es vorkommen, daß ein desorientierter Heimbewohner den Weg ins Heim nicht zurückfinden kann. Welcher Heimleiter hat von solchen Heimbewohnern nicht schon gehört: daß sie zu ihren Kindern möchten, in ihre Wohnung müssen oder zu ihren Eltern wollen, die schon gar nicht mehr leben? Da wir niemanden halten dürfen und das Heim auch keine geschlossene Anstalt ist, wird es in solchen Fällen wohl ohne Suchaktion nicht gehen.
Bevor der Heimleiter die Polizei verständigt, sollte er die Angehörigen des Heimbewohners anrufen. Auch am alten Wohnort sollte man nachsehen lassen, denn oft zieht es die Bewohner nach dort, wo sie viele Jahre gelebt haben. Auch bei der früheren Arbeitsstelle sollte nachgefragt werden sowie die alten Bekannten und Freunde aufgesucht werden. Erst wenn diese Maßnahmen alle ohne Erfolg sind, ist die Polizei zu verständigen. Zur Identifizierung sollte dann eine genaue Beschreibung des Heimbewohners, des körperlichen Zustandes, des Alters, besondere Merkmale sowie der Bekleidung gegeben werden. Die Ermittlungen wird dann die Polizei mit den ihr zur Verfügung stehenden Mitteln machen (z.B. Funk-, Radio-, Fernsehmeldung).
Der Heimleiter sollte der Polizei Bilder von dem Heimbewohner übergeben, damit sie den Gesuchten besser erkennen kann. Wenn der Heimleiter oder ein Mitarbeiter die Möglichkeit haben, an der Suchaktion teilzunehmen und mit der Polizei zu fahren, so ist dies eine große Hilfe, da man nicht jeden alten Menschen anhalten und befragen muß. Die Polizei wird bei ihren Suchaktionen auch die Krankenhäuser mit einbeziehen, da die Heimbewohner oft von gutmeinenden Mitbürgern ins Krankenhaus gebracht werden oder die Bürger einen Krankenwagen rufen.
Nicht nur die Polizei, der Heimleiter oder die Mitarbeiter beteiligen sich an den Suchaktionen, auch andere Heimbewohner machen gern mit und wollen helfen.
Dieses Hilfsangebot sollte der Heimleiter nicht außer acht lassen, da die Bewohner oft gute Ratschläge geben, denn meistens hat der Vermißte vorher erzählt, daß er da oder da hin muß oder etwas Bestimmtes vor hat. Hinweise dieser Art können gerade bei solchen Suchaktionen von großem Wert sein und sollten angenommen werden.
Bei den Heimbewohnern, die des öfteren gesucht werden müssen, ist es ratsam, in die Akten der Bewohner Bilder aufzunehmen. So hat man diese bei den Suchaktionen zur Verfügung. Weiter ist zu empfehlen, daß gerade bei den desorientierten Heimbewohnern nicht nur die Namen, sondern die genauen Anschriften in die Kleidung eingenäht sind.
Wie weit der Heimleiter rechtlich verpflichtet ist, an den Suchaktionen teilzunehmen, sei dahingestellt. Auch wenn Mitarbeiter oder andere Stellen meinen, es reiche aus, eine Vermißtenanzeige aufzugeben, so muß man sich ausdrücklich dagegen verwahren.

Verhältnis der Sozialhilfe zur Sozialversicherung und zur Versorgung

	Sozialhilfe/Fürsorge	Versicherung	Versorgung
1. Bestimmbarkeit des erfaßten Personenkreises	Unbestimmte Einzelpersonen	Bestimmte soziologisch abgegrenzte Personengruppen z.B. Arbeiter, Angestellte, Handwerker, Landwirte	Kriegsbeschädigte, Kriegerhinterbliebene, Vertriebene, polit. Verfolgte Opfer der Allgemeinheit
2. Voraussetzungen für die Hilfe	Unvermögen zur Selbsthilfe	Beitragsleistung und Eintritt des Versicherungsfalles (Alter, Erkrankung, Arbeitslosigkeit, Unfall usw.)	
3. Rangfolge der Hilfe	nachrangig	primär	primär
4. Art der Hilfe	individuell	schematisch	schematisch
5. Rechtsanspruch	auf unbestimmte Leistungen im Rahmen der Pflichtleistungen des BSGH (ist-soll-kann-Leistung)	auf bestimmte Leistungen	auf bestimmte Leistungen
6. Finanzierung	aus Steuern	aus Beiträgen	aus Steuern
7. Träger	Örtl. Träger: kreisfreie Städte und Landkreise, überörtl. Träger werden vom Land bestimmt	Krankenkassen, Berufsgenossenschaften, Rentenversicherungsträger (LVA, BfA) u.a.	Versorgungs- und Landesversorgungsämter, Ausgleichsämter u.a.
Gesetze:	BSGH, JWG, WGG. BKKG, Ausb.Förd.Ges.	RVO, AVG, AFG, Ges. über Vers.d.Landwirte, Handwerkervers.Gesetz	LAG, BVG, BEG, USG, Sold.Versorgungsgesetz, HHG

9. Kapitel

Spezielle Hilfen für Heimbewohner

Die Sozialversicherung

Bei Gesprächen mit den Heimbewohnern und Mitarbeitern kommen oft Fragen, die im Zusammenhang mit der Sozialversicherung stehen. Hier brauchen sowohl die alten Menschen als auch die Mitarbeiter häufig Auskunft und Beratung.
Daß der Heimleiter keine erschöpfende Auskunft geben kann, wird jeder alte Mensch verstehen. Die Sozialversicherung ist neben der Sozialhilfe und der Versorgung die dritte Form der sozialen Sicherung in der Bundesrepublik Deutschland. Diese drei Grundformen unterscheiden sich im wesentlichen folgendermaßen:
a) Sozialhilfe: Leistungen, wenn Bedürftigkeit vorliegt.
b) Versorgung: Leistungen als Ausgleich für Schäden und Opfer der Versorgten.
c) Sozialversicherung: Leistungen sind grundsätzlich von Beitragszahlung abhängig.

Die Sozialversicherung umfaßt:
a) die Krankenversicherung
b) die Rentenversicherung
c) die Unfallversicherung
d) die Arbeitslosenversicherung

a) Krankenversicherung

I. Träger der Krankenversicherung
Träger sind die Krankenkassen. Dabei gibt es verschiedene Arten:
Gesetzliche Krankenkassen: AOK, LKK, BKK, IKK.
Andere Träger: Ersatzkassen, See-Krankenkasse, Knappschaften, Abteilung K der LVA.

II. Kreis der versicherten Personen
Der größte Teil der Mitglieder einer Krankenkasse ist pflichtversichert. Daneben gibt es die Möglichkeit, sich freiwillig zu versichern.

Kreis der versicherten Personen
Pflichtversicherte: Freiwillig Versicherte:
Arbeitnehmer   freiwillig Beigetretene
Rentner   freiwillig Weiterversicherte
Arbeitslose
Selbständige
Pflichtversicherung

Arbeiter sind ohne Rücksicht auf die Höhe ihres Verdienstes versicherungspflichtig. Angestellte sind nur dann pflichtversichert, wenn ihr regelmäßiger Jahresarbeitsverdienst die für die Rentenversicherung der Arbeiter geltenden Beitragsbemessungsgrenzen nicht übersteigt. Rentner sind vom Tage der Rentenantragstellung an versichert.
Zu der Gruppe der Arbeitslosen gehören Arbeitslosengeld-, Arbeitslosenhilfe- und Unterhaltsgeldempfänger.

Versicherungsfreiheit
Folgende Personengruppen sind versicherungsfrei:
a) Personen, die nur vorübergehend oder gegen ein nur geringfügiges Entgelt beschäftigt sind,
b) Beamte und beamtenähnliche Personen,
c) Studenten, die zu oder während ihrer wissenschaftlichen Ausbildung beschäftigt sind,
d) auf Antrag Personen, die ein Altersruhegeld beziehen,
e) auf Antrag Rentner, die durch eine Privatkrankenversicherung für sich und die Familienangehörigen dieselben Leistungsansprüche haben, die sie bei der gesetzlichen Krankenkasse hätten,
f) auf Antrag Personen, die wegen der Erhöhung der Jahresarbeitsverdienstgrenze versicherungspflichtig werden, wenn sie durch eine Privatversicherung für sich und die Familienangehörigen dieselben Leistungsansprüche haben, die sie bei der gesetzlichen Krankenkasse hätten.

Freiwillige Versicherung
Hier wird unterschieden zwischen freiwilligem Beitritt und freiwilliger Weiterversicherung.
① Folgende Personen können einer Krankenkasse freiwillig beitreten:
a) Personen, die kraft Gesetz von der Versicherungspflicht befreit sind,
b) Familienangehörige, die in dem Betrieb des Verwandten ohne eigentliches Arbeitsverhältnis und ohne Entgelt mitarbeiten,
c) Gewerbetreibende und Betriebsunternehmer.

Sterbegeld
Beim Tode des Versicherten wird an denjenigen, der für die Bestattung aufkommt, ein Sterbegeld gezahlt. Die Kasse kann durch Satzungsbestimmung das Sterbegeld erhöhen.

Familienhilfe
Der Versicherte hat für seinen unterhaltsberechtigten Ehegatten und seine unterhaltsberechtigten Kinder Anspruch auf Maßnahmen zur Früherkennung von Krankheiten, auf Familienkrankenpflege, -mutterschaftshilfe und -sterbegeld. Die Satzung kann die Familienhilfe auf sonstige Angehörige (Verwandte und Verschwägerte) erweitern.

b) Rentenversicherung

I. Träger der Rentenversicherung
Träger der Rentenversicherung sind:
a) die Landesversicherungsanstalten (LVA) für die Rentenversicherung der Arbeiter,
b) die Bundesversicherungsanstalt für Angestellte (BfA) für die Angestelltenversicherung,
c) die Knappschaften für die Rentenversicherung der Bergleute,
d) die Seekasse für Rentenversicherung der Seeleute.

Beiträge
Die Beiträge der Pflichtversicherten werden je zur Hälfte vom Arbeitgeber und vom Versicherten getragen. Der Versichertenanteil wird durch den Arbeitgeber vom Bruttolohn einbehalten und mit dem Arbeitgeberanteil an die Kasse abgeführt. Beitragsschuldner ist der Arbeitgeber.
Die Krankenkasse zieht nicht nur die Krankenversicherungsbeiträge, sondern als Auftragsangelegenheit auch die Beiträge zur Renten- und Arbeitslosenversicherung ein. Diese Fremdbeiträge werden sofort an die entsprechenden Versicherungsträger weitergeleitet.
An Leistungen gewährt die Krankenkasse Maßnahmen zur Früherkennung von Krankheiten, Krankenhilfe, Mutterschaftshilfe, Sterbegeld und Familienhilfe.

Pflichtversicherung
① Arbeitnehmer, die gegen Entgelt beschäftigt sind,
② Hausgewerbetreibende, Heimarbeiter,
③ Mitglieder geistlicher Genossenschaften, Schwestern vom DRK und ähnlichen Gemeinschaften.

Versicherungsfreiheit
① Vorübergehende oder geringfügig entlohnte Nebenbeschäftigungen.
② Beschäftigungen, für die nur freier Unterhalt gewährt wird.
③ Beschäftigungen während des Studiums.
④ Beamte und beamtenähnliche Personen.
⑤ Altersruhegeldempfänger.
⑥ Auf Antrag Ruhegehaltsempfänger.

Nachversicherung
Nachversichert werden:
① Personen, die aus dem Beamtenverhältnis ausscheiden, ohne einen Anspruch auf Ruhegehalt zu haben.
② Berufssoldaten und Soldaten auf Zeit, wenn sie innerhalb eines Jahres nach dem Ausscheiden aus dem Wehrdienst versicherungspflichtig werden oder vor der Wehrdienstzeit versicherungspflichtig waren.

Freiwillige Versicherung: Eine freiwillige Weiterversicherung ist möglich, wenn keine Versicherungspflicht besteht und innerhalb von 10 Jahren für 60 Monate Beiträge gezahlt worden sind.

Renten
Versicherte erhalten folgende Renten: Rente wegen Berufsunfähigkeit (BU-Rente).
Rente wegen Erwerbsunfähigkeit (EU-Rente).
Altersruhegeld.

c) Unfallversicherung

I. Träger der Unfallversicherung

Träger sind die Berufsgenossenschaften. Sie sind Körperschaften des öffentlichen Rechts mit dem Recht der Selbstverwaltung. Alle Berufsgenossenschaften stehen unter staatlicher Aufsicht.

Personenkreis: Pflichtversicherung:
a) Arbeitnehmer.
b) Heimarbeiter und Hausgewerbetreibende
c) Personen, die im Interesse des Gemeinwohls tätig werden (z.B. Blutspender).
d) Kinder während des Besuchs von Kindergärten, Schüler während des Besuchs allgemeinbildender Schulen, Lernende während der beruflichen Aus- und Fortbildung.

Versicherungsfreiheit
① Beamte, wenn für sie Unfallfürsorgevorschriften gelten.
② Personen, die bei einem Arbeitsunfall Versorgung nach dem Bundesversorgungsgesetz erhalten.
③ Mitglieder geistlicher Genossenschaften und Schwestern, wenn ihnen lebenslange Versorgung gewährleistet ist.
④ Selbständige Ärzte, Zahnärzte und Apotheker.
⑤ Verwandte, die unentgeltlich im Haushalt beschäftigt sind.

Freiwillige Versicherung Freiwillig können sich Unternehmer und deren im Unternehmen mittätigen Ehegatten gegen die Folgen von Arbeitsunfällen versichern.

II. Beiträge

Die Finanzierung der Unfallversicherung geschieht im allgemeinen durch Beiträge, die nicht von den Versicherten, sondern allein von den Unternehmern getragen werden.
Die Höhe der Beiträge wird überwiegend nach den Arbeitsverdiensten der Versicherten bemessen, jedoch abgestuft nach Gefahrenklassen, in die die einzelnen Unternehmen eingeordnet worden sind, und nach Zahl und Schwere der in den Unternehmen vorgekommenen Arbeitsunfälle.

III. Leistungen

Der Unfallversicherungsträger ersetzt den Schaden, der durch Körperverletzung oder Tötung entsteht. Voraussetzung für die Leistungsgewährung ist, daß der Schaden durch einen Arbeitsunfall entstanden ist. Ein Arbeitsunfall ist ein auf äußerer Einwirkung beruhendes, körperlich schädigendes, zeitlich eng begrenztes Ereignis, das mit einer versicherten Tätigkeit ursächlich zusammenhängt. Als Arbeitsunfälle gelten auch Unfälle auf einem mit der versicherten Tätigkeit zusammenhängenden Weg nach und von dem Ort der Tätigkeit.

Folgende Leistungen gewährt der Unfallversicherungsträger:
a) Heilbehandlung
b) Verletztengeld
c) Verletztenrente
d) Sterbegeld
e) Rente an Hinterbliebene
f) Berufshilfe

Heilbehandlung
① Ärztliche Behandlung
② Versorgung mit Arznei, Heilmitteln, Körperersatzstücken und Hilfsmitteln.
③ Gewährung von Pflege für Hilflose durch Pflegepersonal oder in einer Anstalt oder statt dessen Pflegegeld.

▷ Verletztengeld
Das Verletztengeld soll wie das Krankengeld den ausgefallenen Lohn ersetzen. Es wird auftragsweise von den Krankenkassen berechnet und ausgezahlt.

▷ Verletztenrente
Eine Verletztenrente wird nur dann gezahlt, wenn die Erwerbsfähigkeit gemindert ist.

▷ Sterbegeld
Die Höhe des Sterbegeldes beträgt einen festgesetzten Teil des Jahresarbeitsverdienstes, außerdem gibt es eine Rente an Hinterbliebene.

Der Heimleiter sollte sich jener Angelegenheiten bewußt werden, da sie täglich auf ihn zukommen können. Jeder Heimleiter muß wissen, welche Bedeutung Fragen der Sozialversicherung haben und wieviel Versäumnisse gerade auf diesen Gebieten vorkommen.

Das Aufschieben und Vertagen solcher Gespräche sollte man vermeiden und wenigstens Grundbegriffe der Sozialversicherung sach- und fristgerecht beantworten können.

Generationen-Vertrag

Dieser besagt ganz einfach, daß die „in Arbeit stehende" Bevölkerung einen Teil ihres Einkommens abtritt, um den Lebensunterhalt der nicht mehr arbeitenden Menschen mitzubestreiten. Dieses System ist mittlerweile einige Jahrzehnte alt – aber bei großen Teilen der Bevölkerung immer noch unbekannt. So glauben viele, zumeist ältere Mitbürger, die Rentenversicherung funktioniere so wie eine private Lebensversicherung: Man zahlt einen bestimmten Beitrag, der wird auf ein Konto gelegt

und zum Rententermin – meistens mit 65 – mit Zins und Zinseszins in Raten ausgezahlt, bis zum Lebensende.
Diese Vorstellung ist falsch. Richtig ist, daß die Jungen für die Alten mitverdienen.
Und genau das ist das wackelige Bein unseres Rentensystems. Denn wenn es reibungslos funktionieren soll, muß das Verhältnis zwischen Jungen und Alten, die Bevölkerungsstruktur in Ordnung sein. Das ist sie aber schon seit Jahren nicht mehr. Und die Zukunft sieht ebenfalls düster aus.
Heute kommen auf 100 Erwerbstätige 36 Pensionäre, im Jahr 2000 wird das Verhältnis 100 zu 41 sein, im Jahre 2030 (wenn die heute 18-jährigen in Rente gehen) sogar 100 zu 68. Die Alterspyramide wird also immer kopflastiger.
Dazu kommt noch ein weiterer Faktor: bei der Einführung des Generationenvertrages betrug das durchschnittliche Alter des Rentenbeginnes 62 Jahre; 1987 lag der Rentenbeginn bei 59 Jahren! Gleichzeitig verlängerte sich in diesem Zeitraum die durchschnittliche Lebensdauer um zwei bzw. drei Jahre (Männer/Frauen). Das bedeutet insgesamt, daß die Renten jetzt fünf Jahre länger gezahlt werden müssen, während gleichzeitig die Zahl derjenigen, die die dafür erforderlichen Beiträge aufzubringen haben, erheblich zurückgeht.
Das aber heißt: Es sind nicht mehr genügend Junge da, um die Alten mitzuversorgen. Wenn die Renten nicht gekürzt, sondern sogar weiter steigen sollen, sehen Experten nur zwei Auswege: Erhöhung des Rentenversicherungsbeitrages von heute 18 Prozent des Einkommens (höchstens von 5000 Mark) auf 24, im schlimmsten Fall auf 35 Prozent. Da das aber kaum zumutbar ist, muß das Rentenalter heraufgesetzt werden. Von heute 60 für Frauen und 65 für Männer auf mindestens 62 und 67 Jahre.

Die Kostenerstattung im Pflegeheim

„Nicht böse Absicht" ist nach Meinung der Gutachter die Ursache der ungerechten Unterscheidung zwischen Krankenhaus und Pflegeheim, sondern „überholte Praktiken, Begriffe und Zufälle", insbesondere die rigorose Einteilung alter, kranker Menschen in Behandlungsfälle für die Klinik oder in Pflegefälle für das Altenheim.
„Es wäre inhuman, wenn wir eine Altersgrenze für die ärztliche Behandlung einführen würden", sagte Professor *Ingeborg Falck*, Chefärztin eines Berliner Krankenhauses für chronisch und Alterskranke. Sie wies aber darauf hin, daß in der Praxis dennoch Unterschiede zwischen einem 30 und einem 70 Jahre alten Patienten gemacht werden, der an Magenkrebs erkrankt ist: Niemandem würde es einfallen, den jüngeren Kranken in ein Pflegeheim zu verlegen, aber bei einem älteren sei es möglich.
„Aus medizinischer und juristischer Sicht ist es unhaltbar, die jahrelang geübte Trennung zwischen Behandlung im Krankenhaus und der Pflege

im Heim beizubehalten", stellte Professor *Otto Blume*, Leiter des Seminars für Sozialpolitik an der Universität Köln, fest. Er faßte die Erkenntnisse einer Untersuchung in zwei Forderungen zusammen: „Dem alten Menschen darf eine ausreichende ärztliche Betreuung nicht länger vorenthalten werden, die Kostenträgerschaft dafür ist neu zu regeln, entweder durch gesetzliche Änderungen oder durch einen Musterprozeß." Das würde für die Praxis bedeuten: wer in einem Alten- oder Pflegeheim ärztlich behandelt wird, soll nach den Vorstellungen der Mediziner, Juristen und Sozialpolitiker die Kosten dafür von den Krankenkassen bezahlt bekommen.

„Der Krankenhausaufenthalt ist nicht vom Schild am Eingang her zu bestimmen", heißt es in dem Gutachten, das auch darauf verweist, daß sich der Begriff von der Krankheit in den letzten Jahren gewandelt habe, sogar die Rechtsprechung nicht länger Behandlung und Pflege auseinanderdividiert. So gelten z.B. Heilstätten für Lungenkranke, Kurheime für Süchtige, Einrichtungen für behinderte Kinder als Krankenhäuser im Sinne der Reichsversicherungsordnung. Das bedeutet: wer dort behandelt und betreut wird, dem werden die Kosten von der Krankenkasse erstattet.

Wenn diese Regelung noch nicht auf die Pflegeheime mit entsprechender Ausstattung – bei ausreichender ärztlicher Versorgung – übertragen wurde, so liegt das zum großen Teil daran, daß häufig noch Krankheiten im Alter mit Alterserscheinungen gleichgesetzt wurden. Doch nach einhelligem Urteil der Fachmediziner und -psychiater heißt es in dem Gutachten: „Es gibt keine Pflegebedürftigkeit, die aus dem Prozeß des Alterns allein folgt; Altwerden erhöht nur das Risiko für bestimmte Krankheiten." Die Konsequenz, die daraus gezogen wird, ist so einfach wie einleuchtend: Krankheiten müssen behandelt werden.

Professor *Manfred Bergener*, Direktor der Rheinischen Landesklinik in Köln-Merheim: „Selbst wenn man annehmen könnte, daß die Prognose bei einem bestimmten Krankheitsbild mit hoher Wahrscheinlichkeit als ungünstig anzusehen ist und der Krankheitsverlauf zu irreversiblem Siechtum führen wird, so kann dies in keiner Lebensphase zur folge haben, daß der Patient nicht behandelt wird." Auch wenn die Therapie – wie häufig im Alter – nur dazu beitrage, eine Verschlimmerung des Leidens zu verhindern, so sei sie eine Behandlung. Doch in vielen Fällen genügt einfach eine Behandlung und Betreuung, die der speziellen Situation des alternden Menschen gerecht wird: ärztliche Versorgung, Rehabilitationsmaßnahmen und eine Pflege, die den Patienten zur Mitarbeit aktiviert.

Unter optimalen Bedingungen, so zeigen die Erfolge von speziellen Alterskliniken im In- und Ausland und von entsprechend ausgestatteten Pflegeheimen, können ältere Patienten mit dem Erfolg behandelt werden, daß sie wieder in ihre Familien zurückkehren können. „Leider fehlt es für diese langwierige Behandlung", stellen die Altersforscher fest, „bei Ärzten und Institutionen immer noch an Kenntnissen, Erfahrungen und

Zeit." Ein Grund dafür, daß es Pflegeheimen immer noch an ausreichender ärztlicher Versorgung mangelt, liegt aber vor allem daran, daß die Träger dieser Heime die Folgekosten fürchten. *Hans Georg Mierzwiak*, Sozialdezernent der Stadt Leverkusen, geht davon aus, daß bei einer Umverteilung der Kosten die Träger von Alten- und Pflegeheimen mehr Möglichkeiten zu neuen Investitionen bekämen. Sie könnten, wenn sie nicht wie bisher teilweise für den Unterhalt ihrer Heimbewohner aufkommen müssen, die Heime besser ausstatten und auch hier eine ausreichende ärztliche Versorgung ermöglichen.

Die Krankenkassen kämen – so haben die Altersexperten ausgerechnet – mit maximal einer Beitragserhöhung von 0,2 Prozent aus. Für Tausende alter Menschen aber hätte diese Umverteilung der Kosten zwischen Krankenkassen und Altenheimträger bei minimaler Belastung der Versichertengemeinschaft wichtige Konsequenzen: sie würden medizinisch optimal versorgt, bekämen ihre Rente und müßten sich nicht, wie heute 70 Prozent aller Pflegeheimbewohner, mit einem Taschengeld von 70 bis maximal 120 Mark pro Monat zufriedengeben.

Taschengeld (Barbetrag)

Das Taschengeld soll den Bedarf des Hilfeempfängers für den Teil des Lebensunterhaltes decken, für den die Anstalt oder das Heim keine Leistungen erbringt und der Träger der Sozialhilfe Sonderleistungen nicht gewährt. Für diesen Zweck wird ein angemessener Geldbetrag gezahlt.

Bei Erwachsenen werden mit dem Taschengeld abgegolten:
▷ persönliche Bedürfnisse des täglichen Lebens (z.B. kulturelle Bedürfnisse, Teilnahme an geselligen Veranstaltungen, Benutzung von Nahverkehrsmitteln, Lese- und Schreibmaterial, Postgebühren, Geschenke, Genußmittel).
▷ Körperpflege und Reinigung (z.B. Haarpflege, Seife, Reinigung von Kleidern und Schuhen).
▷ Instandhaltung (der Schuhe, Kleidung und Wäsche in kleinerem Umfang sowie Beschaffung von Wäsche und Hausrat von geringem Anschaffungswert).

Werden Leistungen, die der Zweckbestimmung des Taschengeldes entsprechen, von Dritten erbracht, ist § 78 BSHG zu beachten. Das Taschengeld erhöht sich nach § 21 Abs. 3 Satz 3 BSHG, wenn der Hilfeempfänger einen Teil der Kosten des Aufenthaltes in der Einrichtung selbst trägt.
Arbeitsentlohnungen, die ein Hilfeempfänger erhält, sind nach Maßgabe der besonderen Vorschriften hierüber (z.B. Erlaß über die Entlohnung der Patienten in den Landesnervenkliniken, Vereinbarung über die Regelung der Arbeitsprämie bzw. des Taschengeldes für Arbeiter-Kolonisten) zu berücksichtigen.
Die bestimmungsmäßige Verwendung des Taschengeldes sagt aus, daß das Taschengeld einschließlich des erhöhten Taschengeldes grundsätzlich

an den Hilfeempfänger zu zahlen ist, der es in eigener Verantwortung verwendet.

Wenn der überörtliche Träger der Sozialhilfe nicht selbst auszahlt, soll er mit dem Träger der Einrichtung die Zahlungsweise vereinbaren.

Das Taschengeld kann in angemessener Weise in Raten ausgezahlt werden, wenn ein Hilfeempfänger es ständig unwirtschaftlich verwendet und dadurch in eine Notlage gerät.

Werden bei Hilfeempfängern (z.B. besonders Pflegebedürftige, Personen mit besonderen sozialen Schwierigkeiten) Bedürfnisse des täglichen Lebens, der Körperpflege und der Instandhaltung ganz oder teilweise von der Einrichtung außerhalb des Pflegesatzes gedeckt, so kann die Einrichtung mit Zustimmung des überörtlichen Trägers der Sozialhilfe den Gegenwert für diese Leistung bis zum Höchstbetrag von 40 v.H. des Taschengeldes nach Abzug des Zusatztaschengeldes einbehalten.

Ist der Hilfeempfänger – insbesondere wegen körperlicher, geistiger oder seelischer Behinderung – zur bestimmungsmäßigen Verwendung des Taschengeldes nicht in der Lage, so stellt der überörtliche Träger sicher, daß es ein anderer – in der Regel der Vormund, der Pfleger, die Anstalt bzw. das Heim – für ihn verwendet (§ 21 Abs. 3 BSHG).

Personen und Einrichtungen, die die bestimmungsmäßige Verwendung des Taschengeldes für den Heimbewohner-Hilfeempfänger übernommen haben, müssen für den Hilfeempfänger ein besonderes Taschengeldkonto führen.

Sie verwenden das Taschengeld entsprechend den berechtigten Wünschen des Hilfeempfängers wie vor beschrieben. Nicht als bestimmungsmäßige Verwendung gilt z.B. das ungezielte Ansparen von Taschengeldern. Zulässig ist jedoch das Ansparen von Barbeträgen für sinnvolle Anschaffungen.

Der überörtliche Träger der Sozialhilfe kann mit dem Heimträger vereinbaren, daß ihm die Umstände mitgeteilt werden, die einer bestimmungsmäßigen Verwendung des Taschengeldes entgegenstehen (z.B. ungezieltes Ansparen, verminderter Taschengeldbedarf, unwirtschaftliche oder gesundheitsschädliche Verwendung).

Das Taschengeld ist zu kürzen oder zu versagen, soweit eine bestimmungsmäßige Verwendung nicht vorliegt oder nicht möglich ist. Die Taschengeldzahlung ist wieder aufzunehmen, sobald die bestimmungsmäßige Verwendung gewährleistet ist.

Soll das Taschengeld bei körperlich, geistig oder seelisch schwer behinderten Personen gekürzt oder versagt werden, weil eine bestimmungsmäßige Verwendung durch oder für den Hilfeempfänger nicht möglich erscheint, ist in Zweifelsfällen vorher eine ärztliche Stellungnahme einzuholen.

Wird ein Hilfeempfänger in der ersten Hälfte eines Monats in eine Anstalt, ein Heim oder eine gleichartige Einrichtung aufgenommen, erhält er für diesen Monat ein volles Taschengeld; wird er in der zweiten Hälfte eines Monats aufgenommen, erhält er ein halbes Taschengeld.

Steht fest, daß ein Hilfeempfänger in der ersten Hälfte eines Monats aus der Einrichtung entlassen wird, erhält er für diesen Monat nur ein halbes Taschengeld; wird er in der zweiten Hälfte eines Monats entlassen, ist ein volles Taschengeld zu zahlen.
Hat ein Hilfeempfänger, der in der ersten Hälfte eines Monats entlassen wird, schon ein volles Taschengeld erhalten, soll der zuviel gezahlte Betrag nicht zurückgefordert werden.
Bei vorübergehender Abwesenheit eines Hilfeempfängers aus der Einrichtung (z.B. Urlaub, Ferien oder Krankheit) ist das Taschengeld grundsätzlich weiterzuzahlen.
Die ordnungsgemäße Zahlung, die bestimmungsmäßige Verwendung, die Führung der Taschengeldkonten und die Vermögensschongrenzen (§ 88 Abs. 2 BSHG) werden vom überörtlichen Träger der Sozialhilfe in geeigneter Weise überprüft. Befindet sich die Einrichtung nicht im Bereich des für die Leistung zuständigen Trägers der Sozialhilfe, soll eine Vereinbarung mit dem für den Sitz der Einrichtung zuständigen Träger der Sozialhilfe angestrebt werden, nach der von diesem die Prüfung vorgenommen wird.
Gerade im Umgang mit den Sozialbehörden und den Angehörigen der Heimbewohner ist jedem Heimleiter nur anzuraten, eine für sich optimale Regelung zu schaffen und diese mit dem zuständigen Sozialhilfeträger abzusprechen und einzuhalten.
Er vermeidet somit unnötigen Ärger einerseits mit den Behörden und andererseits mit den Angehörigen. Wie oft steht man da und weiß nicht so recht wie man sich verhalten soll, bei Angehörigen, die nur „abkassieren" kommen ohne auf die bestimmungsmäßige Verwendung zu achten. Hier ist wieder der Heimleiter gefordert.

Geldinstitute

Für viele Heimbewohner sind die Geldinstitute immer noch nicht der sicherste Ort, wo man sein Geld hinterlegen kann. Der sogenannte Sparstrumpf ist noch nicht aus der Welt! Wo ist es noch nicht vorgekommen, daß die Heimbewohner ihr Geld in den unmöglichsten Ecken verstauen, nur aus Mißtrauen?
Hier muß eine Beratung stattfinden, die nicht unbedingt vom Heimleiter selbst durchgeführt werden sollte. Es gibt viele Geldinstitute, die in bestimmten Abständen ihre Kunden im Heim besuchen und dabei eine Beratung durchführen. Noch besser ist eine fest angesetzte Beratungsstunde, an der alle interessierten Heimbewohner teilnehmen können.
Viele Heimbewohner können oft den beschwerlichen Weg zu einem Geldinstitut nicht mehr schaffen, oder scheuen sich hinzugehen, weil sie nicht gewohnt sind, Formulare auszufüllen, um ihr Geld zu bekommen. Das unangenehme und lange Warten fällt durch die Beratungen im Heim weg; auch kann das Geld auf dem Nachhauseweg nicht verlorengehen.

Der Heimleiter sollte die Heimbewohner in diesen Dingen auch beraten, denn sie bringen für den alten Menschen eine Reihe von Vorteilen. Ein Konto bei einem Geldinstitut bietet das Gefühl der Sicherheit. Daueraufträge, Schecks und Überweisungen sowie Abrufaufträge erleichtern die Abwicklung der notwendigen Zahlungen. Der Heimbewohner braucht aber die Unterstützung und Beratung im Umgang mit den Geldinstituten.

Stichwortverzeichnis

Abgeschobenheit 161
Abhängigkeiten 187
Abhängigkeitsverhältnis 173
Abkapselung 176
Abmeldung 256
Abstellgleis 165
Ärztliches Gutachten 216
Aktivierung 180
Aktivität 162, 184, 225
akute Erkrankung 225
Altenbegegnungsstätten 233
Altenberatung 245
Alteneinrichtungen 140
Altenheim 228
Altenhilfe 143, 240, 243
Altenpflegeausbildung 63 f., 115
Altenpflegeschulen 63, 79
Altenwohnheim 228
Altenwohnungen 228
Altersabbau 42
Alterserkrankungen 221
Alterserscheinungen 185, 267
Altersgrenze 266
Alterspsychiatrie 21
Alterspsychologie 12
Alterspyramide 266
Alterssexualität 192
amtliche Verwahrung 197
Amtsarzt 247
Amtsgericht 197
Anamnese 218
Anerkennung 9, 66, 68, 179
Angehörige 176, 253
Anmeldung 256
Anstalten 61, 258
Arbeiterwohlfahrt 145
Arbeitsbedingungen 83
Arbeitsbereitschaft 122
Arbeitserlaubnis 116
Arbeitsförderung 136

Arbeitsklima 121
Arbeitsplatz 77
Arbeitsplatzbeschreibung 88, 91
Arbeitsunfähigkeit 76
Arbeitsunterweisung 83
Arbeitsvermittlung 78
Arbeitsverträge 86
Arbeitsweise 31, 123
Arbeitszeit 117
Arbeitszeugnis 127
Arzneimittelgesetz 12
Arztbericht 216
Aufenthaltsbestimmung 49
Aufgabenbeschreibung 17
Aufgabenbild 97
Aufgabenverteilung 140
Aufmerksamkeiten 194
Aufnahme 93, 208, 216
Aufnahmebefund 218
Aufnahmetermin 165
Aufsicht 237
Aufsichtsbehörde 37
Aufsichtskette 44
Aufsichtspflicht 42 f.
Aufsichtspflichtige 51
Aufstiegsmöglichkeiten 134
Ausbildungsschwerpunkte 20
Auskünfte 76, 224
auskunftspflichtig 249
Ausländische Arbeitnehmer 116
Ausscheider 48

Barbetrag 268
Bazar 179
Befreiung 252
Befreiungsbescheid 252
Begegnungszentrum 233
Begleiten 189
Begleiter 226

Begleitpflicht 44
Begrüßung 167
Behandlung 219
Behandlungsausweis 221
Behandlungsfälle 266
Behandlungsmaßnahmen 41
Behandlungspflege 90
Behandlungsvorschläge 218
Behinderte 187
Belastungen 22
Beobachtungen 124
Beobachtungsvermögen 102
Beratung 222, 238
Beratungsgespräche 134
Beratungsstunde 270
Berufsbild 3
Berufsbild der Altenpfleger 63
Berufsfachverbände 137
Berufsgeheimnis 45
Berufsgenossenschaften 264
Berufshaftpflichtversicherung 54
Berufskundeblätter 21
Berufsorganisation 63
Berufsunfähigkeit 264
Berufsverband 63, 158
Beschäftigungen 15
Beschäftigungstherapie 179, 216, 229
Besetzungsbild 102
Bestattung 190
Bestattungsunternehmen 254
bestimmungsmäßige Verwendung 269
Besuchsbehandlung 221
Besuchsdienste 230
Besuchszeiten 170
Betretungsrecht 37
Betreuungsarbeit 178
Betreuungsaufgaben 103
Betriebsführung 65, 148
Betriebsklima 65
Betriebsverfassungsgesetz 119
Betriebsziele 55
Bettlägerigkeit 181
Beurteilungskriterien 121
Bewegungsübungen 100, 181
Bewerber 163
Bewerbungsunterlagen 86

Bezugsperson 209
Brandschutz 57
Briefgeheimnis 36
Brutto-Bezüge 157
Buchführungspflicht 132
Bundesdatenschutzgesetz 41
Bundesseuchengesetz 48, 80

Datenschutz 40
Datenspeicherung 40
Datenverarbeitung 40, 57
Delegation 27, 110
Delegationsbereich 70
Depressionen 193
Depressive 185
Deutsche Gesellschaft für Geriatrie 160
Deutsche Gesellschaft für Gerontologie 160
Deutscher Paritätischer Wohlfahrtsverband 146
Deutscher Verein für öffentliche und private Fürsorge (DV) 160
Deutsches Zentrum für Altersfragen e.V. 160
Deutscher Caritasverband e.V. 141
Deutsches Rotes Kreuz 144
Diät 167
Diagnose 215, 218
Diakonisches Werk 142
Dienstablauf 29
Dienstanweisung 75, 151 f.
Dienstaufsicht 16, 88, 117
Dienstbesprechung 73
Dienstgeheimnis 47
Dienstgespräch 72
Dienstleistungsbetriebe 4
Doppelzimmer 172
Durchsuchungen 36

Ehrfurcht 162
Eigeninitiative 182
Eigenständigkeit 9
Einfühlungsvermögen 126
Eingliederung 208
Eingruppierung 155

Eingruppierungsvorschriften 114
Einkauf 95
Einkommensgrenzen 242
Einrichtungen 143, 227, 234
Einsamkeit 161
Einsatzfreudigkeit 128
Einsatzschwierigkeiten 110
Einsatzzentrale 245
Einsichtnahme 133
Einstellungsuntersuchung 80
Einstellungsverhandlungen 82
Einstufung 247
Einstufungsmerkmale 247
Einzelzimmer 172
Entmündigung 50
Entscheidungen 27, 149
Entscheidungsbereitschaft 11
Entscheidungsfreiheit 220
Entscheidungsfreudigkeit 109
Entscheidungskompetenz 151
Entscheidungsspielraum 90
Entseuchung 48
Erben 196
Erblasser 196
Erbschein 255
Erbvertrag 196
Erfahrungsaustausch 14, 214
Erfolgskontrolle 135
Erfüllungsgehilfen 42
Ergotherapie 179
Erlaubnis 238
Erwerbsunfähigkeit 264
Essen auf Rädern 232
Euthanasieproblem 189

Fachmessen 56
Fachstudienreisen 58
Fachveranstaltungen 137
Fahrlässigkeit 44
Fernmeldegeheimnis 36
Feuerbestattung 254
Formulierungsformen 129
Fortbildung 64, 83, 106, 134
freie Arztwahl 220
Freiheit 164
Freiheitsentziehung 39

Freiheitsstrafe 46
Freizügigkeit 36
Fremdbild 3
Führungsaufgaben 108, 151
Führungseigenschaften 2
Führungsfunktion 8
Führungskonzept 30
Führungsmittel 69
Führungsprinzip 29
Führungsstil 26
Führungstechniken 28
Fürsorge 239
Fürsorgepflicht 38, 53, 88
Funktionstragende Mitarbeiter 73, 108

Gästezimmer 166
Geborgenheit 164, 174, 226
Gebrechlichkeitspfleger 48
Gebührenbefreiung 251
Geheimnis 45
Geldinstitute 273
GEMA 184
Gemeinschaftsaufgabe 59
Generalvollmacht 49, 200
Generationenvertrag 266
geriatrischen Einrichtungen 229
Geringwertige Aufmerksamkeiten 195
Gerontologie 12
Gesamtbeurteilung 128
Gesamtkörperpflege 90
Gesamtleitung 153
Gesamtverantwortung 6, 148
Geschäftsfähigkeit 50
Geschäftsführung 148
Gesprächsführung 175
Gesprächspartner 175
Gestaltungsfunktion 7
Gesundheitspflege 60
Gesundheitsvorsorge 110
Gesundheitszustand 215
Glaubensunsicherheit 179
Gottesdienst 178
Großveranstaltungen 231
Grundgesetz 32
Grundrecht 38
Gruppenarbeit 233

Gruppengespräche 233
Gutachten 216

Haftpflicht 42
Haftpflichtansprüche 53
Haftpflichtversicherung 51
Haftung 53
handlungsfähig 199
Haushaltsauflösung 163
Haushaltsführung 14
Haushaltsplan 154
Hausordnung 170
Hausrecht 37, 149, 153
Hauswirtschaft 94
Heimablauf 165
Heimarzt 220
Heimatmosphäre 7, 210, 233
Heimaufnahme 166, 203, 224
Heimaufsicht 23, 159
Heimbeirat 154, 201, 206
Heimbeiratsmitglied 167
Heimbeiratssitzungen 208
Heimfrieden 195
Heimführung 150
Heimgemeinschaft 168
Heimgemeinschaften 154
Heimgesetz 32, 227, 237
Heimkosten 163, 242
Heimkostensatz 245
Heimleiter-Verbände 139, 158
Heimmindestpersonalverordnung 237
Heim-Mitwirkungs-Verordnung 201
Heimparlament 213
Heimsicherungs-Verordnung 214
Heimversammlungen 36
Heimvertrag 34, 169
Hilfeempfänger 248
Hilfepflicht 44
Hilfsorganisationen 231
Hippokrates 60
Hospital 61
Hygienebestimmungen 12, 77
Hygienegesetze 32
Hygienekontrollen 95

Identifizierung 205
Inaktivität 181
Individualisierung 243
Information 57, 168, 206
Informationspflicht 90
Initiativfunktion 7
Innere Mission 142
Instanzenbild 96
Instanzenweg 150
Integration 184
InterFAB 58
Interhospital 58
Intoleranz 194
Inventar 200
Isolation 161

Kassenärzte 221
Katastrophenfall 153
Kleiderbeihilfe 243
Körperfunktionen 179
Körperhygiene 104
körperliche Unversehrtheit 35
Körperpflege 97, 103
Körperverletzung 42, 44
Kommunikationsbild 101
Kompetenzabgrenzung 150
Kompetenzen 2, 13, 83, 155
Kompetenzüberschneidungen 150
Kompetenzverteilung 140
Kontakte 183
Kontaktpflege 105
Kontaktschaffung 242
Kontrolle 95
Konzentrationsfähigkeit 110
Kooperation 21
kooperative Führung 27
Koordination 21
Koordinierungsaufgaben 10
Kostenersatz 242
Kostenträger 247
Kostenzusicherung 247
Krankenhäuser 230
Krankenhausarzt 225
Krankenhausaufenthalt 225, 267
Krankenheim 229
Krankenkasse 221, 261

Krankenpflege 229
Krankenscheine 221
Krankenversicherung 261
Kreativität 71
Kriegsopferversorgung 241
Kündigung 84
Kündigungsgrund 85
Kündigungsschutzgesetz 85
Kuratorium Deutsche Altershilfe 58, 160
Kuratorium Wohnen im Alter 160

Lager 95
Lagerungshilfen 104
Laissez-Faire 29
Lebensbedingungen 223
Lebenseinschnitt 168
Lebenserwartung 162
Lebensgefahr 37
Lebensunterhalt 265
Leistungen 265
Leistungs- und Persönlichkeitsprofil 25
Leistungsangebot 4
Leistungsbereiche 11
Leistungsbereitschaft 122
Leistungsgesellschaft 21
Leistungsgewährung 264
Leistungsniveau 55
Leitungsfunktion 6
Liebe 191
Loyalität 110

Machtposition 238
medizinische Geräte 224
Mehrbettzimmer 35
Mehrfachunterstellungen 150
Meldebehörde 258
Meldefrist 257
Meldegesetz 256
Meldepflicht 257
Menschenführung 176
Menschenkenntnis 11
menschenorientierte Führung 68
Menschenrechte 34, 201
Menschenwürde 201
Mietzuschuß 250

Mindestforderungen 159, 238
Mißstände 238
Mißverhältnisse 238
Mitarbeiterbetreuung 72
Mitarbeitergespräch 70
Mitarbeitervertretung 119
Mitgliedsorganisationen 147
Mitspracherecht 139
Mitteilungswege 223
Mittelentscheidungen 151
Mitverantwortung 101, 110, 204
Mitwirkungsverordnung 32
Motivation 65, 105, 109
Mutterschutzgesetz 85

Nachlaß 17, 196, 256
Nachlaßgegenstände 199
Nachlaßgericht 198
Nachlaßregelungen 99
Nachqualifikation 19
Nachversicherung 263
Namensschild 167
Nebenbeschäftigungen 88
Neigungen 164
Niederschrift 198, 211
Nottestament 198
Nutzungsberechtigte 250

Obhutspflicht 43
Objektivität 208
Öffentlichkeitsarbeit 149
Offenbarung 45
offene Altenkreise 230
Offenheit 208
Ordnung 122
Organisation 24, 94
Organisationslehre 12

partnerschaftliche Zusammenarbeit 204
Persönlichkeitsentfaltung 66
Persönlichkeitsmerkmale 132
Personalakten 88, 132
Personalbedarf 77
Personalbetreuung 96
Personalbeurteilungen 121
Personaleinsatz 96

Personaleinstellungen 95
Personalengpaß 137
Personalführung 30, 67
Personalplanung 67, 81, 112
Personalpolitik 82
Personalschlüssel 180
Personalverwaltung 152
Personenschlüssel 237
Pflege Sterbender 99
Pflegebedürftigkeit 43
Pflegebedürftigkeitsgrade 104
Pflegedokumentation 220
Pflegefälle 266
Pflegefamilie 234
Pflegeheim 224, 228
Pflegehilfskraft 103
Pflegekosten 173, 241
Pflegesätze 149, 246
Pflegesatzkommission 157, 246
Pflegesatzvereinbarungen 247
Pflegesatzverhandlungen 157
Pflegestation 184, 224
Pflegschaft 49
Pflichten 169
Pflichtversicherung 263
Planung 79, 209
Probewohnen 165
Probezeit 87
Problemanalyse 135
Probleme 207
psychisch Kranke 185
Psychopharmaka 189
psychosoziale Betreuung 99

Qualitätsansprüche 238
Qualitätsmerkmal 158

Rationalprinzip 55
Realitätsbewältigung 179
Realitätstraining 100
Rechtsanspruch 239
Rechtspflicht 51
Rechtsverordnung 202
Regelleistung 228
Rehabilitation 142, 176, 180

Rehabilitationsmaßnahmen 15, 91, 229, 267
Reinigungssystem 94
Rentenanfragen 173
Rentenversicherung 263
Rollenerwartung 181
Rollenverständnis 5
Routineverhalten 151
Rückzahlungen 214
Rufanlagen 57
Ruhestätte 62
Ruhigstellung 180
Rundfunkgebührenbefreiung 173
Rundfunkgebührenpflicht 251

Schadenersatz 42
Schadensmöglichkeiten 54
Schweigepflicht 45
Schwerbeschädigtengesetz 85
Schwerkranke 100
Schwerpflegebedürftige 114
Seelsorge 178
Sekretärin 92
Selbstachtung 71
Selbständigkeit 123, 139, 164
Selbstbestätigung 209
Selbstbewußtsein 75
Selbstbild 3
Selbsthilfegedanken 146
Selbsthilfeorganisation 145
Selbsthilfetraining 179
Selbstkosten 245
Selbstmord 186
Selbstversorgung 184
Selbstzahlereigenschaft 173
Seniorenpension 234
Sexualität 191
Sicherheitsgefühl 65
Siechen- und Armenpflege 59
Siechtum 267
Sittenwächter 194
Sorgfaltspflicht 44
Sozialarbeiterin 220
Sozialgesetzbuch 32, 249
Sozialhilfe 239
Sozialhilfeabteilung 241

Sozialhilfeempfänger 173
Sozialhilfeleistungen 41
Sozialstation 232
Sozialversicherung 261
Speisenversorgung 99
Spitzenverband 144
Sprechstunde für Mitarbeiter 71
Sprechzeiten 168
Stammpersonal 112
Standesamt 253
Stationsbetrieb 226
Stationsübergabeberichte 106
Statistiken 234
Stellenanzeigen 78
Stellenbeschreibung 12
Stellenplan 81
Sterbebuch 254
Sterbefallanzeige 255
Sterbegeld 262
Sterbegespräche 220
Sterbehilfe 189
Sterbephasen 188
Sterbestunde 190
Sterbezimmer 189
Strafgesetzbuch 32
Streßsituation 22
Stuhluntersuchung 48
Subsidiaritätsprinzip 240
Suchaktion 259
Suchtkranke 187

Tätigkeitsbericht 211 f.
Tätigkeitsmerkmale 155 f.
Tages- und Arbeitsplan 24
Tagesablauf 229
Tageseinrichtungen 230
Tagesordnung 210
Taschengeld 92, 242, 246, 268
Taschengeldkonto 269
Teamarbeit 72, 108
teilstationäre Einrichtungen 230
Teilzeitkräfte 111
Testament 196, 254
Testamentsvollstrecker 196
Testierfähig 196

Therapiebereich 107
Therapieformen 229
Träger 139
Trägeraufgaben 148
Trauerfeier 254

Überforderung 23
Übernahmegebühr 253
Überwachung 29, 237
Überwachungsträger 237
Überweisungen 222
Umsteigeberufe 19
Unfallverhütung 53, 223
Unfallversicherung 264
Unsicherheit 165
Unterhaltspflicht 239
Unternehmen 119
Urlaub 76

Veranstaltungen 172, 182, 208
Veranstaltungsprogramm 229
Verantwortung 140, 155
Verantwortungsbereich 237
Verantwortungsbereitschaft 11
Verantwortungsbewußtsein 29
Verantwortungsgefühl 31, 130
Verband 139
Vereinsamung 182, 230
Verfügungsrecht 199
Vergeßlichkeit 172
Vergütungsgruppe 155
Verhalten 124
Verkehrssicherungspflicht 43, 52
Verlegungen 184
Vermißtenanzeige 261
Vermögensschäden 51
Vermögensschongrenzen 270
Vermögensvorteile 34, 194
Verordnungen 98
Verschreibungen 220
Versichertengemeinschaft 268
Versicherungsarten 51
Versicherungsfreiheit 265 f.
Versorgung 246
Versorgungsstufen 247
Vertragsrecht 40

Vertrauen 207
Vertrauensbasis 186
Vertrauensverhältnis 31
Verwaltungsrecht 249
Verwarnungen 133
Verwendungszweck 214
Visite 215
Vorgesetztenfunktion 150
Vormundschaft 48, 50
Vorschüsse 249
Vorstellungsgespräch 79
Vorstellungskosten 81
Vorurteile 127

Wahlausschuß 202
Wahlverfahren 202
Weisungsbefugnis 15, 89
Weisungsrecht 90, 153
Weiterbildung 57
Widerrufungstestament 198
Wirtschaftlichkeit 55
Wirtschaftlichkeitsprinzip 245
Wirtschaftsführung 17, 21

Wohlbefinden 178
Wohlfahrtspflege 141, 235
Wohlfahrtsverbände 141
Wohngeld 249
Wohngeldfibel 250
Wohngeldstelle 251
Wohngemeinschaft 234
Würde des Menschen 34

Zärtlichkeit 193
Zeitarbeitnehmer 113
Zeitpersonal 112
Zeugnisausstellung 128
Zielfunktion 151
Zielsetzung 239
Zivildienst 116
Zugehörigkeitsgefühl 67
Zusammenarbeit 68, 139, 149, 215
Zusatztaschengeld 269
Zuschläge 246
Zuständigkeitsbereich 148
Zweckbestimmung 268
Zwischenmahlzeiten 105

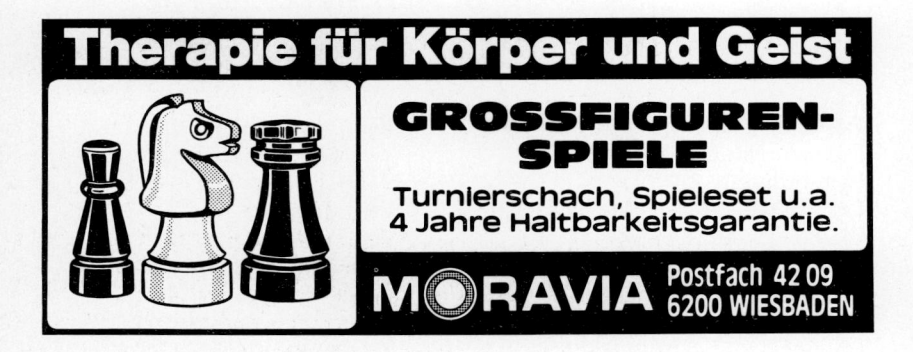

Therapie für Körper und Geist

GROSSFIGUREN-SPIELE

Turnierschach, Spieleset u.a.
4 Jahre Haltbarkeitsgarantie.

MORAVIA   Postfach 42 09
6200 WIESBADEN